北京中医药薪火传承"3+3"工程名老中医专家工作室

孙立华妇科临证医案集萃

主审 孙立华
主编 马堃

中医古籍出版社
Publishing House of Ancient Chinese Medical Books

图书在版编目（CIP）数据

孙立华妇科临证医案集萃 / 马堃主编 .—北京：中医古籍出版社，2022.1
ISBN 978-7-5152-2308-7

Ⅰ．①孙… Ⅱ．①马… Ⅲ．①中医妇科学—医案—汇编—中国—现代 Ⅳ．① R271.1

中国版本图书馆 CIP 数据核字（2021）第 115619 号

孙立华妇科临证医案集萃

主审　孙立华　　主编　马　堃

责任编辑	郑　蓉
文字编辑	张　楚
封面设计	韩博玥
出版发行	中医古籍出版社
社　　址	北京市东城区东直门内南小街 16 号（100700）
电　　话	010-64089446（总编室）010-64002949（发行部）
网　　址	www.zhongyiguji.com.cn
印　　刷	廊坊市鸿煊印刷有限公司
开　　本	710mm×1000mm　1/16
印　　张	15.5　彩插 1
字　　数	237 千字
版　　次	2022 年 1 月第 1 版　2022 年 1 月第 1 次印刷
书　　号	ISBN 978-7-5152-2308-7
定　　价	68.00 元

《孙立华妇科临证医案集萃》编委会

主　审　孙立华
主　编　马　堃
副主编　田彩蝶
编委会　佟雅静　原博超　张辰辉
　　　　　宫林娟　刘晓倩　吴静娴
　　　　　王洁楠　陶　钰　李　芊

个人风采：

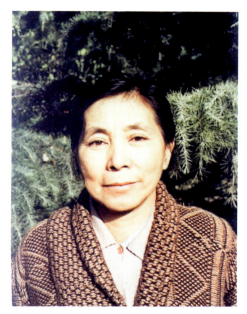

年轻时期留影

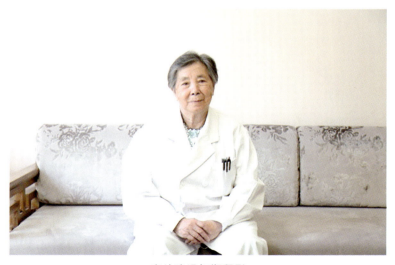

室站建设初期留影

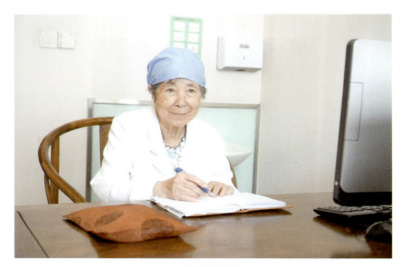

门诊期间留影

临证留影：

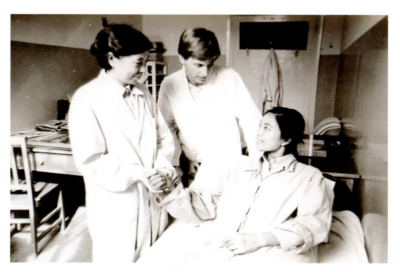

与外国留学生查房

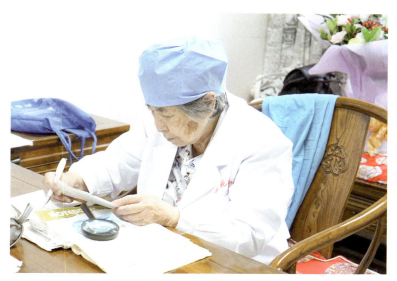

门诊间隙认真学习

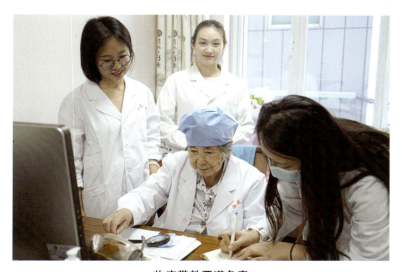

临床带教严谨负责

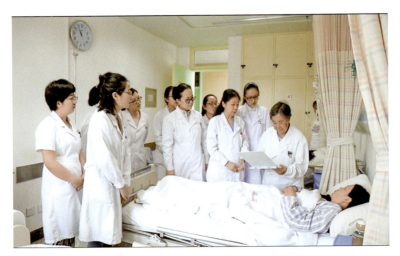

传授学术经验，带领传承团队查房

传承团队合影：

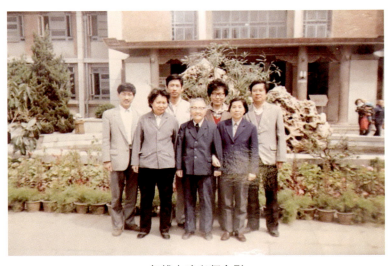

与傅方珍老师合影

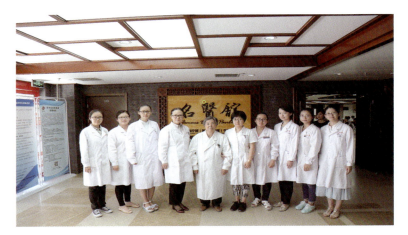

2017 年建站传承团队合影

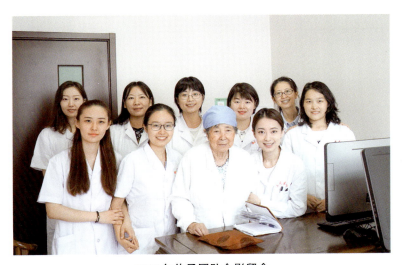

2019 年传承团队合影留念

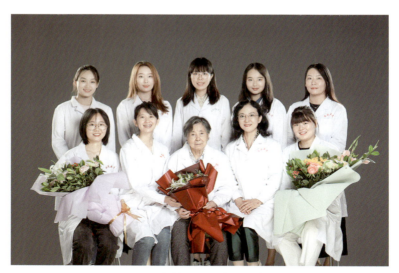

2020年传承团队合影留念

学术活动交流：

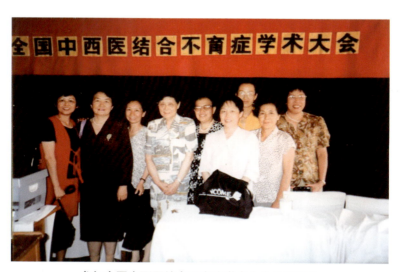

参加全国中西医结合不育症学术大会合影留念
（第一排右1孙立华）

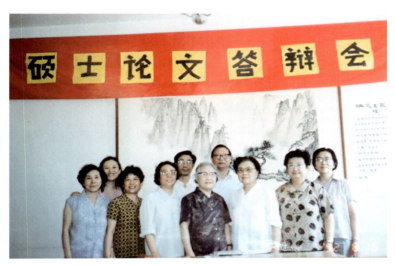

参加室站负责人马堃硕士论文答辩
（第一排左 1 孙立华；第二排左 1 马堃）

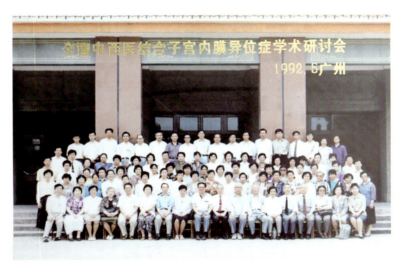

参加全国中西医结合子宫内膜异位症学术会议
（第一排右 2 孙立华）

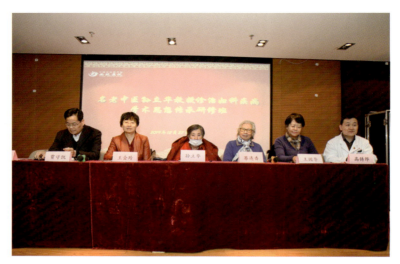

2019 年学术思想传承研修班开幕式致辞

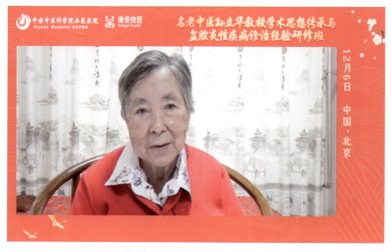

2020 年学术思想研修班开幕式(线上)

前 言

"传承精华，守正创新"，中医发展，依赖世代传承；中医传承，促进中医药事业千年发展。对名老中医的临床经验和学术思想进行整理、研究和继承，并且大力推广宣传，对于中医的持续发展大有裨益。

名老中医孙立华，年逾八旬，西医出身，1972年开始学习中医，师从中医妇科大家傅方珍、钱伯煊、赵树仪等，中医妇科造诣颇深，临床经验丰富，疗效显著，并善于思考和总结，对妇科相关疾病诊治有独特见解，形成自己的治疗思路和方法。

遵照北京市中医管理局关于继承名老中医学术经验的指示精神，按照《北京中医药薪火传承"3+3"工程项目合同书》内容要求，在中国中医科学院院党委领导下，孙立华名老中医工作室传承人共同努力整理出《孙立华妇科临证医案集萃》。本书收录孙立华教授治疗妇科常见疾病和疑难杂症的病案和诊治思路，如崩漏、月经过少、闭经、围绝经期综合征、盆腔炎、子宫内膜异位症等疾病，并广泛收集传承人跟诊心得体会等相关资料，归纳总结名老中医孙立华教授的临床经验和学术思想。

本书医案取自孙立华教授临床病案记载较为完整的第一手资料，在尊重原意的基础上进行整理、归纳和总结，并与孙立华教授亲自沟通、商讨、修改后定稿。限于编者水平有限，对于孙立华教授辨证用药或许阐发不准，缺点和谬误在所难免，望读者批评指正。

编者

2019年3月

简 介

孙立华，女，1933年出生于宁波，研究员，主任医师，硕士研究生导师。1956年毕业于山东医学院（现山东医科大学齐鲁医学院），后分配至江西和福建工作学习；1972年调至中国中医科学院西苑医院工作至今，同年开始"西学中"研修班的学习，刻苦钻研《济阴纲目》和《傅青主女科》，并师从中医妇科大家傅方珍、钱伯煊、赵树仪等，博采众长，形成自己诊治妇科疾病独特的思路和方法。从事中医妇科临床、科研、教学工作60余年，创建西苑医院妇科病房；擅长治疗妇科出血性疾病，研发院内制剂"固经冲剂"。曾任中国中医科学院西苑医院妇科副主任、中国中西医结合学会妇产科专业委员会委员、北京市中西医结合学会妇产科专业委员会委员。参与制定功能失调性子宫出血、子宫内膜异位症、不孕症等疾病的诊治标准，先后多次在西苑医院组织举办全国妇科学习培训班，编写了多种妇科疾病的诊疗新技术、新方法的讲义，扩大了学术影响，得到了同行的认可和好评。曾任《中医中西医结合妇产科情报资料》主编、《中医杂志》特约编审、《中华医院管理杂志》编辑委员会常务编委，发表多篇代表性论文和论著。

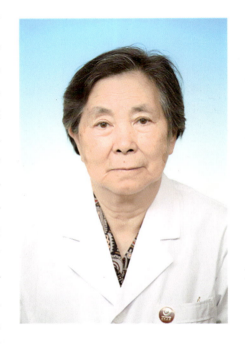

目 录

第一章　孙立华教授学术思想总结 ……………………………………… 001
　　一、注重整体观念，遵循三因治宜 ……………………………… 001
　　二、辨病辨证结合，发展中医四诊 ……………………………… 002
　　三、重视气血通畅，治以理血为要 ……………………………… 004
　　四、重视脏腑辨证，肾肝脾为三要 ……………………………… 005
　　五、关注奇经八脉，尤重冲任二脉 ……………………………… 007
　　六、药以中和为贵，选方用药精巧 ……………………………… 008

第二章　孙立华教授临证优势病种撷要 ………………………………… 011
　　一、功能失调性子宫出血 ………………………………………… 011
　　二、围绝经期综合征 ……………………………………………… 034
　　三、排卵障碍性不孕 ……………………………………………… 040
　　四、盆腔炎性疾病 ………………………………………………… 115

第三章　孙立华教授妇科医案精选 ……………………………………… 134
　　一、月经病 ………………………………………………………… 134
　　二、带下病 ………………………………………………………… 176
　　三、妊娠病 ………………………………………………………… 186
　　四、妇科杂病 ……………………………………………………… 210

第四章　传承团队心得体会合集 ………………………………………… 228
　　一、恩师孙立华教授以益气养阴化瘀止血法治疗月经失调对我的
　　　　启迪 …………………………………………………………… 228

二、跟随孙立华老师学习的体会 ········· 232
三、跟诊孙立华老师的心得 ··········· 233
四、仁心仁术 ················ 234
五、跟师心得 ················ 236
六、跟诊心得体会 ·············· 237
七、跟师孙立华教授有感 ············ 238
八、跟诊心得 ················ 239
九、跟师笔记 ················ 240

附录 ···················· 242
    附录1 北京中医药薪火传承"3+3"工程之孙立华名老中医工作室传承脉络图 ················ 242
    附录2 北京中医药薪火传承"3+3"工程之孙立华名老中医工作室学术成果 ··················· 242

后记 ···················· 247

第一章　孙立华教授学术思想总结

孙立华教授虽年逾八旬，但依旧坚持每周出诊，不断地思考和总结自己治疗妇科疾病的临证经验，以供大家学习交流。孙立华教授在六十余年的医疗实践中，辨证细腻准确，用药轻巧灵活，一直推崇《血证论》《济阴纲目》《傅青主女科》，潜心钻研，治学严谨，不断学习进取，提倡中西医融合，集古今理论于一体，继承与创新相结合，博采众长，弘扬中医药治疗妇科相关疾病的特色和优势，形成自己独特的诊治思路和学术思想，为中医妇科学的发展增光添彩。

一、注重整体观念，遵循三因治宜

整体观念是中医理论体系的主要特点之一，是中医学关于人体自身、人与自然环境、人与社会环境的统一性认识，贯穿于中医学理法方药的各个环节，是中医学理论基础和临床实践的指导思想。孙立华教授十分重视整体观念，强调诊治妇科疾病要顾全大局，有全科意识，尤其是疑难杂症，必须准确把握整体，分析体质禀赋、精神情绪及自然环境和社会环境对人体的影响，遵循三因治宜，临床选方用药、调摄护理要因人、因时、因地制宜，才能达到较好的治疗效果。

如春季倍用柴胡，夏季多用白芍，长夏多雨季节酌加一两味芳香化湿中药如佩兰、砂仁、豆蔻等，秋季倍用麦冬，冬季倍用当归，此为因时制宜。

南方与北方气候不同，北方干燥寒冷，临证用药常用滋阴与温阳之品，而南方潮湿，气候炎热，常用清热与化痰祛湿中药，此为因地制宜。

个人是社会的一部分，社会环境的变化对个人产生着方方面面的影响，不良的社会环境、生活习惯、信息引导常超出了人们承受能力，成为疾病产生、加重的重要影响因素。孙立华教授在临床实践中，常留出充分的时间了解患者的个人情况、家庭背景和社会关系等，分析病因，对症给予相应的疏导及治疗。如崩漏多根据年龄进行分期治疗，青春期多因先天禀赋不足，以肾虚为主，主要从肾论治；育龄期因情志失畅导致肝气郁滞居多，多从肝论治；围绝经期肾气已衰，天癸渐竭，宜止血后健脾养血，以后天养先天，顺利绝经，此为因人制宜。

因此，在整体观念指导下进行辨证论治，三因制宜，方能达到提高诊疗水平的目的。

二、辨病辨证结合，发展中医四诊

孙立华教授虽是西医出身，但通过"西学中"对中医有了系统深入学习，掌握了中医辨证论治的理论、精华，与实践充分结合；同时利用西医诊断疾病之长，把中医的"证"与西医的"病"完美结合起来。

病是致病邪气作用于人体，人体正气与之抗争引起机体阴阳失调、脏腑组织损伤或生理功能障碍的一个完整的生命过程。证即证候，是疾病发展过程中某一阶段或某一类型的病理概括。辨证与辨病都是认识疾病的思维过程，以证候作为辨证目标反映了中医学诊治疾病的特色。若只考虑疾病的阶段性和类型，不考虑疾病的全过程和全貌，想认识疾病某一阶段或某一类型的病变本质必定是困难的；若只将疾病诊断清楚，而不分疾病的阶段性和类型，也难以对疾病进行准确有效的治疗。孙立华教授认为：中医和西医诊断思维方法不同，但防病治病是两者共同的目的，在临床实践中有异曲同工之妙。疾病是错综复杂的，中医和西医诊疗疾病各有优势和特点。因此，临床医生不应抱有门户之见，要充分发挥中西医的优势，中西医结合已经成为一种必然的发展途径。临床上应辨病和辨证相结合，宏观和微观相结合。西医侧重病因和局部病理形态的诊断，中医侧重疾病全身反应状态的病理诊断，把二者相结合起来，求同存异，融会贯通，从而对整个病情有更为全面的了解，增强诊断准确性。

在理论上，重视中西医理论的汇通。如西医学的下丘脑－垂体－卵巢轴与中医的肾气－天癸－冲任－子宫轴在理论上具有相同之处，虽不能等同，但可以互参。同时，孙立华教授强调中医学理论有其独特的理论体系，西医的理论和现代药理学研究只能作为参考和补充，不能以西医的诊断代替中医的辨证论治，不能以现代药理学研究代替中药学性味归经，不能以动物实验代替传统中医的研究方法。在实践中，察色、听声、问病、切脉是诊法中最主要的四个方面，即望、问、闻、切，历来作为中医临床辨证论治的诊断手段。然而随着西医学临床研究的飞速发展，西方医学关于人体生理功能的认识及疾病诊断治疗水平的飞速提高，对仍以四诊为主要病情资料收集手段的传统中医产生了极大的冲击。孙立华教授在临床实践中很重视现代的诊断方法对中医临床诊断的辅助作用，因此，常常在辨证论治的基础上，根据西医检查结果进行诊治。例如，在对不孕症的诊治过程中，首重诊断，虽患者主诉皆为婚久不孕，但其病因病机各异，首先应当明确是否排除器质性不可逆的病变。西医学认为导致不孕的因素也非常多，有排卵障碍性不孕，诸如卵巢肿瘤、卵巢早衰、多囊卵巢综合征、卵泡黄素化未破裂综合征等，有输卵管因素导致不孕或宫外孕，又有子宫肌瘤、子宫内膜结核、子宫内膜炎、子宫内膜息肉、宫腔粘连等宫腔因素，这些因素均能影响受精卵的运行或着床而致不孕，而这些均需要依靠现代医学技术手段明确诊断，方可对不孕症进行有效的治疗。对痛经患者，孙立华教授根据问诊结合 B 超检查，先明确是否合并子宫内膜异位症或腺肌病，然后在辨证论治基础上确立温阳散寒、理气化痰除湿或活血化瘀止痛之法。对盆腔包块或腹痛患者，首先进行妇科双合诊检查，明确包块位置、质地、大小、触痛程度，再根据 B 超提示盆腔有无积液，并结合带下进行论治。对于月经失调患者的诊治，重视患者当前的卵巢、子宫等实质状况，如崩漏患者出血日久不止，尤其围绝经期妇女，必嘱患者行血常规结合 B 超检查，若合并肌瘤较大或子宫内膜异常增厚，应重审治疗方案，否则易贻误病情。闭经患者，根据 B 超检查子宫内膜厚度进行治疗，达到一定厚度以活血化瘀通经为主要治法；若子宫内膜较薄，则以补肾填精为原则，单纯应用活血通经难以奏效。如此，将中医的辨证经验与现代的诊断手段完美地结合起来，临床治疗有的放矢，针对病情选择最合适的治疗方案。

凡此种种，说明孙立华教授在诊治过程中重视辨病与辨证相结合，充分利用现代医学检测技术明确疾病的诊断，她提出"妇科双合诊检查，B超等影像学检查，性激素测定，血常规等是中医四诊的补充和延伸"。虽年逾八旬，却还始终坚持在临床一线，勤于学习，注重知识更新，通过各种渠道了解妇科常见疾病的中西医诊治发展现状。总之，她立足于中医本质，博采现代科技之长，与时俱进，衷中参西，病证结合，防止误诊误治，提高临床疗效，并且主张早预防、早发现、早治疗，体现了治未病、防传变的思想，更好地弘扬了中医学。

三、重视气血通畅，治以理血为要

《素问·调经论》云："人之所有者，血与气耳。"气与血是人体生命活动的物质基础，气与血之间具有相互滋生、相互依存、相互为用的关系，气血调和则病无所生。《素问·调经论》说："血气不和，百病乃变化而生。"气的虚衰或升降出入失常，必然影响血的运化；血的亏耗或功能失调亦必然影响气的温煦推动。气血功能失调，是疾病产生的病理基础。"妇人以血为基本"，经、孕、产、乳这些生理功能与气血的盛衰畅滞有密切关系。女性常处于气血相对不平衡的状态，正如《灵枢·五音五味》曰："妇人之生，有余于气，不足于血，以其数脱于血也。"妇女一生以血为主、以血为用。孙立华教授认为，对于女子来说，气血调和则百病不生，气血充盈通畅则经水调、孕产安、乳水足。妇女由于一生要经历经、带、胎、产、乳这些生理变化，气血失调的病理变化机会较多，故调理气血成为治疗妇科疾病最常用的大法之一。气血失调还可影响脏腑功能，产生痰饮、水湿、瘀血等病理产物，使病变趋于复杂化，因而调理气血在治疗妇科疾病时首当其冲。

气属阳，主动，气机调畅，不但行血有力，亦能行摄血之为，在女子则既不易发血行瘀滞之疾，又不做血不循经妄流之病。血属阴，主静，周流不息，濡养全身，载气并给气以营养，血虚者，则气亦易衰，血大脱时，气亦逸脱亡失。"气为血之帅，血为气之母"，气血病变是所有病变的基础。气的病理变化主要有气虚、气滞、气逆、气陷等，血的病变主要有血虚、血寒、血热、血瘀等。气病可及血，血病可及气，日久均可形成气血同病，如气血两虚、气滞血瘀、气虚血瘀、气不摄血等。影响气血病变的因素诸多，无论外感六淫，还是脏腑病变，抑或痰饮水湿瘀血，最终会使气血功能失衡导致疾病的发生。"谨察阴阳所在而调之，以平为期""阴平阳秘，精神乃治"，因而调理气血，即调和阴阳，为各种治法之最终目的，也为治疗妇科疾病的基础方法。孙立华教授提出调理气血重在分清病在气分血分，属实属虚；气血同病之时当根据气或血病变的轻重主次，重则治标，缓则治本。在气者或补气或理气，在血者或补血或行血；气病为主者补气行气之时佐以活血，血病为主者活血化瘀之时辅以补气行气，两者不可分离。同时气血辨证不可脱离脏腑，因为生理上气血与脏腑密切相关，相辅相成，只有这样，才能抓住疾病的本质。在治疗妇科血证时，皆是以和为顺，或是消癥，或是补虚，调和寒热，从而使机体各部位功能恢复常态。调整气血，纠正虚实偏差，使之趋于平衡，无盛不衰，充养脏腑，正复邪去，达到阴平阳秘。临床用药或补肾填精益髓，或健脾补气养血，或疏肝理气行血，或温阳行血，或清热凉血，诸多方法调气和血，经水调、月事通则女子身体强壮，诸病不生。用药时多以平和为度，但虫类药攻坚破积、活血化瘀，治疗一些难治性妇科血证时可获得奇效。

四、重视脏腑辨证，肾肝脾为三要

审证求因，辨证论治，是认识疾病和立法选方的基础。辨证方法诸多，有八纲辨证、脏腑辨证、气血津液辨证、六经辨证、卫气营血辨证与三焦辨证，各有其特色。孙立华教授认为妇女病的诊治应以脏腑辨证为主要辨证方法，这不仅是因为脏腑辨证是各种辨证的基础，更是因为妇女以血为本，以血为用，其经、带、胎、产、乳等生理功能或病理变化均与血息息相关，而血的生成与五脏有关，肾藏精，精血同源，肝藏血，脾统血，心主血，肺主气，气帅血。因此，结合八纲辨证，掌握脏腑生理功能的共性及每个脏腑的特性，便能对疾病的病位、病性有较全面的认识。肾为先天之本，乃水火之脏，为元阴元阳之所出，藏精而主生殖，主宰人体的生长发育及生殖的活动。所谓"女子……二七而天癸至，任脉通，太冲脉盛，月事以时下，故有子"，肾为天癸之源，冲任之本，气血之根，五脏阴阳之本。若肾气不足，精衰血少，封藏失职，则往往导致经行量多、崩漏，带下质稀如水，"胞络者，系于肾"，在孕妇则有小产、滑胎之患。故肾气的强弱是决定经、带、胎、产的关键。肾通过多渠道、多层次、多位点对人体发挥主导作用，肾气充盛，作强、封藏功能正常，则人体健康，反之则百病丛生。肝为刚木之脏，内寄相火，体阴而用阳，主疏泄，喜条达而恶抑郁，具有疏泄气机、储藏血液、调节血量的作用，为冲任二脉之所系。肝气调达，则脏腑安和，气血津液生生不息；肝血充足，气机冲和，则任冲通盛，月事以时下，育龄妇女易孕而胎壮，分娩顺利，乳汁充足。若肝失疏泄，气机郁结，则百病丛生，如月经先后不定期，量多少不一，甚则崩漏，或经闭不行，已孕则多有胎萎不长、滑胎、堕胎、小产之变。心为火热之脏，为五脏六腑之大主，主血脉而司神明，心通过胞脉与胞宫相连。主明则下安，心的功能正常，能协调各个脏腑的功能活动，气血通畅，神志爽朗，思维敏捷，人体康健；反之，主不明则十二官危，不仅发生与神志和血脉有关的各种病变，还可导致各个脏腑的功能失调。妇女以血为主，胞络属心而络于胞中，心主血脉，神明的功能如何将直接影响到妇女的生理活动和病理变化。"胞脉者，属心而络胞中"，心气畅达，心阳之气下降，心血下交于胞中，则月经按时来潮，胎孕有期。若七情内伤太过，以致心阴暗耗，神志郁结，营血不足，胞脉不通，气血下达于胞宫受阻，血海不能满盈，则月经不调，甚或闭而不行，胎孕难成。脾居中焦，性属湿土，为后天之本，气血生化之源，主运化而升清，将水谷精微输送于心肺，化为精气血津液。脾气健运，则气血循经脉而行，上输于心肺，下达于肝肾，以灌四旁，保证各脏腑和四肢百骸得到充足的营养，从而支持人体生命活动。若脾气虚弱，运化失常，统摄无能，则月经过多、经期延长，甚或崩漏、闭经之变。脾阳不振，不能运化水湿，湿浊下注，则带下量多如注；水湿泛溢于肌肤，在孕妇易发为子肿；脾气下陷，血不养胎，多有堕胎、小产之虞。肺为乾金，主持一身之气，朝百脉而输精微，若雾露之溉，有宣发肃降的作用。肺气宣发，输送气血津液于周身，以营养各个脏腑；肺气肃降，通调水道，下输膀胱，保持人体水液的正常输布排泄；肺主气而朝百脉，气为血帅，气行则血行，周流全身，如环无端。若肺虚气弱，功能失常，子病及母，可致脾失健运导致带下和月经异常；肺主气，气之根在肾，肺气虚弱，可导致肾气封藏失司，引起月经过多、甚则崩漏、堕胎、小产之变。

根据五脏的生理和病理表现，认为妇女以血为本，以血为用，其月经、带下、妊娠、产乳等生理功能或病理变化，均与血息息相关，而血的生成和运行循环，赖肾的封藏、脾的运化、肝的藏疏、心的总统、肺的宣布协同作用，方能完成，其中与妇人联系最为密切的是肾、肝、脾三脏。故在临床实践中，结合八纲辨证，重视脏腑辨证，特别是肾肝脾三脏，明确疾病的病位和病性，再立法选方施药。

五、关注奇经八脉，尤重冲任二脉

孙立华教授十分重视奇经八脉与女性生理病理的关系，女子在解剖上有胞宫，在生理上有经、带、胎、产、乳，只有冲任气血通畅，精血充盛，八脉调和，方可经调而子嗣，其中冲任二脉与经水关系尤为密切。冲任二脉，均起于胞中，冲为血海，为"十二经之海"，聚脏腑之血；任主胞胎，为"阴脉之海"，总司精、血、津、液等一身之阴。二脉直接联系脏腑，尤其是肾，是作用于胞宫的重要通道。冲任贵在"通、盛"，"盛"主要赖于肾之先天精气煦养，脾胃后天生化气血长养，肝所藏之血调养，若二脉失濡养，冲任不足，导致冲任失和（轻证），加之肝失调达，气滞血瘀经气欠通，或金刃（诸多手术如清宫术、宫腹腔镜）、湿热毒邪（盆腔炎性疾病、结核、子宫内膜炎等）直接损伤冲任，最终导致冲任虚损的结局（重证）。冲任二脉的功能不是孤立的，必须相互依存、相互协调、相互统一，如有一方偏盛偏衰，则冲任失调。冲任损伤是妇科疾病最重要的病机，凡是脏腑功能失常、气血失调、先天禀赋不足、痰饮、瘀血、金刃手术等均可直接或间接影响冲任、胞宫，从而发生妇科疾病。无论脏腑及气血功能异常，其结果必会导致冲任失调，或间接损伤冲任，进而影响胞宫"藏泻"及"种子"的功用。大凡冲任二脉之为病，可分虚实两端，虚者脉络失养，治以补养；实者脉络不通，治宜宣通。

孙立华教授在具体的诊治中，主张以通为原则，虚者补之，实者泻之，通补结合。如对于气滞血瘀，奇经不畅之痛经、月经先后无定期、闭经等，伴有情绪烦躁、胸胁胀满症状，须理气活血，认为冲任为肝所系，调经以肝为先，方用逍遥散加减。对于冲任虚寒，瘀血阻滞之月经过少、痛经者，施以暖宫散寒、养血祛瘀之法，常用温经汤加减；冲任空虚，阴虚血热之月经先期、月经过多、崩漏等，方用固经丸出入；冲任虚损，阴血不能内守所致崩漏下血，淋漓不尽者，方用胶艾汤加味。在调补冲任用药方面，孙老提出冲脉为病，以血为主，应多用补血活血、化瘀通络之品，如当归、何首乌、桃仁、益母草、延胡索、香附、半夏、紫石英等。任主胞胎，任脉为病，多与阴血有关，常用血肉有情之品滋阴养血，如龟甲（胶）、阿胶、杜仲、沙苑子、菟丝子、枸杞子、茺蔚子、核桃肉等。

六、药以中和为贵，选方用药精巧

孙立华教授认为，妇人属阴，以血为本，以肝肾为先天，一生要经过经、孕、产、乳的生理过程，常处于"有余于气，不足于血"的生理状态。一般情况下，力戒大辛大热、苦寒攻伐之品。若偏于补阳则因刚燥而动火耗血伤阴，若偏于养阴则滋腻碍脾，故药取甘润冲和。因此，在病情需要用偏寒、偏热刚烈之品时，则讲究配伍法度，注意柔中有刚、刚中有柔、刚柔相济。孙立华教授用药多选用甘平、甘温、甘凉之品，主张药以平和为贵。盖甘能养营生血，温性和凉性药物作用较为缓和，不至过于偏颇。若血热则清，药宜甘凉，如荷叶、白茅根、藕节之类；血瘀则化，药宜甘凉微温，如鸡血藤、益母草、苏木之类；虚寒宜补宜温，药宜甘温益气，如黄芪、党参、龙眼肉、巴戟天之类。总之，药性平和，治寒不过热，以甘温为宜，治热不过寒，以甘凉为佳，如是则可防止药物的偏性，达到祛除病邪、保护正气的目的。此外，孙立华教授提出妇女体质柔弱，不耐攻伐，切忌猛峻，喜用轻清之品。尤擅用花类药，因花类药凝本草之精华，轻灵清化，性味平和，重在取其芳香之性、醒脾之力使肝之怫郁得解，脾之运化得行，气血调和，经带如常。总之，妇科用药以中和为贵，掌握补而不腻，温而不燥，利而不伐，凉而不寒，阴中求阳，阳中求阴，补中有化，化中有补的原则。

在不孕症的诊治用药方面，孙立华教授补肾推崇用五子衍宗丸以补肾益精，取其补中有行，补肾之力渐增。按月经周期所处阶段气血、阴阳消长状况，选用二至丸、左归丸、右归丸、肉苁蓉丸、寿胎丸，酌加车前子、淫羊藿、鹿角霜等；兼脾虚或夹痰湿者，喜用参苓白术散，酌加白豆蔻、淡竹叶、薏苡仁等以健脾淡渗利湿、芳香醒脾化湿；兼夹肝郁者，喜用当归芍药散、逍遥散酌加合欢皮、郁金等以疏肝行气解郁；兼夹湿热者，喜用知柏地黄汤合四妙丸、三仁汤等清热利湿；兼夹血虚者，喜用四物汤酌加枸杞子、桑椹、大枣等。此外，还要掌握月经周期中阴阳消长的规律，根据月经各期的特点选方用药。中医学一般将月经周期分为行经期、经后期、真机期及经前期四期，西医将月经周期分为经期、卵泡期、排卵期、黄体期。卵泡期即经后期，由于月经来潮，血海空虚，经血耗伤，当经血溢泻之时，阳气也随之外泄，此时气血阴阳俱虚，而以阴血虚为主。肾为经血之源，肾阴为月经来潮的物质基础，肾中真阴充实，才能促使真机期的来临，故此时当以滋肾补肾佐以疏肝健脾，以利先天经血的转化及后天水谷的不断化生，以使阴血渐生，为排卵奠定物质基础。真机期相当于月经周期的排卵期，此时经前期的阴生阳长，至此时阴已长至"重阴阶段"。"阴长至极，重阴必阳"，便开始了月经周期中的第一次转化，为了适应由阴转阳突变的需要，治以养血活血，理气温通，以促进成熟卵子的顺利排出。经前期相当于黄体期，此时阴血由生至化，机体由阴转阳，阳气渐长，月经将至，故此期为"阳长阶段"，治疗原则要以温肾补阳为主。行经期阳已长至"重阳阶段"，阳长至极，重阳必阴，实现了月经周期中阴阳的第二次转化，故血海由满而溢，月经来潮，此期气血阴阳俱虚，治以活血化瘀、理气通经，因势利导，促进月经畅通，旧血得去，新血随生，而后开始新的周期。

对于崩漏因于热者，治宜清之、凉之，因其热灼阴伤，或阴虚火旺，治宜辛凉、甘寒、咸寒或酸寒之剂，常用地骨皮饮、两地汤、丹栀逍遥散清火养阴，药选北沙参、麦冬、生地黄、白芍、玄参、桑叶、地骨皮、牡丹皮、丹参、凌霄花等养阴清热凉血之品，酌选鲜茅根、墨旱莲、苎麻根、藕节、侧柏叶、仙鹤草、小蓟等甘凉之品止血。崩漏因于寒者，遵寒者热之之旨，药选甘温、甘润之品，注意温补脾肾，温肾壮阳，益火之源，常选用方为附子汤、右归丸、艾附暖宫丸、温经汤等方剂，用药以艾叶、肉桂、巴戟天、补骨脂、菟丝子、仙茅、淫羊藿、蛇床子、锁阳等温润之品为主，酌选桑螵蛸、鹿角霜、赤石脂、血余炭、伏龙肝、老姜炭、艾叶等温阳摄血，注意补阳配阴。崩漏因于瘀者，本着通因通用、结者散之之旨，治宜辛温、辛热、辛平、辛寒入血行血，佐以咸寒软坚，注意攻补兼施，根据瘀血形成有热结、寒凝、气滞、气虚之分，选用温经汤、大黄牡丹汤、少腹逐瘀汤、桃红四物汤、补阳还五汤等方剂加减化裁，常用药为鸡血藤、丹参、桃仁、红花、当归、川芎、益母草、炒山楂、苏木、泽兰、三七等，酌加蒲黄炭、大黄炭、山楂炭等化瘀止血。崩漏因于虚者，遵循虚则补之、损者益之之旨，药取甘平或甘而微温以益营血，分清阴阳气血而处方用药，气虚者，常用方为举元煎、异功散、补中益气汤、归脾汤等；血虚者，常用方为圣愈汤、当归补血汤、四物汤、人参养荣汤；阴虚者，常用方为左归丸、增液汤、两地汤、二至丸；阳虚者，常用方为右归饮、附子汤、参附汤。

善用血肉有情之品。人的生长发育、五脏六腑的生理功能，皆以肾中之精气为本，针对女子的生理特点以及肾精多虚的生理特点，孙立华教授在妇科疾病诊治中体会到，虚损需用血肉有情之品填精补髓，益气养血。血肉有情之品是相对于草木无情之品而言，是指人与动物的血与肉之类的有情感之物。血肉之品可补助人因崩漏、月经过多，或产时出血过多，产育较多等原因造成的气血虚弱，出现头晕目眩、神疲乏力、心悸怔忡等症状。孙立华教授用其治疗妇科出血之症，止血而不留瘀，立法组方用药颇有特色，疗效显著。

中医妇科学是运用中医学基础理论与方法，认识和研究妇女解剖、生理、病因病机、诊治规律，以防治妇女特有疾病的一门临床学科，是中医临床医学的重要组成部分。孙立华教授全身心投入于临床，经过不断提高、不断总结，坚持中西医结合，取得了一定的收获，为促进中西医妇科交流和振兴中医妇科发展积累了宝贵的经验。

第二章　孙立华教授临证优势病种撷要

一、功能失调性子宫出血

（一）西医概述

功能失调性子宫出血（简称功血）是指调节生殖功能的神经内分泌机制失常引起的异常子宫出血，需排除妊娠、医源性因素、全身性疾病和生殖道的器质性疾病，简称功血。现代医学认为功血是由于机体受内部和外界各种因素（如精神紧张、营养不良、代谢紊乱、慢性疾病、环境及气候骤变、饮食紊乱、过度运动、酗酒以及其他药物等）影响引起下丘脑 – 垂体 – 卵巢轴功能调节或靶细胞效应异常而导致。其病理生理改变为中枢神经下丘脑 – 垂体 – 卵巢轴的神经内分泌调控异常，或卵巢局部调控机制异常，或子宫内膜、肌层局部调控功能异常。功血是妇科的常见病，占门诊妇科疾病的 10% 左右，分为无排卵型和有排卵型，其中以无排卵型最为多见，占 80%～90%。

对于功血的治疗，首要目的是止血以避免严重并发症的发生，其次为通过调整月经周期预防再次出血。西医在治疗无排卵型功血时，主要采用激素类药物治疗（如雌激素、孕激素、米非司酮等）、非激素类药物治疗（如非甾体抗炎药、抗纤溶药物、维生素类药物等）和手术治疗（如诊断性刮宫术、子宫内膜切除术、子宫切除术等），但西医治疗无排卵型功血容易复发且有较多不良反应。

（二）中医概述

崩漏是指经血非时暴下不止或淋漓日久不尽的一种妇科常见疾病，前者谓之"崩中"，后者谓之"漏下"。崩与漏出血情况虽异，但因二者经常交替出现，且病因病机基本一致，故统称崩漏。中医认为，导致崩漏的常见病因有脾虚、肾虚、血热和血瘀，四者或单独成因，或复合成因，或互为因果，使肾－天癸－冲任－胞宫轴严重失调，脏腑损伤、气血失调直接或间接损伤冲任，导致冲任不固，不能制约经血，胞宫藏泻失常，经血非时而下。

崩漏标本错综复杂，因此在临证中要审证求因，辨证论治，结合出血的量、色、质变化和全身症状表现，视其转化辨明寒、热、虚、实和轻、重、缓、急，遵循"急则治其标，缓则治其本"的治疗原则。明代医家万全《万氏妇人科·崩漏》："凡妇人女子，初得崩中暴下之病者，宜用止血之剂，乃急则治其标也"，并采取"初止血，次清热，后补虚"的三步疗法，为后世医家提出治崩三法奠定了基础。治崩三法，即"塞流""澄源""复旧"，是崩漏治法的代表，由明代医家方约之所提出。"塞流"即止血，崩漏以失血为患，止血是治疗的当务之急；"澄源"即求因治本；"复旧"是善后调理，固本以调经。临证治疗时应灵活运用三法，方能获得良效。

（三）诊治思路

根据多年临证经验，孙立华教授认为，崩漏病因病机变化多端，虚实复杂，多因肾虚而发病，以肾阴虚为主，肾－天癸－冲任－胞宫轴调节失常，病机主要为冲任二脉受损，血海藏泻失常，经血失于统摄。在临床表现中气阴两虚夹瘀为常见证候，无论何种原因所致崩漏日久，由于失血易耗气伤阴，离经之血即为瘀血，故该病在演变过程中均存在不同程度的气阴两虚夹瘀证。因此在治疗中主要有四点心得体会：一是强调审证求因，勿妄止血，四诊合参。止血是治疗崩漏的第一步，但其重点在于四诊合参，结合八纲辨证，根据患者的症状和体征溯其病源，通过中医四诊，尤其重视依据患者的神、色、形、态和月经的量、色、质及伴随症状，并结合现代医学检查，来判断疾病的虚实寒热和轻重缓急，辨证分类，在审证求因的基础上辨证论治。二是审时度势，分期治疗，重视病程与年龄。急则治其标，缓则治其本，根据崩漏的出血期和血止期灵活运用"塞流""澄源""复旧"三大法，同时注重"肾主生殖"和"经水出诸肾"的病机，形成青春期患者以补肾促进肾－天癸－冲任－胞宫轴成熟为主，生育期患者以交通心肾协调肾－天癸－冲任－胞宫轴为主，更年期以后天脾胃充养肾－天癸－冲任－胞宫轴为主的诊疗观点。在诊治过程中灵活运用益阴、补气、补血、止血、活血的治法，同时重视滋阴清热药物的配伍。三是重视瘀血，顾护气阴，兼以化瘀止血。离经之血已无濡润之功，既已离经，必为败血，瘀血内停又影响血液的正常运行，参考《血证论》治血四法——止血、消瘀、宁血、补血，强调"祛瘀生新"。孙立华教授提出在顾护气阴的同时，重视瘀血在该病发展中的作用，认为崩漏无论有无典型瘀血症状，在治疗中应正确、及时地处理好瘀血问题，故强调"凡治血者必先以祛瘀为要"。因此常用补血药配伍活血化瘀药，如阿胶、当归与赤芍、丹参；止血药配伍活血药，如蒲黄炭、三七与大蓟、小蓟、侧柏叶。

（四）验案分析

案例 1

李某，女，28 岁。出生日期：1982 年 1 月。

初诊：2010 年 10 月 29 日。

主诉：痛经半年，子宫异常出血半月余，调理备孕。

现病史：患者月经 $11\dfrac{7\sim9}{30}$，痛经（+）。结婚半年，一直工具避孕。2010 年 5 月开始痛经，6 月加重，7 月月经未来潮，2010 年 8 月 12 日诊断为巧克力囊肿，行右侧附件切除术、左侧卵巢囊肿剥离术；2010 年 10 月初在 301 医院行妇科 B 超检查后示子宫、附件正常。CA125 结果正常。10 月 6 日口服避孕药后，阴道出血淋漓不尽。

刻下症：LMP 10 月 6 日，一直淋漓出血至今；PMP 9 月 8 日。纳可，眠佳，大便秘，舌红、苔少，脉弱滑。

西医诊断：痛经；子宫内膜异位症。

中医诊断：痛经；癥瘕。

治则：补肾益气，调经止痛。

处方：

女贞子 10g　　　墨旱莲 15g　　　党参 15g　　　生黄芪 30g

五味子 10g	海螵蛸 15g	侧柏叶 15g	生龙骨 30g（先煎）
生牡蛎 30g（先煎）	肉苁蓉 30g	炒蒲黄 10g（包煎）	制香附 15g
炒白术 10g	怀山药 15g	桑寄生 15g	马齿苋 30g
马鞭草 30g	三七粉 3g（冲服）		

7剂，日1剂，每剂三煎，共取500mL，分早晚温服。

医嘱：检查内分泌六项；复查妇科B超；记录基础体温（BBT）。

患者子宫出血淋漓不尽，据"急则治其标"的原则，当前治疗以止血为要，故处方在补肾益气基础上，加三七粉冲服以止血。

二诊：2010年11月5日。

服中药3剂后，阴道出血彻底干净，大便不畅，有时泄泻，口干渴，腰酸以月经期间尤甚，双侧附件不适，舌紫暗，脉小滑。

检查：CA125（10月23日）示24.33 U/mL。内分泌六项（10月25日）示 FSH 1.94 mIU/mL，LH 0.414 mIU/mL，PRL 17.89 ng/mL，$E_2 < 36.7$ pg/mL，P 0.92 ng/mL，$T < 0.35$ ng/mL。妇科B超示子宫后位，大小形态如常，内膜厚约0.5cm，右侧卵巢缺如（术后），提示子宫附件未见明显异常。

处方：

吴茱萸 6g	桂枝 15g	川芎 10g	当归 10g
赤芍 15g	白芍 15g	牡丹皮 6g	干姜 6g
细辛 3g	川牛膝 15g	益母草 30g	五味子 10g
丹参 15g	穿山甲 10g（先煎）	皂角刺 10g	北沙参 30g
制香附 10	半夏 10g	生龙骨 30g（先煎）	生牡蛎 30g（先煎）

7剂，日1剂，每剂三煎，共取500mL，分早晚温服。

患者痛经半年，腰酸明显，结合舌脉，可知机体血脉凝结不畅，故处方以吴茱萸、干姜、细辛暖肝散寒，温中止痛以治中下焦寒湿，再以当归、白芍养血和血，兼以香附理气行郁。

三诊：2010年11月12日。

LMP 10月6日，淋漓至11月3日方净。腰胀痛，双附件区仍有不适。纳可，眠佳，大便不成形，小便正常，舌紫暗、苔薄黄，脉弦滑。

处方：

杏仁 10g	白蔻仁 6g	生薏苡仁 30g	桑寄生 15g

当归 10g	茵陈 30g	牡丹皮 6g	白芍 15g
熟大黄 10g（后下）	杜仲 10g	巴戟天 15g	鸡血藤 15g
吴茱萸 6g	制香附 15g	皂角刺 10g	穿山甲 10g（先煎）
川续断 10g	桑椹子 10g		

7剂，日1剂，每剂三煎，共取500mL，分早晚温服。

继以补肾活血为法，因患者大便不成形，故以三仁汤宣畅气机，清利湿邪。

四诊：2010年11月28日。

LMP 11月27日，色量可，腰酸痛，来月经时明显。左侧乳房胀痛，大便有时不畅、口干、有异味，舌红、苔少，脉弦滑。

处方：

柴胡 10g	当归 10g	川芎 6g	赤芍 10g
白芍 10g	生地黄 10g	牡丹皮 6g	丹参 15g
三棱 10g	莪术 10g	制香附 15g	穿山甲 10g（先煎）
皂角刺 10g	制首乌 30g	肉苁蓉 30g	川牛膝 15g
枳壳 15g	生蒲黄 10g（包煎）	五灵脂 15g（包煎）	

7剂，日1剂，每剂三煎，共取500mL，分早晚温服。

患者正值月经期，故以四物汤加柴胡、香附等活血理气之品，以助经血排出通畅，川牛膝引血下行，失笑散活血祛瘀、散结止痛。

五诊：2010年12月5日。

LMP 11月27日，8天净，大便每日1～3次，乏力，腰酸，左侧小腹不适，舌红、苔少，脉弦滑。

处方：

柴胡 10g	生黄芪 30g	陈皮 10g	升麻 6g
炒白术 10g	炙甘草 15g	当归 10g	党参 15g
仙鹤草 30g	海螵蛸 15g	侧柏叶 15g	女贞子 10g
墨旱莲 15g	杜仲 10g	川续断 15g	炒蒲黄 10g（包煎）
补骨脂 15g			

7剂，日1剂，每剂三煎，共取500mL，分早晚温服。

因患者现处于月经后期，且乏力、腰酸明显，故处以党参、黄芪、升麻以益气升提，二至丸合白术等补肾健脾，以利生血之源，仙鹤草、侧柏叶、蒲黄以止血。

随访后得知，患者于2011年9月21日剖宫产下1女，体重2.9kg，身高52cm。

【按】本案中患者阴道出血淋漓不尽，属中医"崩漏"范畴，称为"漏下"。根据急则治其标，缓则治其本的原则，在初诊中，处以补肾益气之法以调经止血，亦是气能摄血、气能生血、气能止血之理，且予以止血之品三七粉冲服，故三剂尽而血止。本例为继发性痛经，而痛经也是子宫内膜异位最典型的临床表现。辨证有虚实之分，临床一般分为虚寒型、气滞血瘀型和肾虚型，以前两型较为多见。结合患者症状体征，可知为寒凝胞宫与气滞血瘀并现，故治疗时以吴茱萸、干姜、细辛暖肝散寒，温中止痛以治中下焦寒湿，再以当归、白芍养血和血，兼以香附理气行郁。临证中，随症状变化还要注意清利湿热，化瘀止血而不留瘀。经调治，患者气血和畅，冲任相资，故而得孕而终，并平安产子。

案例2

梁某，女，33岁。出生日期：1978年10月。

初诊：2011年3月5日。

主诉：结婚6年，性生活正常，未避孕2年未孕。

现病史：患者月经13 $\frac{6 \sim 15}{20 \sim 60}$，痛经（±），腰酸，畏寒。孕1产0。

刻下症：LMP 2月19日，量少，淋漓至今未净。纳可，眠多梦，大便秘，1～2日一行，舌淡苔红，脉弦滑。

检查：血红蛋白示106 g/L。

西医诊断：继发性不孕；子宫异常出血。

中医诊断：不孕症；崩漏。

证型：脾肾不足。

治则：补肾健脾。

处方：

| 桑寄生15g | 川续断15g | 菟丝子15g | 阿胶珠10g（烊化） |
| 五味子10g | 肉苁蓉30g | 生黄芪15g | 党参15g |

杜仲 15g	海螵蛸 15g	侧柏叶 15g	生龙骨 30g（先煎）
生牡蛎 30g（先煎）	白芍 15g	怀山药 15g	黄芩 6g
炒白术 15g			

7剂，日1剂，每剂两煎，共取500mL，分早晚温服。

医嘱：记录基础体温（BBT）；行妇科B超检查。

患者月经已淋漓半月未净，虽然量少且血常规结果提示还未达到贫血的程度，但仍要以止血为务，处方以黄芪、党参益气摄血，同时加侧柏叶、海螵蛸凉血收涩止血，白术、山药健脾益气以利生血之源。

二诊：2011年3月21日。

3月15日开始口服琪宁，连服6天，今日阴道出血不止，量多，全天上午有大血块，小腹胀痛，腰酸，便秘，面色萎黄，舌淡红苔白，脉沉细。

检查：妇科B超示子宫前位，大小约5.2cm×4.1cm×3.6cm，内膜厚约0.9cm，双侧卵巢未显示，右附件区可探及无回声区，深约2.1cm。

处方：

党参 25g	陈皮 10g	制香附 10g	砂仁 6g（后下）
炙甘草 15g	生黄芪 30g	炒白术 15g	怀山药 15g
杜仲 10g	麦冬 10g	白芍 15g	阿胶珠 10g（烊化）
海螵蛸 15g	侧柏叶 15g	生龙骨 30g（先煎）	生牡蛎 30g（先煎）
肉苁蓉 30g	炒蒲黄 10g（包煎）	马鞭草 15g	三七粉 3g（冲服）

7剂，日1剂，每剂两煎，共取500mL，分早晚温服。

患者服孕酮后撤退性出血，因出血量较多，以炒蒲黄、三七粉化瘀止血的同时，加党参、黄芪、山药等健脾益气，方中肉苁蓉可润肠通便，改善患者便秘情况。

三诊：2011年3月28日。

3月27日阴道出血止，面色萎黄，大便基本规律，纳可，眠一般，失眠后太阳穴疼痛，小便正常，脉沉细。

处方：

当归 10g	蔓荆子 10g	白芷 10g	杜仲 10g
党参 20g	陈皮 10g	炒白术 15g	怀山药 15g

生黄芪 30g	乌梅 15g	郁李仁 10g	生龙骨 30g^(先煎)
生牡蛎 30g^(先煎)	海螵蛸 15g	侧柏叶 15g	肉苁蓉 30g
制首乌 15g	巴戟天 15g		

7剂，日1剂，每剂两煎，共取500mL，分早晚温服。

患者阴道出血止，子宫复旧之时以白术、山药、党参、黄芪健脾益气摄血，利生血之源；虽然大便已基本规律，但仍处以郁李仁、肉苁蓉润肠通便，以巩固疗效；患者面色萎黄为气血不足之象，故加当归一味以补血养血。

四诊：2011年4月11日。

口腔溃疡，失眠多梦，大便偏干，舌淡胖、边有齿痕、苔薄，脉沉细。

处方：

连翘 15g	菊花 10g	玄参 10g	生地黄 15g
地骨皮 15g	白芍 15g	麦冬 10g	阿胶珠 10g^(先煎)
石膏 30g^(先煎)	仙鹤草 30g	女贞子 10g	墨旱莲 15g
白薇 15g	桑寄生 15g	桑叶 15g	川续断 15g

7剂，日1剂，每剂两煎，共取500mL，分早晚温服。

患者近来口腔溃疡，以连翘、菊花、地骨皮等滋阴清热。

五诊：2011年5月9日。

LMP 4月21日，6天干净，月经第2天量多，余正常，色鲜红，有血块，较前少，腰酸。大便2～3日一行，小便正常，胃胀，休息不好头痛，乳房胀痛，舌淡、苔薄白，脉小滑。

处方：

桑寄生 15g	桑叶 15g	川续断 15g	肉苁蓉 30g
枸杞子 15g	杜仲 10g	狗脊 15g	菟丝子 15g
黑芝麻 30g	百合 20g	台乌药 15g	制首乌 15g
制香附 10g	砂仁 6g^(后下)	陈皮 10g	炒蒲黄 6g^(包煎)
杏仁 10g			

7剂，日1剂，每剂两煎，共取500mL，分早晚温服。

六诊：2011年5月21日。

LMP 5月13日，6天净，正当出差，腰酸一天，大便2日一行，胃部不适，体重下降 1kg，舌淡暗、苔薄白，脉弦细。BBT 不典型双相。

处方：

党参 20g	陈皮 10g	炒白术 15g	怀山药 15g
百合 20g	台乌药 15g	地肤子 10g	蛇床子 10g
当归 10g	制香附 10g	川芎 10g	川牛膝 15g
砂仁 6g（后下）	肉苁蓉 30g	杏仁 10g	郁李仁 10g
枳实 30g	白芍 30g		

7 剂，日 1 剂，每剂两煎，共取 500mL，分早晚温服。

患者便秘情况反复，仍重用肉苁蓉温阳润肠，酌加杏仁、郁李仁以增效。

七诊：2011 年 6 月 20 日。

LMP 5 月 13 日。已怀孕，纳可，眠佳，大便秘，余无明显不适，舌淡红、苔薄黄、边有齿痕，脉弦滑。血清激素示 β-HCG 2571.76 IU/L。

处方：

桑寄生 15g	桑叶 15g	川续断 15g	菟丝子 15g
阿胶珠 10g（烊化）	制香附 6g	砂仁 6g（后下）	苏梗 6g
党参 15g	陈皮 10g	炒白术 10g	黄芩 6g
怀山药 15g	太子参 15g	枸杞子 15g	

7 剂，日 1 剂，每剂两煎，共取 300～500mL，温服，少量频服。

医嘱：注意休息，营养饮食，调畅情志。

患者孕后以补肾健脾、益气安胎为法。

【按】崩漏在临床多见于青春期和更年期妇女，育龄期妇女较为少见，育龄期常表现为经期延长或经前少量出血等症状，即西医所指黄体功能低下。本案患者以不孕就诊，但末次月经至今未净，阴道淋漓出血已半月余，故而根据"塞流、澄源、复旧"的基本治疗原则，以止血为先。处方中除选用收涩止血的药味之外，以黄芪、党参、白术健脾益气，取"气能生血，气能摄血"之义；血止后仍以补肾健脾为主，待患者身体状况恢复，氤氲之期生理功能正常，故摄精成孕。

案例 3

林某，女，出生日期：1985 年 4 月。

初诊：2011 年 7 月 11 日。

主诉：阴道不规则出血 22 天，伴腰酸。

现病史：患者月经 $16\dfrac{5\sim 22}{20\sim 30}$，痛经（±），经前淋漓 3 天，第 4～5 天量多，经将净淋漓至干净。孕 0 产 0。

刻下症：LMP 6 月 20 日，至今未净，7 月 2 日至 4 日量多，自服坤灵丸、妇血康，出血未止。2010 年开始腰痛，畏寒，面色暗，色斑重，有痤疮。纳呆，失眠，多梦，大便稀不成形，小便黄，舌淡红、苔黄，脉小滑。未婚，有同房史。

西医诊断：功能失调性子宫出血。

中医诊断：崩漏。

治则：补气摄血，固冲调经止血。

处方：

女贞子 10g	墨旱莲 15g	侧柏叶 15g	海螵蛸 15g
生黄芪 15g	升麻 10g	党参 15g	炒白术 10g
光山药 15g	生龙骨 30g（先煎）	生牡蛎 30g（先煎）	蒲黄炭 10g
杜仲炭 10g	血余炭 10g	仙鹤草 30g	三七粉 3g（冲服）

7 剂，日 1 剂，每剂两煎，共取 500mL，分早晚温服。

医嘱：检查血清内分泌六项，妇科 B 超。

二诊：2011 年 7 月 18 日。

患者服上方后，患者阴道出血量减少，今日阴道出血色暗，有血块，眠好转。腰痛好转，畏寒，大便正常，舌淡暗、苔黄腻，脉弦滑。

检查：内分泌六项示 FSH 7.97 mIU/mL，LH 29.94 mIU/mL，PRL 10.05 ng/mL，E_2 102 pg/mL，P 0.62 ng/mL，T 0.4 ng/mL。

处方：

柴胡 10g	当归 10g	川芎 6g	炒白芍 10g
生地黄 15g	蒲黄炭 10g	马齿苋 30g	党参 15g
生黄芪 15g	川续断 15g	杜仲炭 15g	生龙骨 30g（先煎）

生牡蛎 30g（先煎）　　桑叶 15g　　　　桑白皮 10g　　　　补骨脂 15g

三七粉 3g（冲服）

7剂，日1剂，每剂两煎，共取500mL，分早晚温服。

考虑到患者出血时间较长，以止血为务，继续当前治疗；针对血块情况，以四物汤为主，未病先防，并用马齿苋、桑叶、桑白皮，以起到抗炎、预防感染的作用，活血养血，化瘀止血，调理冲任。

三诊：2011年7月28日。

患者阴道出血一直未净，精神紧张。7月25日自行口服断血流片5片/次，3次/日；肾上腺色腙片2片/次，3次/日；快诺酮片8片/次，3次/日。2天后血止。现口干口渴，呃逆，纳可，眠佳，大便1次/天，小便黄，舌淡红、苔白腻，舌根部苔黄腻，脉弦滑。

检查：妇科B超示子宫前位，大小约5.0cm×4.9cm×4.6cm，右侧卵巢大小约3.7cm×2.3cm；左侧卵巢大小约4.1cm×1.4cm，双侧卵巢内探及数个低回声（大于10个），右侧最大0.8cm×0.9cm，左侧最大0.6cm×0.7cm。B超提示临床符合多囊卵巢诊断。补充诊断：多囊卵巢。

处方：

女贞子 10g　　　墨旱莲 15g　　　党参 15g　　　　炙黄芪 30g

麦冬 10g　　　　五味子 10g　　　肉苁蓉 30g　　　炙甘草 15g

冬瓜皮 30g　　　海螵蛸 15g　　　侧柏叶 15g　　　白及 5g

升麻 10g　　　　怀山药 15g　　　炒山楂 10g　　　炒神曲 10g

炒麦芽 10g　　　炙甘草 6g　　　　炒白术 10g　　　炒蒲黄 10g（包煎）

7剂，日1剂，每剂两煎，共取500mL，分早晚温服。

处方以益气养阴、化瘀止血为主要原则。患者有呃逆，苔腻加炒山楂、炒神曲、炒麦芽（简称三仙），山药健脾运胃之品；针对患者所表现的口渴、小便黄等热象，选用生脉散滋阴润燥。

四诊：2011年8月18日。

LMP 7月28日，5天干净。患者今日阴道少量出血，眼屎多，耳后起痘、腰酸、腰痛，面色暗斑，痤疮重，纳可，厌油腻，眠佳，大便正常，小便黄，舌淡暗、苔白厚腻，脉弦滑。

处方：

蒲黄炭 10g	桑白皮 10g	威灵仙 15g	枸杞子 15g
侧柏叶 15g	海螵蛸 15g	女贞子 15g	墨旱莲 15g
杜仲炭 15g	狗脊 15g	桑寄生 15g	升麻 10g
柴胡 10g	生黄芪 15g	补骨脂 15g	骨碎补 15g

三七粉 3g（冲服）

7剂，日1剂，每剂两煎，共取500mL，分早晚温服。

医嘱：忌剧烈运动。

本方以补肾益气、舒肝化浊、止血调经为法，遵循补阴不忘阳、补阳不忘阴之原则，方中桑白皮、威灵仙、枸杞子有祛湿消斑化浊之效。

五诊：2011年9月1日。

LMP 8月18日，8天净，腰酸好转，多梦，厌油腻，舌淡尖红、苔白腻，脉弦滑。

处方：

当归 10g	川芎 10g	赤芍 15g	炒白芍 15g
熟地黄 15g	生蒲黄 10g（包煎）	五灵脂 15g（包煎）	党参 15g
陈皮 10g	茯苓 15g	山药 15g	杏仁 10g
桃仁 10g	桑白皮 10g	威灵仙 15g	高良姜 6g

黑附子 6g

7剂，日1剂，每剂两煎，共取500mL，分早晚温服。

患者月经淋漓状况好转，以养血活血，益气化浊之法继治；因患者厌油腻，舌苔白腻，故以山药、陈皮、茯苓理气健脾，和中除湿。

六诊：2011年9月8日。

LMP 9月5日，未净，量少，色暗红，无血块，口干，厌油腻，多梦，二便调，着凉后易腹泻，两侧颊部痤疮明显，舌暗、苔黄腻，脉弦滑。

处方：

女贞子 15g	墨旱莲 15g	海螵蛸 15g	侧柏叶 15g
炒栀子 10g	黄芩 6g	牡丹皮 6g	银柴胡 10g
北沙参 30g	玄参 10g	生龙骨 30g（先煎）	生牡蛎 30g（先煎）
陈皮 6g	砂仁 6g（后下）	补骨脂 15g	三七粉 3g（冲服）

7剂，日1剂，每剂两煎，共取500mL，分早晚温服。

患者面部生痤疮、苔黄腻、口干为血热之征，故以栀子、黄芩、牡丹皮之品清热凉血活血；又因其饮食厌油腻易腹泻，加用陈皮、砂仁以理气健脾、化湿开胃，以银柴胡加牡丹皮以清虚热。

七诊：2011年9月22日。

LMP 9月5日，6天净，痤疮稍好，矢气减轻，腰痛，畏寒，纳可，眠转佳，白带少，舌淡、苔薄白，脉小滑。

处方：

党参15g	太子参15g	陈皮10g	茯苓10g
山药15g	女贞子10g	枸杞子15g	桑寄生15g
川续断15g	干姜6g	黑附子6g	杜仲炭10g
巴戟天15g	鬼箭羽15g	鹿角霜10g	桑白皮10g
威灵仙15g			

7剂，日1剂，每剂两煎，共取500mL，分早晚温服。

患者月经期基本恢复正常，治疗仍以补肾健脾为主；因其有受凉腹泻以及畏寒表象，故加用附子、干姜温阳散中焦之寒。

八诊：2011年10月13日。

LMP 9月5日，疼痛好转，体重增加，胃胀，纳可，眠佳，小便黄，大便调，舌淡红、苔薄白，脉弦滑。未婚有同房史，月经迟至。

处方：

菟丝子15g	杜仲炭15g	巴戟天15g	桑寄生15g
桑叶15g	川续断15g	女贞子10g	枸杞子10g
炒白术10g	黄柏6g	党参15g	生黄芪15g
炒白芍15g	熟地黄20g	砂仁6g（后下）	香附6g

7剂，日1剂，每剂两煎，共取500mL，分早晚温服。

因患者有同房史，且月经未如期而至，故考虑其妊娠可能。故而处方以补肾调冲任，润肺清燥健脾为法。

九诊：2011年11月7日。

LMP 9月5日，恶心，小腹痛，大便正常，小便黄，心慌，多梦，舌红苔白润，脉小滑。

检查：妇科 B 超示子宫前位，宫内可探及孕囊，提示宫内早孕（8w+）。β-HCG 34.86 IU/L。

处方：

党参 15g	陈皮 6g	砂仁 6g（后下）	香附 6g
苏梗 6g	麦冬 10g	五味子 10g	菟丝子 15g
桑寄生 15g	桑叶 15g	川续断 15g	阿胶珠 10g（烊化）
黄芩 6g	山药 15g	生黄芪 15g	

水煮浓煎，少量频服，温服。

医嘱：调畅情志，营养饮食，注意孕期卫生。

【按】本例患者的情况，西医诊断为功能失调性子宫出血，中医属于"崩漏"范畴。对于本病的治疗，要掌握"急则治其标，缓则治其本"的原则。在出血期间，不管出血量多少，止血都为当务之急，遂以二至丸合举元煎补肾益气升提，佐以三七等止血之品；补肾不忘健脾，且本案中患者厌油腻，要酌情选用健脾开胃之味；川续断、菟丝子、枸杞子、巴戟天等品，有补肝肾、调阴阳之功。临证体会，补肾药能够调节女性内分泌功能，使得卵巢功能恢复正常，故而能够使月经周期恢复正常，并且不会使崩漏复发。经治疗，患者月经及排卵恢复正常，终得孕而果，孕后以补肾健脾安胎为法。

案例 4

贾某，女，24 岁。出生日期：1987 年 9 月。

初诊：2011 年 10 月 27 日。

主诉：结婚 1 年余，一直未避孕未孕，月经淋漓不尽 20 天。

现病史：患者月经 $16 \frac{7 \sim 20}{30 \sim 70}$。孕 0 产 0。

刻下症：LMP 10 月 8 日，第二日量多，乳房胀，腰酸，淋漓不尽至今。纳可，眠佳，大便秘，3 天 1 次，小便黄，白带有时黄，舌淡红、苔薄白，脉小滑。

检查：内分泌六项示 FSH 7.54 mIU/mL，LH 14.11 mIU/mL，PRL 7.97 ng/mL，E_2 34 pg/mL，P 0.37 ng/mL，T 0.17 ng/mL。妇科 B 超示子宫大小 5.4cm×4.2cm×3.9cm，内膜厚 0.6cm；右侧卵巢 2.9cm×2.3cm，左侧

卵巢 3.1cm×2.6cm；双侧卵巢均探及大于 10 个无回声区，右侧最大直径 0.7cm，左侧最大 0.6cm。提示双侧卵巢多囊样改变。

西医诊断：原发性不孕；功能失调性子宫出血；多囊卵巢综合征。

中医诊断：不孕症；崩漏。

处方：

女贞子 10g	墨旱莲 15g	桑寄生 15g	川续断 15g
杜仲炭 15g	海螵蛸 15g	侧柏叶 15g	五味子 6g
肉苁蓉 30g	郁李仁 10g	蒲黄炭 20g	马鞭草 30g
马齿苋 30g	党参 15g	生黄芪 15g	阿胶珠 10g^{（烊化）}
三七粉 3g^{（冲服）}			

7 剂，日 1 剂，每剂两煎，共取 500mL，分早晚温服。

医嘱：记录基础体温（BBT）。

因患者至今仍淋漓出血不止，谨守"急则治其标"的原则，以止血塞流为务，处方以二至丸合补肾益气之品，取"气能摄血"之义。方中蒲黄炭、杜仲炭、侧柏叶、三七粉共奏止血之效，马齿苋、马鞭草可抗炎抗感染，防患于未然。

二诊：2011 年 11 月 3 日。

LMP 10 月 8 日，至今阴道淋漓漏下出血不止，但量明显减少，腰酸，爬山后不适，小便黄，大便调，舌淡、苔薄黄，脉弦滑。

处方：

北沙参 30g	太子参 15g	生黄芪 15g	阿胶珠 10g^{（烊化）}
麦冬 10g	山药 26g	炙甘草 15g	女贞子 10g
墨旱莲 15g	海螵蛸 15g	侧柏叶 15g	五味子 15g
肉苁蓉 30g	炙首乌 30g	生龙骨 30g^{（先煎）}	生牡蛎 30g^{（先煎）}
三七粉 3g^{（冲服）}			

7 剂，日 1 剂，每剂两煎，共取 500mL，分早晚温服。

患者仍出血不止，故以前法继治，加山药健脾以利生血之源。

三诊：2011 年 11 月 10 日。

LMP 10 月 8 日，阴道淋漓出血仍未止，量较前少，余无特殊不适。纳可，眠佳，大便 1～2 日一行，小便略黄，舌淡红、苔薄白，脉弦滑。

处方：

女贞子 10g	墨旱莲 15g	党参 15g	生黄芪 30g
炒白术 10g	麦冬 10g	阿胶珠 10g（烊化）	海螵蛸 15g
侧柏叶 15g	五味子 10g	怀山药 15g	生龙骨 30g（先煎）
生牡蛎 30g（先煎）	炒蒲黄 10g（包煎）	马齿苋 30g	砂仁 6g（后下）
制香附 6g			

7剂，日1剂，每剂两煎，共取500mL，分早晚温服。

患者小便黄且便秘，热象较为明显。二至丸合生脉散补肾滋阴益气；海螵蛸、侧柏叶、炒蒲黄凉血止血不留瘀；马齿苋清热解毒，改善盆腔环境以防变。

四诊：2011年11月17日。

LMP 10月8日，11月11日阴道出血止，余无特殊不适。口干渴，纳可，眠佳，二便调，舌暗红、舌体略胖大、苔薄黄，脉弦滑。

处方：

北沙参 30g	太子参 15g	党参 15g	麦冬 10g
五味子 15g	阿胶珠 10g（烊化）	侧柏叶 15g	海螵蛸 15g
杜仲炭 10g	升麻 10g	巴戟天 15g	生龙骨 30g（先煎）
生牡蛎 30g（先煎）	女贞子 10g	枸杞子 10g	蒲黄炭 10g
马鞭草 30g			

7剂，日1剂，每剂两煎，共取500mL，分早晚温服。

患者口干渴，为津液不足，以沙参、麦冬、五味子养阴生津；目前正值胞宫复旧之时，以女贞子、枸杞子、巴戟天补肾温阳；蒲黄炭、阿胶珠补血止血。

五诊：2011年11月24日。

LMP 10月8日，11月21日，阴道少量出血，疑与精神压力有关；纳可，眠佳，小腹胀，白带多，舌红、苔薄白，脉弦滑。

依法继服上方。

六诊：2011年12月1日。

LMP 10月8日，阴道出血仍有，量少。口干渴，纳可，眠佳，舌红、苔薄黄，脉小滑。

处方：

女贞子 10g	侧柏叶 15g	海螵蛸 15g	墨旱莲 15g
北沙参 30g	茜草 15g	香附 10g	龟甲 10g（先煎）
鹿角霜 10g	蒲黄炭 10g	麦冬 10g	生龙骨 30g（先煎）
生牡蛎 30g（先煎）	马齿苋 30g	五味子 10g	三七粉 3g（冲服）

7剂，日1剂，每剂两煎，共取500mL，分早晚温服。

阴道出血10天，以止血为务，侧柏叶、茜草、蒲黄炭、海螵蛸共奏止血之功；血为阴类，久而久之，必津随血脱而有阴虚之症，如口干、口渴，方中龟甲、麦冬、五味子养阴生津。

七诊：2011年12月8日。

12月5日出血止，地屈孕酮第4天。发热出汗，咽痛，大便每日一行，小便黄，白带多、色白，唇干，舌淡红、苔薄黄，脉小滑。

处方：

乌梅 15g	黄芩 6g	黄柏 6g	北沙参 30g
竹叶 10g	阿胶珠 10g（烊化）	生甘草 6g	车前草 15g
升麻 10g	连翘 15g	鬼箭羽 15g	熟地黄 20g
山茱萸 20g	山药 20g	泽泻 10g	杜仲炭 10g
巴戟天 15g			

7剂，日1剂，每剂两煎，共取500mL，分早晚温服。

小便黄、咽痛、唇干为阴虚内热，沙参、黄芩、竹叶、黄柏清上焦中焦之热而滋阴，车前草利水使热邪有出路；熟地黄、山茱萸、山药平补肾阴肾阳。

八诊：2011年12月15日。

孕酮第10天，小腹坠，二便调，眠差，易醒，纳可，舌淡红、苔黄，白带有少量血丝，脉小滑。

处方：

柴胡 10g	当归 10g	川芎 10g	赤芍 15g
炒白芍 15g	熟地黄 20g	菟丝子 15g	杜仲炭 10g
巴戟天 15g	鬼箭羽 15g	细辛 3g	姜黄 6g
五灵脂 15g（包煎）	小茴香 6g	肉桂 6g	生蒲黄 10g（包煎）

首乌藤 15g

7剂，日1剂，每剂两煎，共取500mL，分早晚温服。

目前服用孕酮已10天，小腹坠感，停药后月经即将来潮，故以四物汤合失笑散活血调经；细辛、小茴香、肉桂温阳散寒，通利血脉。

九诊：2011年12月22日。

LMP 12月17日，至今未净，量可，色暗红，有血块，小腹不适。纳可，眠佳，二便调，舌淡红、苔薄，脉小滑。

处方：

女贞子 10g	墨旱莲 15g	党参 15g	生黄芪 15g
麦冬 10g	五味子 10g	海螵蛸 15g	侧柏叶 15g
补骨脂 15	炒蒲黄 10g（包煎）	马齿苋 30g	生龙骨 30g（先煎）
生牡蛎 30g（先煎）	怀山药 15g	生白术 10g	北沙参 30g

7剂，日1剂，每剂两煎，共取500mL，分早晚温服。

现正值经期，以二至丸合生脉散补肾滋阴；因患者有崩漏史，故以黄芪益气升提，取气能摄血之义，合炒蒲黄、海螵蛸、侧柏叶凉血止血，化瘀止血；白术、山药健脾益气以利生血之源。

十诊：2011年12月29日。

LMP 12月17日，7天净。胃痛，自觉反胃，反酸，眠差，多梦，易醒，白带色黄，二便调，纳可，舌红、苔薄黄，脉弦滑。

处方：

女贞子 10g	墨旱莲 15g	党参 15g	生黄芪 15g
麦冬 10g	五味子 10g	马齿苋 30g	生龙骨 30g（先煎）
生牡蛎 30g（先煎）	炒蒲黄 10g（包煎）	补骨脂 15g	怀山药 15g
生白术 10g	北沙参 30g	延胡索 15g	

7剂，日1剂，每剂两煎，共取500mL，分早晚温服。

依前法继治。患者胃痛、反酸，以延胡索理气止痛；山药、白术健脾理气以改善胃部不适症状；针对睡眠状况，以龙骨、牡蛎重镇安神以助眠。

十一诊：2012年1月5日

LMP 12月17日。小腹不适，纳可，眠不规律，白带正常，舌红、苔薄黄，脉小滑。

处方：

香附 10g	当归 10g	川芎 10g	炮姜炭 6g
川牛膝 15g	赤芍 15g	丹参 15g	泽兰 15g
紫河车 15g	紫石英 15g（先煎）	鹿角霜 10g	炙首乌 30g
肉苁蓉 30g	穿山甲 10g（先煎）	皂角刺 10g	鸡血藤 15g

7剂，日1剂，每剂两煎，共取500mL，分早晚温服。

目前正值月经中期，以四物汤去厚重之地黄，加丹参、泽兰、鸡血藤、穿山甲、皂角刺增强活血通络之力，助卵泡破裂排出并增强输卵管蠕动以助孕卵回宫腔内着床；紫河车、鹿角霜血肉有情之品合紫石英温暖胞宫，以助内膜增长，为受精卵的顺利着床创造条件。

十二诊：2012年1月12日。

LMP 12月17日。昨日开始晨起白带有血丝，深褐色，易怒，胃不适，眠正常，白带偏多，舌淡红、边有齿痕、苔薄黄，脉小滑。

处方：

女贞子 10g	墨旱莲 15g	巴戟天 15g	杜仲 10g
苍术 10g	生白术 15g	黄柏 6g	乌梅 15g
海螵蛸 15g	制香附 6g	郁金 6g	生黄芪 15g
升麻 6g	银柴胡 10g	陈皮 10g	炒蒲黄 10g（包煎）

7剂，日1剂，每剂两煎，共取500mL，分早晚温服。

患者近来情绪易波动，以香附、柴胡、郁金疏肝行气；升麻、黄芪益气升提以摄血；炒蒲黄、海螵蛸、乌梅收涩止血；苍术、白术健脾利湿以缓解胃部不适。

十三诊：2012年1月19日。

LMP 12月17日，白带量多，口苦，多梦，大便干，小便正常，舌淡红、边有齿痕、苔薄黄，脉小滑。

处方：

鹿角霜 12g	肉苁蓉 30g	制首乌 10g	车前子 30g（包煎）
巴戟天 15g	杜仲 10g	生白术 15g	怀山药 15g
阿胶珠 10g（烊化）	黄连 3g	当归 10g	生甘草 15g

熟地黄 10g　　　熟大黄 10g（后下）　　炙黄芪 30g　　　升麻 10g

7剂，日1剂，每剂两煎，共取500mL，分早晚温服。

患者月经尚未来潮，且白带量多，考虑有妊娠可能，处方以补肾健脾、助孕安胎为原则。黄芪、升麻益气升提，以固胎元；鹿角霜、巴戟天温润助阳，兼养阴精；口苦以黄连清热泻火；大便干燥，以肉苁蓉润肠通便，加大黄泻下之利使排便通畅，可缓解盆腔压力，以利胎元生长。

十四诊：2012年2月2日。

LMP 12月17日，脚热，晨起重，感冒4天，乳房胀，乳头痛，纳可，眠佳，小便黄，舌红、苔薄黄，脉小滑。BBT 高温相平稳。

检查：血清激素示 β-HCG 241.93 IU/mL，P 20.53 ng/mL。

医嘱：注意休息，调畅情志，营养饮食，注意孕期卫生，不适随诊。

患者已确诊为早孕，应注意休息，并密切关注胎儿发育状况。

【按】"塞流、澄源、复旧"为崩漏的基本治疗原则；本案患者就诊时经血已淋漓20天不尽，所谓"有形之血难速生，无形之气所当急固"，根据急则治其标的原则，处方选用益气升提摄血之黄芪、升麻，配以大队止血药以"塞流"，后根据情况加服黄体酮以辅助治疗，待血止后，健脾养阴为法，使胞宫渐行复旧；在氤氲之期以活血通络以促排助孕，生理功能正常，则摄精成孕。

案例5

浮某，女，42岁。出生日期：1970年8月17日。

初诊：2012年6月9日。

主诉：准备怀孕半年，未成功。

现病史：患者月经 $15\dfrac{7\sim15}{27\sim28}$。结婚17年，孕4产1，分别于1995年、1996年人流；1999年顺产一胎；2011年5月自然流产，行清宫术。

刻下症：LMP 5月31日，量多，色淡红。纳可，眠多梦易醒，腰酸痛，舌淡红、有瘀点，脉沉滑。

西医诊断：功能失调性子宫出血。

中医诊断：月经失调。

治则：补肾养血，活血调经。

处方：

女贞子 15g	墨旱莲 15g	生蒲黄 10g（包煎）	海螵蛸 15g
侧柏叶 15g	党参 15g	生黄芪 15g	五味子 10g
生龙骨 30g（先煎）	生牡蛎 30g（先煎）	补骨脂 15g	肉苁蓉 30g
桑寄生 15g	三七粉 3g（冲服）	炒白术 10g	沙苑子 15g
白蒺藜 15g	怀山药 15g		

7 剂，日 1 剂，每剂两煎，共取 500mL，分早晚温服。

生蒲黄化瘀止血，利尿；侧柏叶凉血止血，化痰止咳；三七化瘀止血，活血定痛；沙苑子、白蒺藜补肾益精。并嘱咐患者监测 BBT。

二诊：2012 年 6 月 18 日。

LMP 5 月 31 日，16 天干净。乏力，嗜睡，服药后小腹偶尔痛。大便一天 1～2 次，质稀，小便常。纳时多时少，眠时好时坏，晚上饮水多，夜尿 1 次，腰右侧痛，头晕，行走时明显。舌暗、苔白、脉沉滑。

检查：内分泌六项示 FSH 11.50 mIU/mL，LH 5.82 mIU/mL，PRL 13.32 ng/mL，P 4.49 ng/mL，E_2 94.00 pg/mL，T 0.32 ng/mL。妇科 B 超示子宫后位，子宫大小 5.0cm×5.2cm×4.9cm，内膜厚 0.8cm；右卵巢 2.4cm×1.2cm，左卵巢 3.2cm×2.1cm，左侧卵巢可见优势卵泡 1.9cm×1.2cm，盆腔可探及液性暗区，深度约 1.8cm。

处方：

补骨脂 15g	骨碎补 15g	升麻 10g	葛根 15g
蒲黄炭 10g	丹参 20g	水蛭 10g	炮姜炭 6g
金樱子 15g	锁阳 15g	益智仁 30g	桑寄生 15g
狗脊 15g	柴胡 10g	黄芩 6g	法半夏 10g

7 剂，日 1 剂，每剂两煎，共取 500mL，分早晚温服。

升麻、葛根能够升举清气；金樱子固精缩尿止带，涩肠止泻；益智仁暖肾固精缩尿，温脾开胃摄唾；补骨脂补肾固精，温脾止泻；黄芩、法半夏燥湿，湿邪除，清气上升。

三诊：2012 年 6 月 25 日。

乏力，嗜睡，腰右侧疼，纳可，眠佳，夜尿 1 次，二便调，手心发热，脚软，舌暗、苔黄腻，脉沉滑。

处方：

菟丝子 15g	龟甲 10g（先煎）	女贞子 15g	枸杞子 15g
桑寄生 15g	狗脊 15g	丹参 20g	牡丹皮 10g
生蒲黄 10g（包煎）	马鞭草 30g	山药 15g	炙甘草 15g
干姜 6g	升麻 10g	生白芍 15g	补骨脂 15g

7剂，日1剂，每剂两煎，共取500mL，分早晚温服。

龟甲滋阴潜阳，益肾健骨，养血补心；牡丹皮清热凉血，活血祛瘀；马鞭草清热解毒，活血散瘀。

四诊：2012年7月2日。

LMP5月31日，16天净，腰右侧疼，纳可，眠佳，夜尿1次，手心热，舌紫暗、苔白腻，脉滑。

处方：上方减丹参20g，牡丹皮10g，干姜10g，生蒲黄（包煎）6g，马鞭草30g；加五味子10g，生黄芪15g，北沙参30g，桑叶15g，川续断15g。

7剂，日1剂，每剂两煎，共取500mL，分早晚温服。

五诊：2012年7月9日。

LMP7月6日，9天净，纳可，眠佳，大便调，小便晨起黄，腰右侧痛，舌暗、苔黄、边尖有瘀点，脉滑。

处方：

菟丝子 15g	桑寄生 15g	炮姜 6g	桑叶 15g
党参 15g	太子参 15g	生黄芪 10g	炒白术 10g
怀山药 15g	炒蒲黄 10g（包煎）	茯苓 15g	蛇床子 10g
蒲公英 10g	狗脊 15g	川续断 15g	桂枝 10g

7剂，日1剂，每剂两煎，共取500mL，分早晚温服。

六诊：2012年7月30日。

BBT在高温相11天，近几日感冒，纳可，眠佳，二便调，白带少，舌红绛、有瘀点、苔厚白，脉滑。

处方：

金银花 15g	杏仁 10g	防风 10g	炒白术 10g
生黄芪 15g	生麻黄 6g	桂枝 10g	炒白芍 15g

| 菟丝子 15g | 女贞子 10g | 枸杞子 10g | 五味子 10g |
| 桑叶 15g | 桑寄生 15g | 川续断 15g | 炙甘草 10g |

7剂，日1剂，每剂两煎，共取500mL，分早晚温服。

生麻黄、桂枝解表祛邪，金银花、桑叶疏散表邪。

七诊：2012年8月6日

LMP 7月6日，突然有饥饿感，乏力，腰感酸，纳可，睡眠尚可，二便调，舌红绛、苔根腻，脉滑。

检查：P 33.92ng/mL；HCG＞1000.00 mIU/mL。

处方：上方减生麻黄6g，桂枝10g，金银花15g，防风10g；加北沙参10g，制香附10g，怀山药15g，阿胶珠（烊化）10g。

7剂，日1剂，每剂两煎，共取500mL，分早晚温服。

八诊：2012年8月13日

咽痛，有痰，乳胀，纳可，眠佳，大便调，小便较之前次数多。舌暗苔白、边有瘀点，脉沉滑。

治则：补肾疏肝，养血安胎。

处方：

党参 15g	太子参 15g	生黄芪 15g	炒白术 10g
怀山药 15g	五味子 10g	阿胶珠 10g（烊化）	陈皮 10g
升麻 10g	杏仁 10g	制香附 10g	南沙参 15g
菟丝子 15g	女贞子 10g	枸杞子 15g	覆盆子 15g

7剂，日1剂，每剂两煎，共取500mL，分早晚温服。

炒白术健脾益气安胎，菟丝子补肝肾安胎，香附疏肝理气。

【按】本例患者的情况，西医诊断为功能失调性子宫出血，在中医属于"崩漏"范畴。患者平素经期7～15天，就诊时阴道淋漓出血已有10日，故根据"塞流、澄源、复旧"的治崩三法，以止血为先，选用生蒲黄、侧柏叶、三七凉血化瘀止血。血止后加入龟甲、菟丝子、狗脊等滋阴潜阳、益肾健骨、养血补心，终得孕而果。孕后补肾疏肝、养血安胎为法。

二、围绝经期综合征

（一）西医概述

围绝经期综合征是指妇女在绝经前后出现性激素波动或减少所致的一系列躯体及精神心理症状，主要表现为月经紊乱、潮热、盗汗、失眠、生殖泌尿道萎缩及精神与心理状态的改变，也称为更年期综合征。围绝经期综合征的发病机制主要是卵巢功能衰退，卵泡储备量减少及内分泌功能下降，使雌激素水平下降导致下丘脑-垂体-卵巢轴的调节失衡或肾上腺功能紊乱，从而影响自主神经中枢及其支配下的各脏器功能从而出现各种症状。其发病机制主要包括神经内分泌变化学说、血管舒缩因子学说、细胞因子与免疫功能变化学说、细胞凋亡学说、自由基学说、肾上腺皮质功能学说等。在治疗方面，主要包括一般治疗（心理疏导、非激素类药物对症治疗）和激素替代疗法，其中激素替代疗法虽已成熟，但仍存在不良反应、药物吸收与有效浓度维持、个体耐受及潜在风险等问题有待完善。

（二）中医概述

围绝经期综合征可归属于中医"绝经前后诸证"或"经断前后诸证"范畴，其症状主要围绕月经紊乱或绝经出现明显不适症状，如烘热汗出、烦躁易怒、潮热面红、眩晕耳鸣、心悸失眠、腰背酸楚、面浮肢肿、情志不宁等，这些证候往往参差出现，持续时间或长或短。本病发病与先天禀赋不足、后天失摄（如饮食不节、房劳）、痰饮血瘀、内伤七情及外感六淫邪气等有关。《素问·上古天真论》云："七七，任脉虚，太冲脉衰少，天癸竭，地道不通，故形坏而无子也。""七七"之年正是现代医学所指的"围绝经期"之时，肾虚是围绝经期综合征的发病之本，影响到心、肝、脾脏，从而发生一系列的病理变化。本病治疗重在滋肾益阴，佐以扶阳，调补冲任，充养天癸，平衡肾中阴阳，并根据心、肝、脾受累脏器及相应症状予以调理。主要包括中药口服、针药并用、耳穴贴压、穴位敷贴等治疗方法，用药切不可攻伐失度，或过用辛燥苦寒之品，防伤阴劫津，犯虚虚实实之戒。

（三）诊治思路

孙立华教授认为"肾阴虚""肾阴阳两虚"在临床上为围绝经期综合征常见的病证，是此病主要发病机理。根据疾病的传变原理，肾阴亏虚日久，精血不足，致肾水不足，不能上济心火，心阳相对亢盛，出现心肾不交。因肝肾本同源，肾精亏乏，不能充养肝血，致使肝肾阴虚，肝阳相对偏亢而致肝阳上亢。当肾阳虚时日已久，致命门火衰，不能温煦脾土，出现脾肾阳虚。绝经前后女性因肾精不足，不能养心，心神不宁，暗耗心血，日久忧心忡忡，思虑过度，又损伤脾脏，致脾失运化，而脾为后天之本，脾虚则血不复生，血虚又导致心无所依，以此恶性循环，心脾虚衰证候表露无遗。有些女性性格内向，或家庭关系紧张，或工作繁重，精神压力过大，易肝气郁结，出现情绪低落、无故悲伤等抑郁症状。此外孙立华教授重视瘀血在该病中的作用，认为肾脏的病理变化将影响其他各脏腑功能和血液的运行，肾阴亏虚，津枯血燥，血液黏滞，不能循经畅行而成瘀滞；肾阳不足，温煦失职，阴寒内盛，寒则气收，血行不畅，亦致瘀血形成；脾阳失于温煦，脾失健运，水湿痰浊积聚，阻滞气机，反过来影响气血运行，促进瘀血产生；肝失疏泄，气行不畅，影响血液运行，遂致气滞血瘀，因此在补肾的基础上，辅以活血化瘀，可提高临床疗效。孙立华教授提倡以"养心安神、补肾活血法"治疗更年期综合征，认为其主要病机为肾脏虚损、心肝脾肾多脏功能失调以致瘀血内停，同时重视补脾固本，认为"补后天以养先天"是至为关键的。临床常用二仙汤、二至丸、滋水清肝饮、六味地黄丸、丹栀逍遥散、黄连阿胶汤、青蒿鳖甲汤进行加减治疗。在整体调理中注重心肾（水火）既济、肝肾同源，既能看到机体肾虚之"常"，又能不忘血瘀继发致病之"变"，针药结合事半功倍。

（四）验案分析

案例 1

王某，女，52 岁。出生日期：1967 年 3 月 3 日。

初诊：2019 年 3 月 24 日。

主诉：失眠 2 年余，加重 1 周。

现病史：患者月经12～51岁，既往月经规律，2018年3月绝经。孕2产1，1988年孕1月余流产，1991年顺产1女婴，体健。2010年于北大妇产医院行腹腔镜卵巢囊肿切除术；2017年于北京妇产医院行右侧肺叶切除术，病理结果为癌前病变。

既往史：乳腺结节6年余，多发性子宫肌瘤；腋下淋巴结肿大史。

刻下症：乏力，情绪烦躁，失眠，入睡尚可，凌晨2点多醒后无法入睡，持续至天亮，现服艾司唑仑片帮助入睡。纳可，二便可调。舌淡红、边有齿痕、苔黄厚腻，脉结代、沉细。

检查：血脂（2019年1月3日外院）示HDL-C 2.06 mmol/L，LDL-C 4.02 mmol/L，CHO 7.18 mmol/L。妇科B超示子宫多发小肌瘤。

西医诊断：围绝经期睡眠障碍。

中医诊断：不寐（失眠）；经断前后诸证。

证型：肾虚血瘀，心肾不交。

治则：补肾活血，交通心肾。

处方：

生麻黄10g	桂枝10g	赤芍15g	干姜6g
细辛3g	炙甘草15g	法半夏10g	五味子10g
荔枝核10g	橘核10g	夏枯草24g	白花蛇舌草15g
生龙骨30g（先煎）	生牡蛎30g（先煎）	丹参30g	党参15g
生黄芪15g	石菖蒲10g	胆南星10g	

14剂，日1剂，每剂两煎，共取500mL，分早晚温服。

医嘱：注意心血管病的诊治；针灸1次。

患者52岁，已绝经1年，以失眠为主诉就诊，属于中医"经断前后诸证""失眠"范畴。围绝经期妇女肾气渐衰，天癸将竭，冲任子宫功能衰退，引起肾之阴阳失调，心神失养，而发失眠。方中麻黄、桂枝、干姜、细辛温通经脉，助化阳气；患者有乳腺结节及多发性子宫肌瘤，荔枝核、橘核、夏枯草、石菖蒲、胆南星化痰散结；生龙骨、生牡蛎重镇安神；党参、黄芪益气健脾。

二诊：2019年6月9日。

睡眠有改善，仍凌晨2～3点早醒，醒后可入睡，已不常使用艾司唑仑。情绪可，眠差则头昏、乏力。纳可。大便每日 1 次、不成形、黏腻不畅，小便稍频、每晚起夜 1～2 次。舌暗红、苔薄黄，脉小滑。2019 年 6 月 5 日乳腺 B 超未见明显异常。

处方：

浮小麦 30g	炙甘草 15g	酸枣仁 15g（捣碎）	柏子仁 15g
柴胡 10g	炙鳖甲 15g（先煎）	生地黄 20g	牡丹皮 10g
丹参 30g	桑白皮 15g	威灵仙 15g	白芷 10g
生龙骨 30g（先煎）	生牡蛎 30g（先煎）	蒲公英 30g	肉苁蓉 30g
郁李仁 10g			

14 剂，日 1 剂，每剂两煎，共取 500mL，分早晚温服。

针对患者失眠，加酸枣仁、柏子仁益气宁心；柴胡疏肝理气；炙鳖甲、生地黄滋阴清热；肉苁蓉、郁李仁润肠通便。

【按】围绝经期综合征又称更年期综合征，是指妇女在绝经前后，因肾气衰、天癸竭、阴精不足、心肝失养而出现的月经紊乱或绝经、烘热汗出、头昏耳鸣、烦躁不安、心情忧郁、心悸失眠、神疲乏力等症状。本病以肾虚为本，肾虚则血瘀，肾的阴阳失调，影响到心肝，尤其以心主神明和心主血脉的功能失常为主，同时又可导致血瘀、痰浊、郁火等病变。本病的病理主要有阴虚、阳虚及兼夹郁热、瘀血、痰浊、湿热等。治疗上宜补肾活血，清心安神。

案例 2

孙某，女，54 岁。出生日期：1965 年 11 月 22 日。

初诊：2019 年 5 月 9 日。

主诉：心烦失眠，烘热汗出 1 年。

现病史：患者月经 11～53 岁，末次月经 2018 年 5 月，已绝经。孕 2 产 1，1989 年顺产 1 女，1995 年妊娠 2 月人流 1 次。绝经后出现盗汗、心烦、睡眠差、腰膝酸软等症状，2 个月前出现烘热汗出。

既往史：2019 年 2 月体检发现缺铁性贫血；血压低，110/50mmHg；2015 年肠炎，体重下降 17.5kg。

刻下症：烘热汗出，心烦，悲伤欲哭，一周发作 2～3 次。偶有心悸，腰以下凉，情绪不好时上腹部胀痛，腹部时有肠鸣水声，肩、膝关节疼痛。纳差，食水果、蔬菜、绿豆等胃部发凉，手关节疼痛，舌麻辣不适。眠差，入睡困难，每日服用安眠药入睡，醒后乏力。大便每日1行，成形、不通畅、黏腻，小便清，舌紫暗、舌苔左右不均、右侧白腻、左侧薄白、舌下静脉瘀曲。脉小滑。

西医诊断：围绝经期睡眠障碍。

中医诊断：经断前后诸证；不寐（失眠）。

证型：肾虚血瘀，心肾不交。

治则：补肾活血，交通心肾。

处方：

党参 15g	麦冬 10g	五味子 10g	木瓜 15g
吴茱萸 6g	白蔻仁 3g	生龙骨 30g（先煎）	生牡蛎 30g（先煎）
女贞子 10g	墨旱莲 12g	淫羊藿 12g	蛇床子 10g
狗脊 15g	炮姜 6g	川续断 15g	丹参 30g
当归 10g	生黄芪 15	炙黄芪 15g	

7剂，两日1剂，每剂两煎，共取800mL，早晚温服，共服14天。

患者已绝经1年，以心烦失眠、烘热汗出为主诉就诊，符合围绝经期综合征表现。方中生脉饮益气养阴，敛汗生脉；生龙骨、生牡蛎重镇安神；女贞子、墨旱莲、淫羊藿、狗脊、川续断、炮姜益肾填精，补肾助阳；黄芪、当归益气养血。

二诊：2016年5月23日。

烘热汗出改善，心烦、悲伤欲哭减轻，可自己控制。心悸减轻，食多则上腹胀，与情绪关联减轻，腰以下凉改善。纳可，食凉则手关节疼痛、胃凉胀、腰膝酸软、白带量多清稀。舌麻辣减轻。入睡改善，眠不安易醒。大便每日1行，不成形、通畅，小便清长、频。足跟微痛，活动后减轻。舌暗红、舌下静脉曲张、苔黄腻，脉小滑。

检查（2019年2月20日，包头美年大健康医学检验所）：妇科检查示阴道分泌物多，右附件压痛（+）。妇科B超示子宫体积缩小，轮廓光整，实质回声均匀，内膜不厚，盆腔探及不规则回声区，约3cm×1.6cm。右附件区可见1.8cm×1.7cm类似圆形无回声区，壁薄而光滑。左附件未见明显异常回声。小结：绝经后子宫；盆腔积液，右卵巢囊肿。TCT 未见上皮内病变及恶性肿瘤。乳腺彩超示双侧乳腺小叶增生。血常规示血红蛋白 104 g/L，平均血红蛋白量 25.3 pg。

处方：

女贞子 15g	墨旱莲 15g	青蒿 15g	制鳖甲 15g（先煎）
生地黄 20g	牡丹皮 20g	丹参 30g	生龙骨 30g（先煎）
生牡蛎 30g（先煎）	百合 20g	台乌药 20g	桑枝 15g
延胡索 15g	佛手 15g	鸡内金 15g	狗脊 15g
肉桂 3g			

7 剂，两日 1 剂，每剂两煎，共取 800mL，早晚温服，共服 14 天。

青蒿、鳖甲、生地黄滋阴清热，百合、乌药宁心安神，延胡索、佛手、鸡内金理气和胃，肉桂补火助阳。

三诊：2019 年 6 月 6 日。

悲伤欲哭改善，遇事情绪不稳定，偶有心悸，舌麻辣感已无，偶有手心热，腰腿凉，食凉水果仍四肢关节痛，腰膝酸软减轻。纳可，眠梦多。大便每日 1 行，成形偏软，小便频，每晚起夜 1 次，体重增加 0.5kg。舌暗红、苔白右侧偏厚、舌下静脉瘀曲，脉小滑。

检查（2019 年 5 月 24 日，北京妇产医院）：内分泌六项示 FSH 109.96 mIU/mL，LH 59.79 mIU/mL，PRL 4.46 ng/mL，E_2 43.52 pg/mL，P 0.31 ng/mL，T 39.71 ng/dL。凝血功能 APTT 21.4 秒。卵巢功能 AMH < 0.06 ng/mL，INHB < 10 pg/mL。

处方：

浮小麦 10g	炙甘草 15g	酸枣仁 15g（捣碎）	柏子仁 15g
丹参 30g	桑枝 15g	生龙骨 30g（先煎）	生牡蛎 30g（先煎）
怀牛膝 15g	狗脊 15g	女贞子 15g	墨旱莲 15g
伸筋草 15g	炙龟甲 15g（先煎）	炙鳖甲 15g（先煎）	羌活 10g
独活 10g	徐长卿 30g		

28 剂，两日 1 剂，每剂两煎，共取 800mL，早晚温服，共服 56 天。

浮小麦固表止汗；酸枣仁、柏子仁宁心安神；炙龟甲、炙鳖甲滋阴清热；羌活、独活、徐长卿祛风散寒，胜湿通络。

四诊：2016 年 8 月 29 日。

潮热，情绪激动时汗出明显，烦躁易怒，心悸，乏力，咽部有异物感，关节疼痛，头昏沉，口干渴，舌有麻辣感。纳差，食后腹胀，入睡困难，口服安眠药入睡，眠梦多，易醒。大便每日 1 行，成形通畅，小便清长。舌暗红、有齿痕、苔黄厚腻，脉右侧节律乱、尺沉，左弦滑。

处方：

炙龟甲 30g（先煎）	女贞子 15g	墨旱莲 15g	丹参 30g
炙甘草 15g	浮小麦 30g	酸枣仁 15g（捣碎）	柏子仁 15g
生龙骨 20g（先煎）	生牡蛎 20g（先煎）	川续断 15g	狗脊 15g
羌活 10g	独活 10g	党参 15g	麦冬 10g
五味子 10g	炒麦芽 30g		

7 剂，两日 1 剂，每剂两煎，共取 800mL，早晚温服，共服 14 天。

加生脉饮益气养阴，敛汗生脉；炒麦芽健脾消食。

【按】围绝经期失眠是与围绝经期相关的以持续睡眠质量低下为表现的睡眠障碍病症，属于生理障碍的一种。主要表现：入睡困难、负性心理情绪。长时间睡眠障碍容易导致患者出现不适症状，如头晕、头痛、心悸、乏力等，严重的情况还会导致患者发生逻辑推理能力障碍、认知功能减退以及情绪障碍等表现。患者绝经后，肾阴阳日衰，冲任失调，肾阴虚不能上荣头目脑髓，阴不维阳，虚阳上越，心火独亢，肝失所养，故头面烘热汗出，心悸不寐。心火不能下移于肾，肾阳不足，致使脾阳不足，故乏力、纳差、食后腹胀。治疗以补肾活血、温肾助阳、交通心肾为主，辅以滋阴清热。

三、排卵障碍性不孕

（一）西医概述

不孕症是指夫妻有正常的性生活，未避孕 1 年以上仍未受孕，或既往有过妊娠史，后未避孕 1 年以上未再受孕者。不孕症发病机理未完全明确，病因复杂，其中排卵障碍性不孕的发病率占 25%～30%，包括多囊卵巢综合征、卵巢早衰/卵巢功能不全、无排卵型功血、高泌乳素血症、未破裂卵泡黄素化综合征、黄体功能不全等导致排卵障碍性疾病，其中以多囊卵巢综合征最为常见，占50%～70%。现代医学认为女性的生殖功能有赖于下丘脑-垂体-卵巢轴维持，卵泡发育、成熟、卵泡排出以及黄体的形成都与之调节密切相关。此外，神经中枢和其他内分泌腺活动也可以影响女性生殖内分泌功能。下丘脑-垂体-卵巢轴功能出现紊乱主要由垂体性、下丘脑性、卵巢性、甲状腺异常、肾上腺异常及体重异常几方面引起。若此生殖轴功能失调，会引起卵泡发育不良，导致卵子的成熟障碍、排出障碍，或黄体功能低下，从而引发月经紊乱及不孕症。目前西医对排卵障碍性不孕的治疗主要包括药物治疗（如克罗米芬、促性腺激素、溴隐亭等）和辅助生殖技术（如人工受孕、体外受精、卵细胞质内单精子注射等），但开展药物和辅助生殖技术治疗不孕症有其局限性，需寻求更加安全有效的方法进行突破，任重道远。

（二）中医概述

不孕作为病名首见于《素问·骨空论》："督脉者……此生病……其女子不孕。"中医学虽无排卵障碍性不孕症的病名，但据其临床表现可归属"无子""绝嗣"等范畴。《素问·六节藏象论》有言："肾者，主蛰，封藏之本，精之处也。"指出肾为先天之本，藏精而主生殖，为元阴元阳之本。肾精肾气充足，天癸按时泌至，任通冲盛，阴阳合方能有子。中医学认为，排卵障碍性不孕的发生多由寒、湿、郁所引起的肾-天癸-冲任-胞宫轴紊乱导致，主要责之于肝、脾、肾三脏的失调。肾气的盛衰直接关系到生殖轴的功能状态，关系到能否摄精成孕及胎儿正常发育的全过程，故肾虚是此病发生的根本。女子以肝为先天，若素性忧郁，七情内伤，肝失疏泄，冲任气血失于条畅，不能相资，胞宫不能摄精成孕，足以导致不孕。肾虚和肝郁是排卵障碍不孕的主要病因病机。因此，排卵障碍多因肾虚、肝郁引起，在此基础上又可继发瘀血、痰湿等病理产物。

（三）诊治思路

孙立华教授及其传承团队自20世纪90年代起一直致力于经验方"补肾促卵冲剂"治疗排卵障碍性不孕的相关研究，通过多年的临床实践发现，排卵障碍性不孕患者以肾虚血瘀较为多见，且通过一项单盲对照研究及科学评价证实了肾虚为排卵障碍性不孕的内在根本，而血瘀则是一直贯穿其始终的重要因素。肾虚可导致血瘀，血瘀亦可加重肾虚。瘀血是阴血凝聚的结果，瘀血的形成过程本身就耗精伤血，加之血脉瘀滞有碍正常阴血化生肾精的功能，导致肾精血亏损；精可化气，肾精血亏损导致肾气生成不足，肾阴、肾阳功能下降。因此，肾虚与血瘀互为因果，关系密切。已证实6种排卵障碍性不孕（多囊卵巢综合征、卵巢早衰/卵巢功能不全、无排卵功血、高泌乳素血症、未破裂卵泡黄素化综合征、黄体功能不全）证候分布趋势和肾虚血瘀的病理机制相同，发现运用补肾活血方案治疗排卵障碍性不孕具有独特的优势，其对雌激素、催乳素具有显著调节作用，能够促进卵泡发育和子宫内膜生长，提高排卵率及妊娠率。同时，补肾活血中药还可以全面调整机体状态，促进阴阳平衡，达到阴平阳秘、气旺血充、脏腑调和的协调状态，为受孕做好充分准备。

  孙立华教授在临床实践中，根据女性月经周期不同阶段的变化，注重分期调经。种子必先经调，正常月经周期的建立是排卵恢复的表现；还要依据经前期、经后期、排卵期等不同时期的特点，合理调整补肾与活血用药比例。因为卵泡发育、成熟及排出是一个较为连续的过程，特别是经后期正值卵泡发育、成熟的重要阶段，此时期血海空虚，肾中精气、冲任气血相对不足，处于"重阴"状态，治疗应以补肾填精为主，配合活血化瘀；经间期是阴精充盛、阳气内动、重阴转阳，阴阳气血转化、卵子排出的关键时期，应当在补肾的前提下，加重调气活血之品，往往收效显著。这可能是由于活血类药物可加快卵巢局部血液循环促进卵泡发育和排出及子宫内膜生长。临证时加减化裁，灵活运用补肾活血类中药，以活法达到"补"和"调"的目的。在临床诊治中，注重应用补肾活血法的同时，要分清阴阳虚实，辨明病位病性，标本兼治。肾乃脏腑阴阳之本，生命之源，肾的阴阳失调也会导致其他各脏的阴阳失调，因此在辨证治疗排卵障碍性不孕时，除了调补肾阴肾阳以外，也要重视调整心肝脾。该研究成果体现了"辨病与辨证相结合"的特色，诠释了中医"异病同治"的治疗原则。

（四）验案分析

案例 1

栾某，女，27 岁。出生日期：1984 年 4 月。

初诊：2011 年 1 月 7 日。

主诉：婚后性生活正常，不避孕 3 年不孕，伴严重便秘。

现病史：患者月经为 $12\frac{5\sim7}{30\sim40}$，痛经（+），婚后有所好转，经前乳房胀，腰酸明显，畏寒。孕 0 产 0。患者在加拿医治 3 年余，效果不佳，回国寻求中医治疗。

刻下症：LMP 12 月 26 日，PMP 11 月 20 日。纳可，眠一般，大便秘，3～4 天 1 次，小便正常，白带量多、色黄、有腥味，舌尖红苔薄白，脉弦滑。

检查：内分泌六项示 FSH 5.85 mIU/mL，LH 7.08 mIU/mL，PRL 17.69 ng/mL，E_2 91 pg/mL，P 0.30 ng/mL，T 0.66 ng/mL。妇科 B 超示子宫偏后位，大小约 3.7cm×3.5cm×3.4cm，内膜厚约 0.5cm，右侧卵巢大小 3.8cm×1.4cm；左侧卵巢大小约 3.4×1.6cm；双侧卵巢内均可探及数个（大于 10）无回声区，右侧最大 1.0cm×0.6cm，左侧最大 0.9cm×0.6cm。超声提示多囊卵巢。其配偶精液常规检查（2011 年北京大学第三医院）示 A 级 57.2%，B 级 9.32%，C 级 10.59%，D 级 22.88%，精子活动率 77.12%。

西医诊断：原发性不孕；多囊卵巢综合征；便秘。

中医诊断：不孕症；便秘。

证型：肾虚血瘀，肝郁气滞，腑气不通，冲任不调。

治则：补肾活血，疏肝理气，润肠通便，调理冲任。

处方：

制香附 15g	柴胡 10g	陈皮 10g	炙甘草 15g
川芎 10g	枳壳 15g	枳实 30g	白芍 30g
杏仁 10g	肉苁蓉 30g	郁李仁 10g	川牛膝 15g
葛根 15g	皂角刺 10g	穿山甲 10g（先煎）	制附子 6g（先煎）

生蒲黄 10g ^(先煎)　　马鞭草 30g

7剂，日1剂，每剂两煎，共取500mL，分早晚温服。

医嘱：记录基础体温（BBT），监测排卵。

二诊：2011年1月13日。

服上方后，患者便秘明显改善，现在两日1行，白带减少，畏寒如前，纳可，眠多梦，舌红、苔薄白，脉小滑。BBT波动大。

处方：

制香附 15g	柴胡 10g	陈皮 10g	炙甘草 15g
川芎 10g	枳壳 15g	枳实 30g	白芍 30g
芒硝 10g	桃仁 10g	熟大黄 10g ^(后下)	肉苁蓉 30g
鹿角霜 15g	制附子 6g ^(先煎)	穿山甲 10g ^(先煎)	皂角刺 10g
川牛膝 15g			

7剂，日1剂，每剂两煎，共取500mL，分早晚温服。

继以柴胡疏肝散加温润通腑中药治疗。方中鹿角霜此血肉有情之品以增补肾、益精、温阳之功，患者仍有腑气不通的情况，遂去郁李仁加芒硝、大黄，取通腑泄热的作用，使郁热得解，盆腔功能正常。

7剂，水煎服，早晚温服。

医嘱：记录基础体温以了解排卵情况。

三诊：2011年1月20日。

患者诉1月17日监测排卵，B超提示有一1.7cm×1.6cm的优势卵泡。现大便已经每日一行，排便通畅舒服，小便调。纳可，眠多梦，腰痛，乏力，畏寒，舌红、苔白，脉弦滑。考虑患者已排卵，仍有畏寒，腰痛、乏力仍明显，以温阳补肾、强腰膝为法，为受精卵的着床做准备。

处方：

菟丝子 15g	川续断 15g	桑寄生 15g	枸杞子 15g
阿胶珠 10g ^(烊化)	党参 15g	生黄芪 15g	杜仲 10g
巴戟天 15g	肉苁蓉 30g	刘寄奴 15g	生龙骨 30g ^(先煎)
生牡蛎 30g ^(先煎)	酸枣仁 15g ^(捣碎)	柏子仁 15g	莲子肉 15g
紫石英 15g ^(先煎)			

7剂，日1剂，每剂两煎，共取500mL，分早晚温服。

医嘱：监测排卵以进行有效同房。

四诊：2011年2月10日。

患者今日行妇科B超检查，提示宫内早孕，LMP 12月26日，BBT不典型双相，且波动较大；现乳房胀明显，恶心，月经未来潮，小腹隐痛，自述白发、脱发明显，纳可，眠多梦。舌尖红、苔白、脉小滑。

处方：

桑寄生15g	川续断15g	阿胶珠10g（烊化）	菟丝子15g
党参15g	陈皮10g	炒白术10g	黄芩9g
怀山药15g	白芍30g	炙甘草15g	生黄芪15g
杜仲15g	百合20g	熟地黄20g	制首乌15g

14剂，水煎温服，少量频服。

医嘱：畅情志，保持外阴清洁和大便通畅；继续监测BBT；密切观察有无腹痛、腰酸、阴道出血；定期复查β-HCG。

患者大便已基本正常，舌尖红苔白，脉小滑。自述白发、脱发明显，患者已孕，阴血下聚胞宫养胎，故处方以滋补肝肾、健脾安胎为法，用寿胎丸合四君子汤加减化裁。

五诊：2011年2月24日。

患者仍多梦，入眠难，有饥饿感，口渴，大便正常，舌尖红、苔黄腻，脉小滑。BBT不稳定。β-HCG 119545.21 mIU/mL。

处方：

桑寄生15g	菟丝子15g	川续断15g	阿胶珠10g（烊化）
黄芩9g	制香附6g	砂仁6g（后下）	北沙参30g
太子参15g	麦冬10g	五味子10g	百合20g
生地黄20g			

水煎浓缩至200～300mL温服，少量频服。

随访得知，患者于2011年9月22日在加拿大顺产1女，身长为49cm，体重3.2kg，母女平安，哺乳正常，恶露21天即净。

【按】此例患者旅居加拿大，婚后性生活正常，不避孕3年不孕，且伴有严重便秘，诊断为多囊卵巢综合征，经治无效，故从加拿大远渡重洋回国求中医诊治。多囊卵巢患者多有情志不遂、肝气不舒的诱因，又有肾虚的基础，故经前乳房胀，腰酸明显，治疗以补肾疏肝理气为法。针对本案患者严重便秘的情况，在整个治疗过程中，要牢牢把握便秘对盆腔影响的主要矛盾，采用"塞因塞用，通因通用"的原则，舒肝健脾，理气通便，使腑气得通，大便正常，盆腔功能恢复正常，则自然受孕。处方以柴胡疏肝散为主，加穿山甲、皂角刺消癥散结，促卵泡破裂；用肉苁蓉、附子补肾温阳；牛膝走而能补，引诸药下行，加强滋肾通经之功效。诸药合用，共奏补肾疏肝解郁之功效。患者排卵后，乏力、腰痛明显，故以温阳补肾、调冲任为主，使黄体功能健全，为孕卵着床创造条件。因患者孕后热象明显，故以生脉散合百合地黄汤滋阴清热，理气安胎。

案例 2

周某，女，30 岁。出生日期：1981 年。

初诊：2010 年 11 月 4 日。

主诉：月经失调 18 年，婚后有正常性生活，调理备孕。

现病史：患者月经 $13\frac{7}{30\sim180}$，痛经（±），有血块。乳房偶胀，腰酸。孕 1 产 0。2009 年 2 月自然流产，行清宫术。

刻下症：LMP 10 月 28 日（服黄体酮来潮），PMP 9 月 9 日（服黄体酮来潮），PPMP 2 月 14 日。面色萎黄，纳可，眠佳，二便调，舌淡红、苔薄白、边有齿痕。11 月 1 日已自服达英-35。

检查：血清内分泌检查（8 月 31 日）示 FSH 6.1 mIU/mL，LH 15.8 mIU/mL。血清内分泌检查（10 月 30 日）示 FSH 4.63 mIU/mL，LH 10.93 mIU/mL。

西医诊断：月经失调；多囊卵巢综合征；继发性不孕。

中医诊断：月经失调；不孕症。

证型：肾虚血瘀，脾虚气滞。

治则：补肾活血，理气调冲。

处方：

柴胡 10g	当归 10g	川芎 10g	赤芍 10g
白芍 10g	生地黄 15g	熟地黄 15g	杜仲 15g

巴戟天 15g	桑寄生 15g	吴茱萸 6g	桂枝 15g
炙麻黄 6g	牡丹皮 6g	半夏 10g	厚朴 10g
川牛膝 15g	党参 15g	益母草 30g	

7剂，日1剂，每剂两煎，共取500mL，分早晚温服。

医嘱：患者监测基础体温（BBT）；检查胰岛素、血糖；男方检查精液常规。

患者月经失调18年，肾虚冲任失调，予四物汤合柴胡疏肝散加减同调肝与冲任以养肾，加巴戟天、桑寄生补肝肾；予温经汤加减温经散寒，加半夏、厚朴行气健脾；加牡丹皮、川牛膝、益母草活血利水。

二诊：2010年12月5日。

LMP 11月27日，5～6天净，痛经（+），量较前少1/2，有少量血块。乳头痒。经期腰酸。纳可，眠佳，二便调。舌淡红、苔薄白、边有齿痕。脉弦滑。11月22日停服达英-35。

检查：血清激素（11月28日）示 FSH 4.65 mIU/mL，LH 9.71 mIU/mL。餐前血糖5.4 mmol/L。其配偶精液检查正常。

处方：

柴胡 10g	当归 10g	川芎 6g	白芍 15g
生地黄 15g	熟地黄 15g	香附 15g	小茴香 6g
木香 6g	女贞子 10g	枸杞子 15g	五味子 10g
菟丝子 15g	杜仲 10g	川续断 15g	桑寄生 15g
北沙参 30g	肉苁蓉 30g		

7剂，日1剂，每剂两煎，共取500mL，分早晚温服。

以四物汤加减，乳头痒、脉弦滑，与肝郁有关，故加柴胡、香附、小茴香、木香疏肝行气解郁；女贞子、枸杞子、五味子、菟丝子、杜仲、川续断、桑寄生、肉苁蓉补肾助阳填精，以助卵泡生长发育。

三诊：2011年1月27日。

LMP 12月29日，PMP 11月27日。乳头痒，纳可，眠佳，二便调，舌淡红、苔薄黄、边有齿痕。脉弦滑。BBT紊乱。

处方：

| 香附 15g | 熟大黄 10g（后下） | 当归 10g | 川芎 10g |

赤芍 15g	白芍 15g	熟地黄 15g	丹参 10g
牡丹皮 10g	川牛膝 15g	益母草 30g	制附子 6g（先煎）
肉桂 6g	制首乌 30g	鹿角霜 15g	干姜 6g
细辛 3g	肉苁蓉 30g	吴茱萸 6g	

7剂，日1剂，每剂两煎，共取500mL，分早晚温服。

患者BBT紊乱，无明显双相，提示尚未排卵，故继予四物汤加减治疗；加制附子、肉桂、细辛、吴茱萸补火助阳、温经散寒；加鹿角霜血肉有情之品以补益精血。

四诊：2011年2月17日。

LMP 12月29日。偶有腰酸，白带多，清亮样。纳可，眠佳，舌淡红、苔黄腻，脉弦滑。

处方：

菟丝子 15g	女贞子 10g	枸杞子 15g	五味子 10g
益智仁 30g	炒白术 15g	山药 15g	黄芩 6g
升麻 6g	党参 15g	生黄芪 30g	陈皮 10g
砂仁 6g（后下）	香附 6g	桑寄生 15g	川续断 15g

7剂，日1剂，每剂两煎，共取500mL，分早晚温服。

医嘱：行妇科B超。

根据腰酸、白带多、清亮样，提示患者有排卵迹象，予五子衍宗丸加减，补肾益精，助孕卵着床。

五诊：2011年2月24日。

LMP 12月29日。白带量稍多，纳可，眠佳，舌淡红、苔薄黄，脉弦滑。BBT升高。

妇科B超示（2月24日）：子宫前位，大小4.3cm×3.3cm×3.2cm，内膜1.2cm。子宫颈可探及直径0.5cm无回声区，后方回声加强。右卵巢3.5cm×2.5cm，左卵巢3.0cm×1.8cm。右卵巢内可探及1.7cm×1.3cm无回声区，包膜完整。

处方：

| 菟丝子 15g | 川续断 15g | 杜仲 15g | 桑寄生 15g |
| 黄芩 9g | 炒白术 12g | 太子参 15g | 怀山药 15g |

| 枸杞子 15g | 五味子 10g | 女贞子 10g | 覆盆子 15g |

7剂，日1剂，每剂两煎，共取500mL，分早晚温服。

医嘱：若BBT高温持续14天，查血HCG。

患者有早孕可能，故治以寿胎丸合五子衍宗丸加减，加炒白术、太子参、怀山药补脾益气，黄芩清热安胎。

六诊：2011年3月7日。

LMP 12月29日。腰酸，偶有小腹疼痛。偏食，乳房痛，二便调，舌红、边有齿痕，脉小滑。

处方：

党参 15g	太子参 15g	北沙参 30g	炒白术 15g
黄芩 6g	山药 15g	生黄芪 30g	炙甘草 15g
杏仁 10g	菟丝子 15g	川续断 15g	桑寄生 15g
阿胶珠 10g(烊化)	五味子 10g	女贞子 10g	杜仲 15g

7剂，日1剂，水煎500mL，少量频服。

医嘱：注意休息，调畅情志，注意孕期卫生。

患者顺利妊娠，继用前法安胎，加北沙参滋阴安胎，阿胶珠养血安胎，杏仁降气，防止妊娠恶阻。

【按】 多囊卵巢综合征是一种发病多因性，临床表现多态性的内分泌综合征，肥胖、多毛、闭经、不孕是其主要的临床表现。根据该患者的临床表现及血清内分泌检查判断，该患者为多囊卵巢综合征引起的排卵障碍性不孕。临床治疗时在经后期采用补肾活血促排卵之法，制附子、肉桂、干姜、肉苁蓉、吴茱萸补肾温阳，当归、川芎、赤芍、白芍、熟地黄、生地黄、丹参、牡丹皮、川牛膝、益母草活血化瘀。通过基础体温（BBT）及妇科B超监测排卵，可发现随着中药治疗，患者BBT逐渐出现明显双相，B超监测也发现有优势卵泡的出现。在排卵后期，采用补肾健脾培元之法，以固肾安胎。

案例3

刘某，女，31岁，出生日期：1981年。

初诊：2011 年 7 月 25 日。

主诉：婚后性生活正常，未避孕 1 年半未孕。

现病史：患者月经 15 $\frac{5 \sim 6}{30}$，量少，痛经（±），血块（+）。结婚 3 年，未避孕 1 年半不孕，孕 0 产 0。2011 年初于北京妇产医院住院诊断双侧输卵管通畅，排卵障碍。其配偶精液常规正常。

刻下症：LMP 6 月 27 日，经前乳胀，腰酸，手脚冬冷夏热，纳眠可，二便调，舌红、苔黄，脉弦。

检查：内分泌六项（7 月 25 日）示 FSH 6.13 mIU/mL，LH 6.09 mIU/mL，PRL 20.71 ng/mL，E_2 80 pg/mL，P 3.49 ng/mL，T 0.25 ng/mL。

西医诊断：原发性不孕；月经失调。

中医诊断：不孕症；月经过少。

证型：肝肾亏虚，气滞血瘀。

治则：补肾益肝，活血化瘀。

处方：

吴茱萸 6g	山茱萸 15g	桂枝 10g	川芎 10g
当归 10g	川牛膝 15g	赤芍 15g	高良姜 6g
狗脊 15g	川续断 15g	细辛 3g	肉桂 6g
益母草 30g	生薏苡仁 30g	桑白皮 10g	威灵仙 15g

14 剂，日 1 剂，每剂两煎，共取 500mL，分早晚温服。

医嘱：记录基础体温（BBT）；行妇科 B 超检查子宫、附件、内膜情况。

患者原发性不孕，是肾虚天癸不足之征，肾虚精少，不能充养天癸，则冲任失养，胞宫亏虚，则难以受孕。肾虚，则血停而留瘀，故病机之本在于肾虚血瘀，治疗中应抓住病机。用金匮温经汤加减，温养胞宫胞脉，通络祛瘀；山茱萸、狗脊、川续断益肾填精以充养先天；瘀久化热，见舌红苔黄，故加益母草、桑白皮以凉血活血，以除瘀热。

二诊：2011 年 8 月 4 日。

LMP 7 月 27 日，5 天净。感冒，昨天中午发烧 37.8 ～ 37.9℃，今日体温 36.8℃，现咽痛咳嗽，流黄涕，头痛，容易疲乏，怕冷，腰酸，纳可，眠浅多梦，大便不成形，黏稠，小便黄，舌红尖红甚、苔薄黄，脉数。

处方：

金银花 15g	白薇 15g	银柴胡 10g	胡黄连 6g
玄参 10g	生麻黄 6g	桂枝 10g	当归 10g
赤芍 15g	川芎 10g	羌活 10g	竹叶 10g
生甘草 10g	穿山甲 10g（先煎）	皂角刺 10g	川牛膝 15g

7剂，日1剂，每剂两煎，共取500mL，分早晚温服。

患者现仍外感未愈，以银翘散加减急则治其标，麻黄、桂枝疏风解表，因其咽痛、黄涕，是为有热，故用金银花、玄参、生甘草、白薇、银柴胡、胡黄连清热解毒，利咽退虚热；以四物汤加减治本，川芎、羌活通调一身经络之气血而止头身痛。

三诊：2011年8月15日。

8月11日自测有排卵，有同房。畏寒，腰酸，多梦，腹泻，每天2～3次，舌淡红、苔薄黄，脉弦。

检查：B超示子宫大小5.6cm×4.0cm×3.4cm，内膜厚0.9cm；左卵巢有3.8cm×3.6cm低回声，右卵巢未探及。

处方：

桑寄生 15g	桑叶 15g	菟丝子 15g	川续断 15g
阿胶珠 10g（烊化）	补骨脂 15g	骨碎补 15g	党参 15g
生黄芪 15g	炒白术 10g	黄芩 6g	枸杞子 15g
制首乌 15g	酸枣仁 15g（捣碎）	柏子仁 15g	吴茱萸 9g

7剂，日1剂，每剂两煎，共取500mL，分早晚温服。

患者正值黄体期，故用寿胎丸补肾益精，因其腰酸，补骨脂、骨碎补补肝肾而强腰壮筋骨，以吴茱萸暖宫散寒，以黄芪、白术健脾益气，并用制首乌、酸枣仁、柏子仁滋肾养肝，宁心安神。

四诊：2011年8月29日。

LMP 8月23日，6天净，痛经明显减少。难入睡，大便黏，小便黄，舌有瘀点，脉弦细。

处方：

当归 10g	川芎 10g	赤芍 15g	白芍 15g
生地黄 15g	熟地黄 15g	穿山甲 10g（先煎）	皂角刺 10g

党参 15g	陈皮 10g	茯苓 15g	炒白术 10g
制附子 6g（先煎）	生麻黄 6g	吴茱萸 6g	首乌藤 15g
酸枣仁 15g（捣碎）	柏子仁 15g		

7剂，日1剂，每剂两煎，共取500mL，分早晚温服。

患者月经量明显增多，现刚净，血海空虚，故以四物汤养血和血，因其舌仍有瘀点，故赤芍、白芍共用，兼生血活血之效，并用穿山甲、皂角刺活血祛瘀，促卵排出，合附子、麻黄、吴茱萸散寒温经，使胞脉、胞络得通而血行通畅，以首乌藤、酸枣仁、柏子仁交通心肾，宁心安神助眠。

五诊：2011年9月5日。

LMP 8月23日。脚凉，身其他部位发热，腰酸，纳可，多梦，二便调，白带黄，舌红粗糙、苔薄白，脉小滑。

检查：B超示（9月5日）子宫大小4.8cm×3.4cm×3.7cm，内膜厚0.6cm；左卵巢大小3.1cm×3.6cm，最大卵泡大小3.0cm×2.8cm；右卵巢大小2.5cm×3.8cm，最大卵泡大小1.3cm×1.4cm。B超提示卵泡黄素化，注意观察其变化。

处方：

吴茱萸 6g	当归 10g	川芎 10g	炮姜 6g
桃仁 10g	生黄芪 15g	制香附 10g	郁金 10g
枳壳 10g	陈皮 10g	炙龟甲 10g（先煎）	制首乌 15g
肉苁蓉 30g	鹿角霜 10g	三棱 10g	莪术 10g
炒白术 10g	党参 10g		

7剂，日1剂，每剂两煎，共取500mL，分早晚温服。

六诊：2011年9月8日。

白带正常，脚凉，牙酸，舌淡红、苔薄白，脉小滑。

检查：B超示（9月8日）示子宫大小4.8cm×3.8cm×3.5cm，内膜厚1.2cm；左卵巢大小3.0cm×3.3cm，最大卵泡大小1.1cm×0.9cm；右卵巢大小3.3cm×2.1cm，最大卵泡大小2.9cm×2.5cm。

处方：

吴茱萸 6g	当归 10g	川芎 10g	炮姜 6g
桃仁 10g	生黄芪 15g	制香附 10g	郁金 10g

五味子 10g	陈皮 10g	炙龟甲 10g（先煎）	制首乌 15g
肉苁蓉 30g	鹿角霜 10g	枸杞子 15g	女贞子 10g
炒白术 10g	党参 10g		

7剂，日1剂，每剂两煎，共取500mL，分早晚温服。

B超所示右侧卵泡已黄素化，以金匮温经汤为主方温经养血，配以炙龟甲、鹿角霜血肉有情之品充养冲任，益肾填精，以防耗伤阴血，党参、白术健脾益气，益后天之本。去掉破气破血的三棱、莪术、枳壳，增加补肾益精的枸杞子、女贞子、五味子，全方补肾活血，可改善盆腔环境。

七诊：2011年9月19日。

LMP 8月23日。手脚凉，尤以脚部为甚，眼红，唇干，口中有味，纳可，大便黏，舌淡红、苔薄白，脉小滑。

处方：

桑寄生 15g	桑叶 15g	山茱萸 15g	五味子 15g
女贞子 10g	麦冬 10g	天冬 10g	补骨脂 10g
山药 15g	菟丝子 15g	川续断 15g	阿胶珠 10g（烊化）
胡黄连 3g	太子参 15g	炒白术 10g	黄芩 10g

7剂，日1剂，每剂两煎，共取500mL，分早晚温服。

患者现脚凉、目赤、唇干，是阳虚阴不足，虚火上浮之象，故在桑寄生、山茱萸、菟丝子、川续断益肾填精的基础上，以麦冬、天冬、女贞子滋阴润燥，取壮水之主以制阳光之意，再稍加胡黄连清虚热。太子参、炒白术健脾益气以防寒凉太过，桑叶、五味子一散一敛不使方药过于走散或过于收敛。

八诊：2011年9月26日。

LMP 8月23日。胸闷烦躁，大便成形，舌红干燥、苔薄白，脉弦滑。BBT典型双相，高温相14～15天。

检查：血清激素示 P 35.63ng/mL；β–HCG 12407.8 mIU/mL。

诊断：早孕。

处方：

炒白芍 30g	炙甘草 10g	菟丝子 15g	桑寄生 15g

川续断 15g	阿胶珠 10g（烊化）	炒白术 10g	黄芩 6g
北沙参 30g	太子参 15g	枸杞子 15g	女贞子 10g
五味子 10g	山茱萸 15g	山药 15g	桑叶 15g

7剂，日1剂，每剂两煎，浓煎300mL，少量频服，温服。

患者HCG指标已妊娠，胎元刚成，尚未稳固，用五子衍宗丸合寿胎丸加减，益肾安胎，白术、山药益后天之本，使肾精得以充养。

九诊：2011年10月10日。

LMP 8月23日。10月2日起恶心呕吐，10月5日恶心呕吐严重，10月6日晚体温37.3℃，10月8日呕吐减轻，时有腹痛，胸闷气短，因呕吐而纳呆眠差。二便调，脉弦滑。BBT双相高温平稳。检查示酮体阴性。

诊断：妊娠恶阻；胎动不安。

处方：

党参 15g	陈皮 10g	砂仁 6g（后下）	炒白术 10g
山药 15g	菟丝子 15g	桑寄生 15g	川续断 15g
炒白芍 30g	阿胶珠 10g（烊化）	炙甘草 15g	苏梗 6g
竹茹 10g			

7剂，日1剂，每剂两煎，浓煎300mL，少量频服，温服。

患者孕后时有腹痛，为先兆流产征，故仍以寿胎丸补肾固胎，因其纳呆恶心，胸闷呕恶，妊娠恶阻严重，用党参、山药、白术健脾益气，陈皮、砂仁、苏梗、竹茹开胃理气、降逆止呕安胎。

十诊：2011年10月24日。

LMP 8月23日。脚冷，畏寒，恶心，时有腰酸，舌红，苔薄白，脉小滑。BBT一直在高温相。

检查：B超示宫腔内可见妊娠囊4.9cm×2.1cm，胎芽1.6cm×0.7cm，胎心搏动（+）。

处方：

菟丝子 15g	桑寄生 15g	桑叶 15g	桑椹子 15g
川续断 15g	阿胶珠 10g（烊化）	党参 15g	太子参 15g
山药 15g	陈皮 10g	香附 6g	苏梗 6g
竹茹 10g	砂仁 6g（后下）	五味子 10g	女贞子 15g

7剂，日1剂，每剂两煎，浓煎300mL，少量频服，温服。

因胎动不安，继以固肾安胎为法。

十一诊：2011年11月7日。

LMP 8月23日。下午呕吐严重，伴心慌、手脚冷、畏寒、偶有腰酸。纳可，易醒多梦，二便调，舌红、苔薄少，脉滑数。

处方：

党参15g	太子参15g	北沙参30g	女贞子15g
桑叶15g	枸杞子15g	黄芩6g	金银花15g
枇杷叶10g（包煎）	杏仁10g	生黄芪15g	防风6g
菟丝子15g	桑寄生15g	川续断15g	阿胶珠10g（烊化）
黄连1.5g			

7剂，日1剂，每剂两煎，浓煎300mL，少量频服，温服。

患者呕吐较严重，加之阴血下聚胞宫养胎，故以寿胎丸固肾安胎；呕伤气阴，气阴两虚，和降失调，故用党参、太子参、沙参、枸杞子、阿胶补其气阴，枇杷叶、桑叶、杏仁、防风宣肺宽胸，疏解胸中纠结之气而除其呕恶。诸呕吐酸，皆属于热，故用黄连清热止呕。

十二诊：2011年11月14日。

恶心呕吐，头痛以前额明显，时有咳嗽。腰冷，多梦，小便黄。舌红，苔薄黄，脉小滑。

处方：

生地黄15g	熟地黄15g	地骨皮15g	北沙参30g
玄参10g	麦冬10g	阿胶珠10g（烊化）	胡黄连6g
黄芩6g	桑叶15g	杏仁10g	枇杷叶10g（包煎）
柏子仁15g	竹茹10g	苏梗6g	桑寄生15g

7剂，日1剂，每剂两煎，浓煎300mL，少量频服，温服。

患者恶阻较重已有月余，阴津耗伤致小便黄、舌红苔黄，故用两地汤合增液汤加减增液滋阴；以桑叶、杏仁、枇杷叶清轻宣透郁热；竹茹、苏梗理气降逆止呕；桑寄生、阿胶珠滋阴养血益肾以固护胎元。

十三诊：2011年11月28日。

患者已在宣武医院建档，未见异常。恶心已愈，偶有头晕、腹痛，口干,大便1～3日一行,小便黄,舌红、舌质粗糙,脉小滑。

处方:

菟丝子15g	桑寄生15g	桑叶15g	五味子15g
女贞子10g	枸杞子15g	北沙参30g	陈皮10g
砂仁6g^(后下)	山药15g	竹茹10g	苏梗6g
生甘草6g			

7剂,日1剂,每剂两煎,浓煎300mL,少量频服,温服。

已孕13+周,因仍偶有腹痛、头晕,故用菟丝子、五味子、女贞子、枸杞子、桑寄生益肾固冲安胎;口干而用山药、沙参健脾滋阴;仍用砂仁、竹茹、苏梗理气降逆安胎。

十四诊:2011年12月12日。

自怀孕后多有不适,现咳嗽、咳痰。近一周两侧髂骨疼痛,小腹偶觉疼。纳可,眠浅多梦易醒,醒后还可入睡。二便调,舌红、苔薄白,脉小滑。

处方:

菟丝子15g	桑寄生15g	桑叶15g	五味子15g
女贞子10g	枸杞子15g	北沙参30g	陈皮10g
砂仁6g^(后下)	山药15g	竹茹10g	苏梗6g
生甘草6g	杏仁10g	款冬花10g	炒白芍30g

7剂,日1剂,每剂两煎,浓煎300mL,少量频服,温服。

予以益肾固胎,养血宁心,化痰止咳之法,以防中期流产。

十五诊:2012年1月16日。

已无腰酸,纳可,眠多梦,大便干,小便短赤不利,舌红、苔薄白,脉小滑。检查:血常规检查(1月16日)示 WBC 13.21×10^9/L↑;N% 10.47%↑;Hb103g/L。增加诊断:妊娠小便难。

处方:

女贞子15g	枸杞子15g	仙鹤草30g	白茅根30g
茜草15g	北沙参30g	升麻10g	生白术10g
黄芩9g	竹叶10g	生甘草6g	生黄芪30g
防风6g	桑寄生15g	桑叶15g	菟丝子15g

14剂，日1剂，每剂两煎，浓煎300mL，少量频服，温服。

患者大便干，小便短赤不利，为下焦气机不畅，胎儿长大后，盆腔环境改变，膀胱积热，气化失司，则小便短赤不利，肠腑气机不畅，大便干结难下，用黄芪益气助推肠腑蠕动；北沙参、仙鹤草、白茅根滋阴生液，清热凉血；桑寄生、女贞子、枸杞子、菟丝子、升麻益肾固胎以治本。

十六诊：2012年2月13日。

患者外感，咽痛而哑，鼻塞、咳嗽，流鼻血，大便秘结，小便不黄，舌红、苔薄白，脉弦滑。WBC计数：2012年1月16日，13.3×10^9/L；2012年2月10日，11.2×10^9/L。增加诊断：妊娠感冒。

处方：

金银花30g	黄芩6g	炒白术10g	肉苁蓉30g
炒枣仁15g（打碎）	制首乌30g	黑芝麻30g	北沙参30g
柏子仁15g	生麻黄6g	桂枝10g	炒白芍30g
竹叶10g	车前草10g	杏仁10g	生甘草6g

7剂，日1剂，每剂两煎，浓煎300mL，少量频服，温服。

患者妊娠外感，血常规异常，咽痛咳嗽、鼻塞、鼻血，是阴虚邪热袭肺，为本虚标实。用金银花、黄芩清热治表；桂枝汤加减一则和营卫，二则佐制金银花苦寒之性，以防寒凉太过；肉苁蓉、制首乌、黑芝麻、柏子仁滋肾益阴、润肠通便，缓解大便秘结之苦。

十七诊：2012年5月1日。

预产期为2012年5月10日，现腰痛，多汗。纳可，眠一般，二便调，舌红、苔薄白，脉弦滑。

患者因要住院待产，故先开产后排恶露、下乳处方备用。

排恶露方：

当归10g	川芎10g	桃仁10g	炙甘草15g
炮姜6g	川牛膝15g	枳壳15g	益母草30g
大腹皮15g	生黄芪15g	党参15g	

5剂，日1剂，每剂两煎，共取500mL，分两次温服，观察恶露排出情况。

下乳方（正常生产第 5 天后可服）：

党参 20g　　　生黄芪 30g　　　炒白术 10g　　　怀山药 15g

穿山甲 10g（先煎）　王不留行 10g　　炒白芍 15g　　　炙甘草 15g

当归 10g　　　七孔猪蹄 1 只（先煎半小时，再下其他中药共煎半小时）

7 剂，日 1 剂，每剂两煎，共取 500mL，分两次温服。

本诊时已临近预产期，准备待产。产后多虚多瘀，排恶露很重要，为子宫复旧、宫内残留胎盘和合并感染的重要指标。以生化汤加减，当归补血活血、化瘀生新，川芎、桃仁活血祛瘀，炮姜温经散寒、收缩子宫、止痛止血，黄芪、党参健脾益气助生血，枳壳、大腹皮行气。患者产前多汗，为气虚固摄无力，恐其产后气血虚弱，乳汁生化不足，以补中益气汤加减，党参、黄芪、白术、健脾益气，以后天养"先天"，气血化生有源，白芍、当归养血活血，使气血充盛则乳汁充盈，穿山甲、王不留行为通络下乳要药。

电话随访得知：患者于 2012 年 5 月 10 日顺产 1 子，母子平安。

【按】本案患者以排卵障碍性不孕求诊，中医认为肾虚则天癸不充，冲任失养，血海匮乏故难以受孕，肾虚精、气、血化源不足，气无力推动血行则久而易瘀，血瘀而新血难生，虚象更显，此成为肝肾亏虚，气滞血瘀的恶性循环，故以金匮温经汤温经通络而养血祛瘀，再合补肾填精之品，使肾中元气得充，冲任气血充盛而畅通，如此以助卵泡成熟与排出，亦助受精卵着床而易受孕。孕后患者偶腹痛腰酸，故孕期常以寿胎丸益肾固胎，而其妊娠恶阻较严重，病机在于脾胃虚弱，以香砂六君子汤为主方，健脾益气，和胃止呕。

案例 4

熊某，女，25 岁。出生日期：1986 年 7 月。

初诊：2011 年 8 月 22 日。

主诉：婚后性生活正常，未避孕 1 年余未孕。

现病史：患者月经失调多年，闭经与崩漏交替出现。孕 0 产 0，结婚 1 年多，性生活正常，一直未避孕而未孕。现体重为 100kg，较前增加 10 余 kg，汗毛重。

刻下症：LMP 4月28日，且此次月经因口服黄体酮而至。腰酸，情绪急躁，头痛头晕，乳房胀痛，大便正常，舌淡红、苔白，脉小滑。

检查：内分泌六项示 FSH 3.62 mIU/mL，LH 6.68 mIU/mL，PRL 343.9 uIU/mL，E_2 56.34 pg/mL，P 0.44 ng/mL，T 0.30 ng/mL。B超示子宫偏后位，大小约3.7cm×3.5cm×3.4cm，内膜厚约0.5cm，右侧卵巢大小2.9cm×2.0cm；左侧卵巢大小约4.0cm×2.3cm 双侧卵巢内均可探及数个（大于10）无回声区，右侧最大0.8cm×0.6cm，左侧最大0.8cm×0.5cm。提示双侧卵巢多囊样改变，子宫测值减少。

西医诊断：原发性不孕；多囊卵巢综合征。

中医诊断：不孕症。

治则：补肾活血，疏肝理气。

处方：

党参 20g	陈皮 10g	干姜 6g	茯苓 15g
法半夏 12	厚朴 15g	炒鸡内金 15g	狗脊 15g
桑寄生 15g	川牛膝 15g	益母草 30g	水蛭 10g
鹿角霜 10g	冬瓜皮 30g	三棱 10g	莪术 10g
吴茱萸 9g	桂枝 10g		

7剂，日1剂，每剂两煎，共取500mL，早晚温服。

医嘱：记录基础体温（BBT）。

根据B超结果可知，患者符合多囊卵巢的诊断，且距离最近一次月经时间已相隔4个月之久，种子必先调经，处方以三棱、莪术、川牛膝、益母草、水蛭等大队活血力强的药为主，先行通利血脉；因其体重较重，而肥人多痰湿，故处方中加入冬瓜皮、茯苓、半夏、厚朴等利湿化痰之品。

二诊：2011年8月29日。

LMP 4月28日。乳房胀，情绪急躁，心慌，腰酸，纳可，眠佳，二便调，舌尖红、舌质粗糙、苔薄白，脉弦滑。

处方：

川牛膝 15g	葛根 15g	杜仲炭 10g	巴戟天 15g
水蛭 10g	当归 10g	川芎 10g	生地黄 15g
熟地黄 15g	赤芍 15g	炒白芍 15g	益母草 30g

| 生麻黄 6g | 桂枝 10g | 吴茱萸 9g | 苍术 15g |
| 鹿角霜 10g | 川续断 15g | 香附 10g | |

7剂，日1剂，每剂两煎，共取500mL，早晚温服。

仍以前法继治，乳房胀、情绪急躁为肝郁表现，以四物汤加味活血养血的同时以香附一味理气行郁，并嘱患者要自我调节心情。

三诊：2011年9月5日。

LMP 9月3日，月经量少，色暗，腰酸，多梦，舌红、苔薄白，脉小滑。

处方：

当归 15g	川芎 10g	炒白芍 15g	赤芍 15g
生地黄 15g	熟地黄 15g	川牛膝 15g	益母草 30g
水蛭 10g	冬瓜皮 30g	生薏苡仁 30g	炒鸡内金 15g
法半夏 10g	厚朴 15g	茯苓 15g	干姜 6g
吴茱萸 9g	肉桂 6g	生龙骨 30g（先煎）	生牡蛎 30g（先煎）

7剂，日1剂，每剂两煎，共取500mL，早晚温服。

患者月经至，说明前法奏效，因正值经期，故而仍以四物汤加味活血养血，川牛膝引药下行，助经血排出；干姜、肉桂、冬瓜皮、生薏苡仁、茯苓可温阳利水，使体内湿邪随经血排出；龙骨、牡蛎可安神助眠。

四诊：2011年9月26日。

LMP 9月3日，8天净。乳房胀，多梦，纳可，二便调，舌淡暗苔薄白，脉小滑。

处方：

柴胡 10g	香附 10g	当归 10g	川芎 10g
赤芍 15g	炒白芍 15g	生地黄 15g	熟地黄 15g
鬼箭羽 15g	泽兰 15g	益母草 30g	炒鸡内金 15g
炮姜炭 6g	吴茱萸 9g	水蛭 10g	茯苓 15g

7剂，日1剂，每剂两煎，共取500mL，早晚温服。

因乳胀明显，故而在香附基础上加柴胡一味，以增疏肝理气之效。

五诊：2011年10月10日。

LMP 9月3日。腰酸，乳房胀，尿频，纳可，多梦，二便调，右侧头痛，偶有发作，情绪低落，有时抑郁想哭，舌淡红、苔黄腻，脉弦滑。

处方：

当归 10g	川芎 10g	丹参 10g	熟地黄 15g
鬼箭羽 15g	白蒺藜 15g	沙苑子 15g	百合 20g
川牛膝 15g	益母草 30g	水蛭 10g	川楝子 10g
延胡索 15g	肉桂 6g	益智仁 30g	生龙骨 30g（先煎）
生牡蛎 30g（先煎）			

7剂，日1剂，每剂两煎，共取500mL，早晚温服。

患者尿频、腰酸肾虚之症状明显，处方在活血养血基础上，加沙苑子、白蒺藜补肾固涩；益智仁、龙骨、牡蛎安神助眠，有助于改善患者多梦的状况。

六诊：2011年10月24日。

LMP 9月3日。近1周头晕乏力，乳房胀，体重无变化，血压150/110mmHg，纳可，眠佳，二便调，舌淡红、苔薄白，脉弦滑。

处方：

天麻 10g	钩藤 20g（后下）	白蒺藜 15g	沙苑子 15g
鬼箭羽 15g	川牛膝 15g	羌活 10g	葛根 15g
五味子 10g	枸杞子 15g	石斛 15g	菊花 15g
当归 10g	川芎 6g	赤芍 15g	熟地黄 20g

7剂，日1剂，每剂两煎，共取500mL，早晚温服。

医嘱：内分泌六项检查；甲状腺功能检查。

因患者血压偏高，故在四物汤基础上酌加天麻、钩藤、菊花等清热平肝降压。

七诊：2011年10月31日。

LMP 9月3日，工作压力大，头晕，乏力，心慌，偶尔乳房胀，体重减少1kg，易怒烦躁，纳可，饭量减少，眠佳，二便调，舌淡红、苔薄白，脉小滑。

检查：内分泌六项（10月27日）示 FSH 6.23 mIU/mL，LH 9.19 mIU/mL，PRL 13.39 ng/mL，E_2 33 pg/mL，P 0.97 ng/mL，T 0.36 ng/mL。甲功五项示 T3 6.13 nmol/L，T4 13.66 nmol/L，FT3 13.96 pmol/L，FT4 2.39 pmol/L，TSH 0.33mIU/L。

处方：

天麻 10g	龟甲 10g（先煎）	香附 15g	鳖甲 15g（先煎）
熟大黄 10g（后下）	钩藤 20g（后下）	鬼箭羽 15g	冬瓜皮 30g
青皮 10g	苏木 6g	陈皮 10g	生龙骨 30g（先煎）
生牡蛎 30g（先煎）	厚朴 10g	茯苓 15g	山药 15g
苏叶 6g	当归 15g		

7剂，日1剂，每剂两煎，共取500mL，早晚温服。

根据内分泌检查结果可知，患者多囊情况较前有所改善；因其近来情绪烦躁，故处以香附、青皮等理气之品，以调畅气机；仍以健脾利水为法，帮助患者减轻体重。

八诊：2011年11月7日。

LMP 9月3日，前述症状略有好转，体重下降2.5kg，纳可，饭量增加，眠佳，二便调，舌暗红、苔薄白，脉弦滑。

检查：甲功五项（11月7日）示 T3 0.94 nmol/L，T4 6.94 nmol/L，FT3 1.51 pmol/L，FT4 1.01 pmol/L，TSH 3.96 mIU/L。

处方：

香附 15g	熟大黄 15g（后下）	熟地黄 20g	鬼箭羽 15g
冬瓜皮 30g	茯苓 15g	山药 15g	枳壳 10g
陈皮 10g	青皮 6g	苏木 6g	厚朴 10g
瓜蒌 30g	百合 20g	当归 15g	川芎 10g
赤芍 15g	川牛膝 15g	益母草 30g	

7剂，日1剂，每剂两煎，共取500mL，早晚温服。

九诊：2011年11月14日。

前述症状有好转，偶有乳房胀，仍急躁，易怒，体重无明显变化，纳可，易饥饿，眠佳，二便调，舌暗红、苔薄白，脉滑。

处方：

百合 20g	生地黄 20g	熟地黄 20g	党参 15g
陈皮 10g	山药 15g	炒白术 10g	香附 10g
郁金 10g	杜仲炭 10g	巴戟天 15g	菟丝子 15g
桑寄生 15g	桑叶 15g	川续断 15g	麦冬 10g

五味子 10g   薤白 10g   羌活 10g   生蒲黄 10g（包煎）
炙甘草 10g

7剂，日1剂，每剂两煎，共取500mL，早晚温服。

十诊：2011年11月21日。

喜怒善悲，运动后胸闷痛，纳可，无明显饥饿感，多梦，大便正常，夜尿2～3次/天，舌暗红、苔黄，脉小滑。

检查：妇科B超示子宫大小约4.1cm×4.0cm×3.4cm，内膜厚约1.3cm，右侧卵巢大小5.3cm×3.2cm，左侧卵巢大小约4.1cm×1.7cm。

处方：

香附 10g   当归 10g   川芎 10g   赤芍 15g
炒白芍 15g   生地黄 15g   三棱 10g   莪术 10g
茯苓 15g   川牛膝 15g   益母草 30g   鹿角霜 10g
瓜蒌 30g   马齿苋 30g   生蒲黄 10g（包煎） 生龙骨 30g（先煎）
生牡蛎 30g（先煎）

7剂，日1剂，每剂两煎，共取500mL，早晚温服。

B超结果提示，患者子宫内膜较厚，有月经即来的可能，处方以活血化瘀为法，加三棱、莪术破血通经。

十一诊：2011年11月28日。

LMP 11月26日，未净，有血块，乳房胀，腰酸，头痛，纳可，眠佳，大便1次/天，大便不成形，经行时尿频，舌红、苔薄白。脉滑。

处方：

香附 10g   熟大黄 10g（后下） 川牛膝 15g   益母草 30g
羌活 10g   川芎 10g   炒白芍 15g   熟地黄 20g
薤白 10g   马鞭草 30g   生蒲黄 10g（包煎） 生龙骨 30g（先煎）
生牡蛎 30g（先煎） 炙甘草 15g   葛根 15g   首乌藤 15g
瓜蒌 30g

7剂，日1剂，每剂两煎，共取500mL，早晚温服。

患者正值月经期，仍以四物汤加减化裁。

十二诊：2011年12月12日。

LMP 11月26日，8天干净，量少，有血块。乳房胀，运动后胸闷，食欲亢进，易饥饿，眠浅，多梦，近3天食后腹痛，恶心，咽部有异物感，便溏，小便黄，尿频，尿少，舌红、苔薄白，脉小滑。

处方：

柴胡 10g	党参 15g	陈皮 10g	炒白术 10g
香附 15g	苏叶 6g	桑寄生 15g	菟丝子 15g
百合 20g	白芷 10g	山药 15g	羌活 10g
生龙骨 30g（先煎）	生牡蛎 30g（先煎）	生地黄 15g	熟地黄 15g

7剂，日1剂，每剂两煎，共取500mL，早晚温服。

患者食欲亢进、便溏为胃强脾弱，乳胀胸闷为气郁不舒，故处方以健脾疏肝理气为法，选用柴胡、香附、陈皮、白术、山药等味；针对睡眠状况，仍处以百合地黄汤加龙骨、牡蛎滋阴安眠。

十三诊：2011年12月26日。

LMP 11月26日。体温升高3～4天，情绪急躁，腰酸，多梦，乏力，小便黄，舌淡红、苔白，脉小滑。

处方：

菟丝子 15g	川续断 15g	枸杞子 15g	女贞子 15g
五味子 10g	桑寄生 15g	桑叶 15g	制香附 10g
太子参 15g	金樱子 15g	锁阳 15g	北沙参 30g
杜仲 10g	巴戟天 15g	竹叶 10g	炙甘草 15g

7剂，日1剂，每剂两煎，共取500mL，早晚温服。

患者BBT提示体温已升高，正值黄体期，以补肾助孕为主。

十四诊：2012年1月5日

LMP 11月26日，腰部酸冷，眠多梦，恶心，纳可，二便调，舌淡红、苔白，脉小滑。

处方：

桑寄生 15g	狗脊 15g	干姜 6g	细辛 3g
鹿角霜 10g	肉苁蓉 30g	旋覆花 15g	煅赭石 30g（先煎）
姜半夏 10g	金樱子 15g	锁阳 15g	杜仲炭 10g
巴戟天 15g	川牛膝 15g	益母草 30g	葛根 15g
天麻 10g	钩藤 15g（后下）		

7剂，日1剂，每剂两煎，共取500mL，早晚温服。

因患者月经未如期至，考虑其妊娠可能，针对其腰冷、恶心等症状，以补肾温阳为主，辅以降逆止呕。

十五诊：2012年2月16日，其配偶代述。

检查：B超（2012年2月2日，苍梧县石桥中心卫生院）示子宫增大，轮廓清楚，形态规则，可见宫腔内孕囊3.7cm×2.7cm，内可见胚芽及原始心管搏动。血清激素（2012年2月16日，中国中医科学院中医门诊部）示β-HCG 83422.55 mIU/mL，P 19.89 ng/mL。

医嘱：畅情志，保持外阴清洁；每日记录BBT，关注胎儿发育情况；密切观察有无腹痛、腰酸、阴道出血；定期复查β-HCG，不适随诊。

【按】多囊卵巢综合征主要的临床表现为肥胖、多毛、闭经、不孕。根据本案中患者的临床表现及血清内分泌检查可以判断，该患者为多囊卵巢综合征引起的排卵障碍性不孕。此类患者多有情志不遂、肝气不舒的诱因，又有肾虚的基础。故而在临床治疗时，于经后期采用补肾活血促排卵之法，制附子、肉桂、干姜、肉苁蓉、吴茱萸补肾温阳，当归、川芎、赤芍、白芍、熟地黄、生地黄、丹参、牡丹皮、川牛膝、益母草活血化瘀；经过几个周期的调理，使患者恢复排卵，终得孕而果。

案例5

黄某，女，31岁。出生日期：1980年2月。

初诊：2011年11月5日。

主诉：结婚1年余未避孕未孕。

现病史：患者月经为$9\dfrac{5}{30\sim180}$，量可，色偏暗，痛经（+），血块（±）。高中时因学习紧张开始出现月经失调和痛经，大学时曾通过运动节食减肥（体重下降15～20kg），月经基本正常，工作后体重增加20kg，月经再次开始出现失调。孕0产0。在黄体酮和中药配合下治疗下，LMP 10月21日，PMP 9月19日，PPMP 8月初。

刻下症：面色黄暗，平素易生气，纳可，眠佳，二便调，白带量多，色白。舌淡红、苔薄白，脉沉细。

检查：内分泌六项示FSH 4.24 mIU/mL，LH 11.17mIU/mL，PRL 191.3

uIU/mL，E_2 288.6 ng/mL，P 1.30 pg/mL；T 1.10 ng/mL。CA125、空腹胰岛素和血糖未见明显异常。B超示子宫大小约4.8cm×3.5cm×2.9cm，内膜约0.8cm。右卵巢大小3.4cm×2.3cm，左卵巢大小4.0cm×1.9cm。双侧卵巢可见大于12个卵泡，右侧较大者0.8cm×0.8cm，左侧较大者1.8cm×0.8cm。

西医诊断：原发性不孕；月经失调；多囊卵巢综合征。

中医诊断：不孕症；月经失调。

证型：肝郁血瘀，冲任失调。

治则：疏肝理气，活血调经。

处方：

当归 10g	川芎 10g	赤芍 15g	川牛膝 15g
香附 10g	炮姜 6g	泽兰 15g	益母草 15g
郁金 10g	吴茱萸 6g	桂枝 10g	生麻黄 6g
乳香 10g	没药 10g	黄精 15g	熟地黄 20g
茵陈 30g			

7剂，日1剂，每剂两煎，共取500mL，分早晚温服。

医嘱：记录基础体温（BBT）；畅情志，节饮食，适当的锻炼以控制体重。

患者素体肝气郁滞，日久导致血瘀，血不利则为水，水湿聚而成痰，形成多囊卵巢。香附、郁金疏肝理气，泽兰、益母草活血利水，茵陈利湿通络，乳香、没药、桂枝、麻黄活血通络以期卵泡发育并排卵，黄精、熟地黄补肾填精，调补冲任。

二诊：2011年11月12日。

患者面色较前改善，纳眠佳，二便调，舌红、苔根部黄腻，脉沉滑。

处方：上方减黄精15g，茵陈10g，桂枝10g；加鬼箭羽15g，冬瓜皮30g，肉桂6g。

7剂，日1剂，每剂两煎，共取500mL，分早晚温服。

在初诊疏肝理气、活血调经的基础上去黄精、桂枝和茵陈，加鬼箭羽活血化瘀通经，冬瓜皮利水化湿，肉桂引火归元且能助气血水湿运化。

三诊：2011 年 11 月 19 日。

面色较前明显改善，腰酸，易生气，鼻腔有少量出血，失眠早醒，体重下降 0.5～1kg，小便黄，舌红、苔薄白，脉小滑。

治则：养血活血通利，清肺理气安神。

处方：

生麻黄 6g	桂枝 10g	高良姜 6g	细辛 3g
炙甘草 15g	荆芥穗 10g	当归 10g	川芎 10g
赤芍 15g	熟地黄 20g	川牛膝 15g	益母草 30g
杏仁 10g	生龙骨 30g（先煎）	生牡蛎 30g（先煎）	桑叶 15g
桑白皮 15g			

7 剂，日 1 剂，每剂两煎，共取 500mL，分早晚温服。

患者现处于经前期，阴血下注冲任胞宫以蓄经，冲脉气盛上逆挟肝气犯肺，肺开窍于鼻，故见鼻衄。在养血活血以助行经的基础上，加高良姜、细辛、川牛膝引火下行；荆芥穗入血分，理血止血；杏仁、桑叶和桑白皮入肺，一能清肺热，二可加强肺的气化功能以利水湿；生龙骨、生牡蛎安神助睡眠。

四诊：2011 年 12 月 3 日。

LMP 11 月 24 日，4 天净，色暗红，痛经（−），体重下降 2kg，腰酸痛，乏力，纳可，眠佳，二便调，舌红、苔黄，脉小滑。

处方：

香附 15g	当归 15g	川芎 10g	赤芍 15g
丹参 15g	泽兰 10g	益母草 15g	川牛膝 15g
炮姜 6g	川续断 15g	桑寄生 15g	刘寄奴 15g
鬼箭羽 15g	党参 15g	菟丝子 20g	鹿角霜 10g

7 剂，日 1 剂，每剂两煎，共取 500mL，分早晚温服。

经血适净，冲任血海空虚，在理气活血基础上，加川续断、桑寄生、菟丝子、鹿角霜补肾助阳，当归、赤芍补血活血、党参益气健脾，诸药合用攻补兼施。

五诊：2011 年 12 月 10 日。

腰酸痛，纳呆，二便调，左耳有粉痂，舌淡红、苔薄黄，脉小滑。

处方：

熟地黄 20g	山药 20g	山茱萸 20g	泽泻 10g
茯苓 15g	牡丹皮 10g	仙鹤草 30g	白茅根 30g
生黄芪 30g	党参 20g	陈皮 10g	高良姜 6g
杜仲 10g	巴戟天 15g	桑白皮 10g	威灵仙 15g
生麻黄 6g	马齿苋 30g		

7剂，日1剂，每剂两煎，共取500mL，分早晚温服。

《傅青主女科》云"经水出诸肾"，患者虽有气血运行不畅等一派实证表现，但究其本质存在肾虚之根，故有腰酸痛、纳食差等表现。治疗予六味地黄丸加减，熟地黄、山茱萸、山药补益脾肾，泽泻、茯苓、牡丹皮利湿化浊清虚热，白茅根、马齿苋、威灵仙清热利湿，黄芪、党参、陈皮健脾益气，加杜仲、巴戟天以增强补肾之功。

六诊：2011年12月17日。

腰疼，纳可，左耳白粉痂，小便黄，大便可，眠尚可，舌暗红、苔薄白，脉小滑。自测无排卵，BBT不稳定。

处方：

香附 10g	熟大黄 10g（后下）	熟地黄 20g	苏木 6g
生黄芪 30g	生蒲黄 10g（包煎）	马鞭草 30g	马齿苋 30g
竹叶 10g	冬瓜皮 30g	鬼箭羽 15g	党参 15g
陈皮 10g	土茯苓 30g	干姜 6g	制附子 6g（先煎）

7剂，日1剂，每剂两煎，共取500mL，分早晚温服。

患者目前正处于经间期，其基础体温波动较大，其耳部粉痂乃湿热蕴结之征象，予竹叶、冬瓜皮、土茯苓清热利湿，马鞭草、马齿苋、鬼箭羽既能清热利湿又可活血化瘀，香附疏肝理气，熟大黄、苏木活血通经，干姜、附子助阳通经。诸药合用既能促进卵泡发育，又可促进卵泡排出。

七诊：2011年12月31日。

LMP 12月24日，4天净，量少，色黑。腰痛较前减轻，纳可，眠佳，二便调，舌暗红、苔黄，脉小滑。

处方：

当归 10g	川芎 6g	赤芍 15g	白芍 15g

生龙骨 25g(先煎)	生牡蛎 25g(先煎)	狗脊 15g	桑寄生 15g
川续断 15g	葛根 15g	川牛膝 15g	枸杞子 30g
肉苁蓉 30g	茯苓 15g	牡丹皮 10g	桃仁 10g
郁金 10g	枳壳 10g	党参 30g	

7剂，日1剂，每剂两煎，共取500mL，分早晚温服。

患者经血适净，月经量少色暗，符合肾虚血瘀征象，经后血海愈加不足，予肉苁蓉补肾填精，狗脊、桑寄生、川续断、枸杞子补益肝肾，当归、赤芍、白芍养血活血，川芎、桃仁、郁金、枳壳活血理气，党参益气健脾。

八诊：2012年1月14日。

LMP 12月24日，腰困痛，小便稍黄，大便调，舌淡红、苔薄白，脉沉细。近两个月监测排卵（–）。

处方：

桑寄生 15g	川续断 15g	羌活 10g	独活 10g
牡丹皮 10g	狗脊 15g	菟丝子 15g	车前子 30g(包煎)
川牛膝 15g	竹茹 10g	赤石脂 30g	生麻黄 6g
冬瓜皮 30g	鬼箭羽 15g	杜仲 15g	巴戟天 15g

7剂，日1剂，每剂两煎，共取500mL，分早晚温服。

按正常经期计算，患者目前处于经前期，但患者基础体温处于单相，经血未能充盈冲任胞宫，故治疗时不可一味活血化瘀，应以补肾调冲为主。予桑寄生、川续断、狗脊、菟丝子、杜仲等补益肝肾，车前子既能化湿利尿，又能"通肾气"，羌活、独活化湿通络，鬼箭羽活血化湿。全方以补为主，肾气足，精血盛，冲任则能按时满盈、经血下。

九诊：2012年1月21日。

纳可，眠差，小便调，大便1～2次/天，舌暗、红苔，脉沉小。

处方：

当归 10g	川芎 10g	赤芍 15g	白芍 15g
生地黄 15g	熟地黄 15g	益母草 30g	川牛膝 15g
小茴香 6g	木香 6g	香附 10g	肉桂 6g
生龙骨 30g(先煎)	生牡蛎 30g(先煎)	炙甘草 15g	桑寄生 15g
狗脊 15g	车前子 30g(包煎)	鬼箭羽 15g	

7剂，日1剂，每剂两煎，共取500mL，分早晚温服。

患者月经仍未来潮，在四物汤养血活血基础上，加益母草、川牛膝活血通经、引血下行，小茴香、木香、肉桂温经散寒，生龙骨、生牡蛎镇静安神促进睡眠，桑寄生、狗脊补益肝肾，诸药合用攻补兼施，因势利导。

十诊：2012年2月4日。

LMP 1月21日，5天净，量较前增多，色偏暗，痛经（－），血块（＋）。夜尿3次/天，大便调，白带正常，舌红、苔薄黄，脉小滑。

处方：

香附10g	赤芍10g	当归10g	川芎15g
熟地黄15g	鬼箭羽15g	苏木6g	生黄芪15g
丹参15g	太子参15g	党参15g	川牛膝15g
益母草10g	枳壳15g	南沙参20g	厚朴10g
玄参10g			

7剂，日1剂，每剂两煎，共取500mL，分早晚温服。

患者现处于经间期，在四物汤基础上去生地黄改用熟地黄增强补肾填精的作用，鬼箭羽、丹参、益母草、苏木活血通经，加厚朴、枳壳破气散结，合太子参、党参益气以促进卵泡发育和排出。

十一诊：2012年2月18日。

LMP 1月21日。口干，纳可，眠佳，二便调，白带正常，舌淡红、苔薄黄，脉小滑。自测未排卵。

处方：

茵陈30g	牡丹皮10g	熟大黄10g（后下）	苏木6g
生黄芪30g	桑寄生15g	当归15g	郁金10g
佛手15g	小茴香6g	木香6g	肉桂6g
知母6g	生麻黄6g	白芍30g	茯苓皮15g

7剂，日1剂，每剂两煎，共取500mL，分早晚温服。

患者自测未排卵，且未见拉丝样排卵征象的白带，治疗以活血通经、温经促排为主。熟大黄、苏木、当归等活血通经，郁金、佛手行气，小茴香、木香、肉桂温经通络，生麻黄取其辛散之性以促卵泡排出，黄芪益气健脾，茵陈、茯苓皮利湿。

十二诊：2012 年 2 月 25 日。

LMP 1 月 21 日。眠差，入睡难、易醒，心慌气短，手脚凉，咽不利，纳可，小便黄，大便调，舌淡红、苔黄，脉弦滑。

处方：

桑寄生 15g	当归 10g	川芎 10g	赤芍 15g
白芍 15g	生地黄 15g	熟地黄 15g	吴茱萸 6g
炙甘草 15g	生麻黄 6g	桂枝 10g	川牛膝 15g
益母草 30g	生龙骨 30g（先煎）	生牡蛎 30g（先煎）	蜂房 10g
茵陈 30g	党参 20g	太子参 15g	

7 剂，日 1 剂，每剂两煎，共取 500mL，分早晚温服。

患者素体存在肾虚，经前气血下注冲任以蓄血行经，故其虚益甚，冲气上逆故出现心慌、眠差等表现，在四物汤基础上加熟地黄补肾填精，桑寄生补益肝肾，吴茱萸、桂枝、生麻黄温经散寒，党参、太子参健脾益气，生龙骨、生牡蛎镇静安神助睡眠。

十三诊：2012 年 3 月 3 日。

LMP 1 月 21 日。眠差有所改善、入睡困难，乏力，气短，纳可，白带正常，二便调，舌淡红、苔黄厚，脉沉滑。

处方：

柴胡 10g	当归 10g	黄芩 6g	党参 20g
太子参 15g	法半夏 10g	香附 15g	佛手 15g
郁金 10g	茵陈 30g	牡丹皮 6 g	葛根 15g
益母草 30g	桑寄生 15g	枸杞子 15g	肉桂 6g

7 剂，日 1 剂，每剂两煎，共取 500mL，分早晚温服。

目前患者月经仍未来潮，其舌苔黄厚，存在湿热之象，治疗予黄芩、茵陈清湿热，牡丹皮活血清热，益母草活血痛经、利尿以除湿，葛根升清降浊；柴胡、郁金、香附疏肝理气，气行则瘀血痰湿等积滞皆行；桑寄生、枸杞子补益肝肾，诸药合用祛邪而不伤正。

十四诊：2012 年 3 月 10 日。

3 月 4 日至 5 日自测有排卵，但没有同房，体重下降 0.5kg。眠佳，纳可，二便调，舌红、苔薄黄，脉小滑。

处方：上方减黄芩，加冬瓜皮 30g，茯神 15g，改法半夏 12g。

7 剂，日 1 剂，每剂两煎，共取 500mL，分早晚温服。

十五诊：2012 年 3 月 17 日。

LMP 1 月 21 日。眠佳，纳可，二便调，舌淡红、苔薄黄，脉滑。BBT 双相，高温相 10 天。

处方：

菟丝子 15g	桑寄生 15g	桑叶 15g	苦杏仁 10g
女贞子 15g	枸杞子 15g	党参 20g	太子参 15g
升麻 10g	生黄芪 15g	陈皮 10g	续断 15g
炒白术 10g	黄芩 6g	茵陈 30g	砂仁 6g（后下）

7 剂，日 1 剂，每剂两煎，共取 500mL，分早晚温服。

患者基础体温呈双相，但波动较大，治疗以补益肝肾，增强黄体功能为主。菟丝子、桑寄生、女贞子、枸杞子等补益肝肾，党参、太子参、生黄芪、白术健脾益气，陈皮、砂仁理气，使诸药补而不滞。

十六诊：2012 年 3 月 24 日。

LMP 3 月 22 日，未净，量多，色正常，有血块，纳眠可，二便调，舌红、苔薄黄，脉小滑。

处方：

当归 10g	川芎 10g	赤芍 15g	白芍 15g
生地黄 15g	熟地黄 15g	鬼箭羽 15g	冬瓜皮 30g
党参 15g	太子参 15g	麦冬 10g	五味子 10g
桑寄生 15g	女贞子 15g	枸杞子 15g	鸡内金 15g
吴茱萸 9g			

7 剂，日 1 剂，每剂两煎，共取 500mL，分早晚温服。

患者正值经期，治疗以补肾活血行经为主。四物汤加鬼箭羽加强活血之功，加熟地黄增强补肾填精之效，桑寄生、女贞子和枸杞子补益肝肾，党参、太子参、麦冬和五味子合生脉散之意益气养阴，吴茱萸温经散寒以助行经，全方使经血顺畅而不伤正。

十七诊：2012 年 4 月 9 日。

LMP 3 月 22 日，5 天净。小腹坠疼，白带色黄，纳可，眠差，二便调，舌暗红、苔薄白，脉弦滑。从4月3日监测排卵（-）。

处方：

党参15g	陈皮10g	生黄芪15g	苏木6g
当归10g	川芎6g	赤芍15g	丹参20g
菟丝子15g	覆盆子15g	桑寄生15g	桑叶15g
麦冬10g	炙甘草15g	浮小麦30g	百合20g
熟地黄20g			

7剂，日1剂，每剂两煎，共取500mL，分早晚温服

患者现处于经间期，治疗以活血通经、益气促排为主。苏木、当归、川芎、赤芍和丹参活血通经，党参、黄芪益气健脾，百合、熟地黄合百合地黄汤之意合浮小麦养心安神。

十八诊：2012年4月12日。

4月9日自测排卵弱阳，但未同房。纳可，眠佳，二便调，白带量多，舌淡红、苔薄黄，脉弦滑。

处方：

补骨脂15g	骨碎补15g	葛根15g	升麻10g
巴戟天15g	当归10g	鬼箭羽15g	冬瓜皮30g
川牛膝15g	泽兰15g	益母草15g	生龙骨30g（先煎）
生牡蛎30g（先煎）	茵陈30g	炒鸡内金15g	远志6g
南沙参30g			

7剂，日1剂，每剂两煎，共取500mL，分早晚温服。

患者自测排卵显示弱阳性，予当归、鬼箭羽、川牛膝等活血通经，鸡内金软坚散结，合葛根、升麻升发之性以助排卵，补骨脂、骨碎补、巴戟天补肾，冬瓜皮、茵陈清热利湿。嘱患者及时同房。

十九诊：2012年4月19日。

LMP 3月22日，5天净。纳眠可，白带正常，二便调，舌淡红、苔厚白，脉小滑。BBT典型双相。

处方：

杜仲10g	巴戟天15g	葛根15g	升麻10g
补骨脂15g	骨碎补15g	菟丝子15g	桑寄生15g

川续断 15g	苏木 6g	生黄芪 30g	山药 15g
生麻黄 6g	桂枝 12g	吴茱萸 9g	浮小麦 30g

7剂，日1剂，每剂两煎，共取500mL，分早晚温服。

患者基础体温呈现典型双相，不排除妊娠可能。杜仲、巴戟天、补骨脂、菟丝子等补益肝肾，固护冲任；黄芪、山药健脾益气；葛根、升麻轻清升发，麻黄、桂枝、吴茱萸温经通络，标本兼施。

二十诊：2012年4月28日。

LMP 4月27日，未净。咽痛，咳嗽，纳可，眠佳，二便调，舌红、苔薄黄，脉沉滑。体重下降3.5～4kg。

处方：

生麻黄 6g	桂枝 10g	川芎 10g	当归 10g
法半夏 10g	干姜 6g	细辛 3g	杏仁 10g
川牛膝 15g	益母草 30g	刘寄奴 15g	鬼箭羽 15g
紫石英 15g（先煎）	赤芍 15g	熟地黄 20g	丹参 20g

7剂，日1剂，每剂两煎，共取500mL，分早晚温服。

患者经水适来，经血下注冲任胞宫行经，冲脉气逆，虚火上行，故出现咽痛、咳嗽，以干姜、细辛助阳，引火下行，杏仁降肺止咳，四物汤加川牛膝、益母草、鬼箭羽等活血通经，以助经血下行。

二十一诊：2012年5月12日。

LMP 4月27日，5天净，量可，色暗红，有少量血块，经期第1～2天小腹坠痛。自觉上火、发热，易出汗，失眠、易醒、难再入睡，白天易困，纳可，二便调，舌淡红、苔少，脉沉细。体重继续下降0.5～1kg。

检查：B超（5月12日）示子宫大小2.9cm×4.4cm×5.1cm，内膜约0.9cm；右卵巢较大卵泡1.9cm×2.2cm，左卵巢较大卵泡1.9cm×2.2cm。

处方：

菟丝子 15g	炙龟甲 10g（先煎）	紫河车 15g	紫石英 15g（先煎）
补骨脂 15	骨碎补 15g	桑寄生 15g	桑叶 15g
丹参 20g	赤芍 15g	当归 15g	干姜 6g
浮小麦 30g	吴茱萸 9g	生麻黄 6g	桂枝 10g

7剂，日1剂，每剂两煎，共取500mL，分早晚温服。

医嘱：监测排卵，适时同房。

患者素有肾虚之根，适逢经间排卵期，结合症状和舌象存在明显阴虚之征，在予菟丝子、桑寄生、补骨脂补益肝肾基础上，加血肉有情之品紫河车填精养血，龟甲滋阴潜阳、清虚热，干姜、吴茱萸、桂枝温经通络，合丹参、赤芍、当归活血通经以促排卵。

二十二诊：2012 年 5 月 19 日。

LMP 4 月 27 日。自觉上火，发热，易出汗，易醒，偶有心慌，纳眠尚可，二便调。舌淡红、苔少，脉弦滑。

处方：

北沙参 30g	白薇 10g	生地黄 15g	山茱萸 15g
怀山药 15g	炙甘草 15g	麦冬 10g	五味子 10g
女贞子 10g	墨旱莲 15g	枸杞子 15g	菟丝子 15g
地骨皮 15g	玄参 10g	炒白术 15g	阿胶珠 10g（烊化）

7 剂，日 1 剂，每剂两煎，共取 500mL，分早晚温服。

患者阴虚症状仍较明显，在治疗上以补益肝肾、滋阴清热为主。北沙参、玄参、麦冬、五味子、生地黄养阴清热，白薇、地骨皮清虚热，山茱萸、枸杞子、女贞子等补益肝肾。

二十三诊：2012 年 5 月 26 日。

自觉上火、发热症状减轻，仍易出汗，畏热，纳眠可，二便调，舌淡红、苔薄白，脉沉滑。

处方：

北沙参 30g	太子参 15g	黄芩 6g	炒白术 10g
炙黄芪 30g	菟丝子 15g	女贞子 15g	枸杞子 15g
五味子 10g	黄连 3g	阿胶珠 10g	炙甘草 15g
麦冬 10g	桑寄生 15g	桑叶 10g	白薇 10g

7 剂，日 1 剂，每剂两煎，共取 500mL，分早晚温服。

患者至经前期，经血下注冲任，其阴虚愈明显，治疗仍宜滋阴清热为主，不可过于活血破血以伤阴。五味子、麦冬和太子参合生脉散之意益气养阴，黄连、阿胶珠滋阴清热、交通心肾，诸药合用使滋阴而不恋邪，清热而不伤阴。

2012年6月2日。

LMP 5月30日，未净，量色正常，有血块，经前两天和经期第1～2天小腹坠痛。现腰酸疼，右侧乳房刺痛，纳可，眠佳，二便调，舌淡红、苔薄白，脉沉滑。

处方：

香附10g	郁金10g	当归10g	川芎6g
白芍15g	熟地黄15g	川楝子10g	延胡索15g
荔枝核10g	橘核10g	炮姜6g	路路通10g
王不留行10g	川牛膝15g	泽兰15g	丹参20g

7剂，日1剂，每剂两煎，共取500mL，分早晚温服。

患者现正处于经期，治疗以疏肝理气、活血调经为主。香附、郁金、川楝子疏肝理气，四物汤养血活血，川芎、延胡索活血行气止痛，橘核、荔枝核软坚散结，路路通、王不留行活络通经。

二十五诊：2012年6月9日。

LMP 5月30日，5天净。畏热，易出汗，纳眠可，二便调，白带量少，色正常。舌淡红、苔薄白，脉沉滑。

处方：

丹参20g	姜黄6g	赤芍15g	川芎10g
当归10g	菟丝子20g	醋龟甲10g（先煎）	鹿角霜12g
制首乌15g	川牛膝15g	北沙参30g	香附10g
玄参10g	生地黄20g	百合20g	枳壳15g

7剂，日1剂，每剂两煎，共取500mL，分早晚温服。

患者经血适净，冲任血海空虚，阴虚症状明显，治疗以补肾滋阴清热为主。四物汤养血活血，菟丝子、川牛膝补益肝肾，且牛膝可引火下行，使用血肉有情之品龟甲滋阴清热，鹿角霜补肾阳为主，起到阳生阴长作用，首乌补肾填精。百合、生地黄、玄参等养阴清热。

二十六诊：2012年6月16日。

LMP 5月30日。入睡难，晨起易犯困，盗汗，畏热，纳可，二便调，舌淡红、苔薄白，脉沉滑。

检查：B超监测卵泡（6月10日）示右卵巢可见优势卵泡，1.7cm×2.2cm，

1.6cm×1.7cm；左卵巢可见优势卵泡，1.7cm×1.6cm。

处方：

醋龟甲 10g（先煎）	菟丝子 20g	制首乌 15g	鹿角霜 15g
紫河车 15g	桑寄生 15g	女贞子 15g	枸杞子 15g
升麻 10g	葛根 10g	党参 20g	生黄芪 15g
太子参 15g	北沙参 30g	浮小麦 30g	炙甘草 15g

7 剂，日 1 剂，每剂两煎，共取 500mL，分早晚温服。

患者阴虚症状仍较显著，以血肉有情之品龟甲滋阴潜阳、清虚热，紫河车补肾填精，桑寄生、女贞子、枸杞子补益肝肾，鹿角霜补肾阳，阳中求阴，党参、黄芪、太子参健脾益气，北沙参养阴清热，浮小麦既可止汗，还可安神除烦，升麻、葛根取其升发之性以助排卵。

二十七诊：2012 年 6 月 21 日。

LMP 5 月 30 日。纳可，眠佳，二便调，舌红、苔黄，脉小滑。

处方：

黄芩 6g	炒白术 10g	光山药 15g	砂仁 6g（后下）
菟丝子 15g	桑寄生 15g	桑叶 10g	阿胶珠 10g（烊化）
升麻 10g	百合 20g	北沙参 30g	香附 10g
生地黄 20g	生黄芪 15g	炙甘草 15g	枸杞子 15g
女贞子 15g			

7 剂，日 1 剂，每剂两煎，共取 500mL，分早晚温服。

患者阴虚之症得到显著改善，予百合、生地黄、沙参、阿胶珠巩固养阴清热之效；菟丝子、桑寄生、枸杞子补益肝肾，调补冲任；白术、山药健脾益气。

二十八诊：2012 年 6 月 28 日。

入睡难易犯困，纳可，眠佳，二便调，舌红、苔薄黄，脉滑。

处方：

菟丝子 15g	桑寄生 15g	桑叶 10g	川续断 15g
黄芩 6g	阿胶珠 10g（烊化）	党参 20g	陈皮 10g
炒白术 10g	光山药 15g	女贞子 15g	枸杞子 15g
覆盆子 10g	制首乌 10g	升麻 10g	香附 6g

北沙参 30g

7剂，日1剂，每剂两煎，共取500mL，分早晚温服。

患者月经尚未来潮，不能排除妊娠可能，治疗仍以补益肝肾，固护冲任为主。

二十九诊：2012年7月5日。

LMP 6月28日，4天净，量可，色深红，有少量血块。纳眠可，二便调，舌淡暗、苔根部黄腻，脉沉小。

处方：

当归 10g	香附 10g	川芎 10g	赤芍 15g
泽兰 15g	益母草 15g	干姜 6g	浮小麦 30g
细辛 3g	吴茱萸 9g	法半夏 10g	五味子 10g
百合 20g	川牛膝 15g	鹿角霜 10g	丹参 20g
姜黄 6g			

7剂，日1剂，每剂两煎，共取500mL，分早晚温服。

患者经水适净，冲任血海空虚，以当归、赤芍、川芎养血活血，川牛膝补益肝肾，鹿角霜补肾助阳，阴阳互济。结合患者舌象，其苔黄腻，存在湿热之象，予泽兰、益母草活血利尿以除湿。

三十诊：2012年7月14日。

LMP 6月28日。乏力，易困，纳可，眠佳，二便调，白带量少，色白黄，无异味。舌淡红、苔黄白，脉沉。

检查：B超（7月13日）示子宫前位，大小5.0cm×3.8cm×2.8cm，内膜0.9cm；右卵巢大小2.8cm×2.4cm，左卵巢大小3.6cm×2.4cm；右卵巢内可见大于10个无回声区，最大1.0cm×0.8cm，左卵泡较大者1.7cm×1.6cm。

处方：

当归 10g	川芎 10g	赤芍 15g	丹参 20g
川牛膝 15g	制香附 15g	苏木 6g	生黄芪 30g
益母草 15g	泽兰 15g	穿山甲 10g（先煎）	皂角刺 10g
吴茱萸 9g	桂枝 10g	生麻黄 6g	法半夏 10g

7剂，日1剂，每剂两煎，共取500mL，分早晚温服。

患者又至经间排卵期，B超检查见左卵巢有较大卵泡，治疗以活血通经、益气促排为主。苏木活血通经，穿山甲、皂角刺通经活络，黄芪益气，法半夏化痰，吴茱萸、桂枝、麻黄温经通络，诸药合用以助排卵。

三十一诊：2012年7月21日。

LMP 6月28日。心慌，上半身出汗，纳可，眠佳，二便调，舌淡红、苔薄白，脉滑。BBT双相。

检查：B超（7月16日）示子宫前位，大小5.0cm×4.1cm×3.5cm，内膜1.0cm；右卵巢大小3.0cm×2.2cm，右卵巢内可见大于10个无回声区，最大1.0cm×0.8cm；左卵巢大小3.3cm×2.8cm，左卵泡较大者3.1cm×2.3cm.

处方：

吴茱萸6g	菟丝子15g	桑寄生15g	续断15g
干姜6g	党参15g	太子参15g	西洋参20g
制香附10g	砂仁6g^(后下)	升麻10g	陈皮10g
生黄芪30g	炙甘草15g	五味子10g	女贞子10g

7剂，日1剂，每剂两煎，共取500mL，分早晚温服。

患者本月经周期监测排卵提示有排卵，且患者有同房，BBT呈双相，不排除妊娠可能。菟丝子、桑寄生、续断补益肝肾、固护冲任，党参、太子参、西洋参益气健脾，香附、砂仁使诸药补而不滞。

三十二诊：2012年7月28日。

LMP 6月28日。易困，入睡难，多梦，二便调；舌红、苔黄，脉沉滑。BBT典型双相。

处方：

浮小麦30g	炙甘草15g	大枣30g	百合20g
熟地黄20g	升麻10g	生黄芪15g	陈皮10g
党参20g	菟丝子15g	桑寄生15g	续断15g
阿胶珠10g^(烊化)	五味子10g	女贞子10g	枸杞子10g

7剂，日1剂，每剂两煎，共取500mL，分早晚温服。

患者基础体温典型双相，现月经仍未来潮，其妊娠可能性较大，现其睡眠较差，予以甘麦大枣汤合百合地黄汤加减养阴清热，除烦安神，寿胎丸加减以补肝肾，固护冲任。

三十三诊：2012年8月4日。

LMP 6月28日。7月29日至30日小腹偶有坠痛，纳可，失眠，二便调。舌红、苔黄，脉弦滑。BBT在高温相。

检查：血清激素（8月1日）示 P 189.20 mIU/mL，HCG 213.8 mIU/mL。（8月3日）示 P 190.80 mIU/mL；HCG 392.40 mIU/mL。

诊断：胎动不安。

治则：补肾健脾，固冲安胎。

处方：

党参 15g	太子参 15g	西洋参 30g	炒白术 12g
升麻 10g	生白芍 30g	炙甘草 15g	黄芩 6g
熟地黄 20g	百合 20g	五味子 10g	阿胶珠 10g（烊化）
黄连 3g	菟丝子 15g	桑寄生 15g	续断 15g

7剂，日1剂，每剂两煎，浓煎300mL，少量频服，温服。

患者已确定成功妊娠，治疗以寿胎丸加减，菟丝子、桑寄生、续断补肾安胎，熟地黄、阿胶珠补血填精；炒白术安胎，合党参、太子参和西洋参增强健脾补气之效；黄芩清热安胎，升麻升阳。诸药合用肝肾足，气血旺，冲任调和，则胎元固。

【按】本案患者多囊卵巢综合征的诊断明确，其在治疗过程中先后出现肝郁、湿热、阴虚等一系列征象，但究其根存在肾虚血瘀之本，故在治疗过程中补肾活血法贯穿始终。患者结婚1年未避孕未孕，在治疗时根据经前期、经期、经间期和经前期不同，结合患者自身症状辨证用药。经间排卵予苏木、熟大黄、丹参等活血通经之品助卵泡发育和排出，加党参、黄芪等益气以推动卵泡排出。患者在治疗中出现明显阴虚的表现，治疗予牡丹皮、地骨皮、白薇等清虚热，龟甲滋阴潜阳、麦冬、五味子、沙参养阴，酌情鹿角霜补肾助阳之品以达阳中求阴，阴阳互济。

案例6

马某，女，30岁，出生日期：1982年1月。

初诊：2012 年 8 月 20 日。

主诉：结婚 4 年，性生活正常，未避孕 1 年未孕。

现病史：患者月经为 $12\frac{7\sim10}{30\sim50}$，量少，色暗红，血块（+），痛经（-），经前乳房胀痛，经期腰疼明显、易腹泻。孕 0 产 0。

既往史：曾于外院诊断为多囊卵巢综合征，未予规律治疗。

刻下症：LMP 8 月 14 日，未净，量少，色暗，有血块；PMP 7 月 9 日；PPMP 6 月 1 日。现腰疼 1 月余，自觉胸闷气短，后背僵硬，偶有咳嗽，纳可，食后易腹胀，眠多梦，二便调，平素白带量多、质稀、外阴痒，舌红、苔根部少，脉弦。

检查：内分泌六项（外院 3 月 22 日）示 FSH 2.94 mIU/mL，LH 3.82 mIU/mL，PRL 18.1 ng/mL，E_2 19.7 pg/mL，P 6.71 ng/mL，T 1.06 ng/mL。B 超示子宫前位，大小 4.3cm×3.1cm×3.2cm，内膜厚 0.9cm，右卵巢 2.8cm×1.9cm，左卵巢 3.0cm×1.9cm，双侧可探及 ≥12 个直径 <1cm 卵泡。

西医诊断：原发性不孕，多囊卵巢综合征。

中医诊断：不孕症。

证型：心肾不交，经脉瘀阻，冲任失调。

治则：交通心肾，通经化瘀，调理冲任。

处方：

女贞子 10g	墨旱莲 15g	桑寄生 15g	川续断 15g
海螵蛸 15g	侧柏叶 15g	蒲黄 10g（包煎）	马齿苋 30g
马鞭草 30g	葛根 15g	生龙骨 30g（先煎）	生牡蛎 30g（先煎）
麦冬 10g	五味子 10g	党参 20g	三七粉 3g（冲服）
生地榆 15g			

7 剂，日 1 剂，每剂两煎，共取 500mL，分早晚温服。

医嘱：记录基础体温（BBT），注意排卵样白带变化；中药第 3 煎可加水 2000mL 再煎，坐浴 10～15min，若在经期冲洗外阴即可；复查内分泌六项。

患者病史及 B 超检查结果提示其符合多囊卵巢以及不孕症的诊断。现正值月经第 7 天，未净，以补肾养心，通经化瘀，调理冲任为原则。用生脉饮合补肾益气化瘀方药；因既往有月经淋漓难尽的情况，以蒲黄、三七化瘀止血而不留瘀，海螵蛸、生龙骨、生牡蛎固涩止血；因患者阴道长期少量出血，故配以马齿苋、马鞭草抗炎止血。

二诊：2012 年 9 月 3 日。

LMP 8 月 14 日，服上方 1 剂后血止。患者近日仍情绪不佳，乳房、两胁和两少腹胀痛，有水样白带，纳食后觉胃脘胀满，眠佳，二便调，舌红、苔黄、苔中部花剥，脉沉。8 月 30 日自测有排卵，但无同房。

检查：内分泌六项（8 月 21 日）示 FSH 6.51 mIU/mL，LH 5.58 mIU/mL，PRL 12.64 ng/mL，E_2 86.00 pg/mL，P 0.37 ng/mL，T 0.40 ng/mL。

处方：

柴胡 10g	当归 10g	川芎 10g	赤芍 15g
白芍 15g	生地黄 15g	熟地黄 15g	桑寄生 15g
川续断 15g	狗脊 15g	陈皮 10g	香附 15g
女贞子 10g	枸杞子 10g	五味子 10g	蒲黄 10g（包煎）
马齿苋 30g			

7 剂，日 1 剂，每剂两煎，共取 500mL，分早晚温服。

乳房、两胁及少腹为肝经循行之处，肝气不舒，则出现乳房、两胁和少腹胀痛，以柴胡疏肝散合四物汤加减疏肝理气，养血和血。柴胡、香附、陈皮理气，肝木调达，则脾土健运；熟地黄、桑寄生、川续断补益肝肾，女贞子、枸杞子、五味子、马齿苋滋肝肾之阴；四物汤和蒲黄养血活血，化瘀清热。

三诊：2012 年 9 月 10 日。

LMP 8 月 14 日。近 3 天出现腹部疼痛、泻后痛减，大便每天 1～2 次、呈水样，小便调，纳眠佳。舌红苔、黄稍腻，脉沉滑。

处方：

柴胡 10g	当归 10g	川芎 10g	赤芍 15g
白芍 15g	生地黄 15g	熟地黄 15g	木香 6g
肉桂 6g	黄连 3g	马齿苋 30g	延胡索 15g
葛根 15g	川牛膝 15g	补骨脂 15g	桑寄生 15g

14剂，日1剂，每剂两煎，共取500mL，分早晚温服。

从基础体温可知患者已经从排卵期过渡到黄体期，故治疗以补肾疏肝活血为法，为孕卵着床做准备。以四物汤加味，柴胡、川芎、木香理气，延胡索活血行气止痛，当归、芍药养血活血，黄连、马齿苋清热燥湿，葛根升清降浊，解痉止痛，牛膝补肾活血，引药下行，肉桂引火归元。

四诊：2012年9月24日。

LMP 9月16日，点滴未净，色红，少量血块，经期腹泻，2～3次/天，质黏腻、气臭秽、肠鸣音增强。腰酸，双眼干涩、发痒，易困倦，胸闷气短，纳食后胃脘胀满，眠多梦。舌红，边有齿痕，苔白，脉沉滑。BBT呈不典型双向。

处方：

黄连6g	白头翁10g	秦艽10g	阿胶珠10g（烊化）
蒲黄10g（包煎）	马鞭草30g	枸杞子15g	干姜6g
黑附子6g	石斛15g	紫河车10g	鹿角霜10g
鬼箭羽15g	冬瓜皮30g	葛根15g	桑枝15g

10剂，日1剂，每剂两煎，共取500mL，分早晚温服。

患者月经将净，经后血海空虚，以紫河车、鹿角霜等血肉有情之品，补肝肾填精髓，以助卵泡生长发育。取白头翁汤，加葛根、秦艽、连翘清中焦湿热不伤阴，附子、干姜既温助脾肾之阳，又制约黄连、白头翁苦寒之性。

五诊：2012年10月15日。

患者乳房胀痛，肩膀及后背痛，晨起手麻，双眼干涩，食后胃胀，有灼热感，胸闷气短，两少腹偶尔牵拉痛，眠多梦，舌红、苔根部少苔，脉小滑。

处方：

柴胡10g	当归10g	川芎10g	炒白芍30g
香附15g	川楝子10g	延胡索15g	桑枝15g
桂枝10g	女贞子15g	石斛15g	菊花10g
五味子10g	党参20g	陈皮10g	砂仁6g（后下）

7剂，日1剂，每剂两煎，共取500mL，分早晚温服。

患者肝郁，在柴胡疏肝散基础上加川楝子、菊花以清肝火；桂枝、延胡索以通经络，桑枝直走上肢，以解晨起手麻；生脉饮合石斛之意在益气养阴，固护胃阴；砂仁、陈皮理气健脾以防滋腻太过。

六诊：2012 年 10 月 22 日。

LMP 10 月 21 日，未净，行经前乳房胀痛、腰酸。胁胀，双眼干涩，手心热，胸闷气短，易疲乏，食后胃胀有所好转，眠多梦，肩胛疼痛。舌红、中根部少苔，脉弦滑。

检查：内分泌六项（10 月 22 日）示 FSH 5.47 mIU/mL，LH 5.68 mIU/mL，PRL 15.54 ng/mL，E_2 78.00 pg/mL，P 0.28 ng/mL，T 0.50 ng/mL。

处方：

党参 20g	陈皮 10g	干姜 6g	山药 15g
法半夏 10g	肉苁蓉 30g	葛根 15g	羌活 10g
独活 10g	丹参 30g	姜黄 6g	川牛膝 15g
石斛 15g	益母草 15g	泽兰 15g	龟甲 10g（包煎）
枸杞子 15g			

7 剂，日 1 剂，每剂两煎，共取 500mL，分早晚温服。

医嘱：记录 BBT，如有排卵及时同房，排卵高温相持续 12 天后停服上方。

患者 FSH、LH 比值已正常，自测有排卵，可知多囊卵巢病情已愈。患者舌中根部少苔、双眼干涩、手心热，为肝肾阴虚表现，用龟甲、石斛、枸杞子补益肝肾之阴，肉苁蓉补肾阳，益精血；阴阳双补同时要因势利导，丹参、益母草、泽兰活血化瘀促进经血下行，姜黄可破血行气，且有抗氧化、抗病毒的作用；以上诸药共助卵泡发育成熟及排出。川牛膝既活血通经，又可引药下行；羌活性烈，善治上部痹证；独活性缓，善治下部痹证，上下通调周身痛止。

七诊：2012 年 11 月 22 日。

LMP 10 月 21 日，7 天净。乳房胀痛，小腹掣痛，双眼干涩减轻，白天嗜睡，胸闷气短，颈后酸痛，纳可，眠多梦，大便调，小便色黄，舌淡红、苔薄白，脉小滑。患者于 11 月 11 日至 13 日自测排卵阳性，有同房，现基础体温处于高温相。

处方：

香附 15g	北沙参 30g	葛根 15g	桑寄生 15g
桑叶 15g	枸杞子 15g	菊花 10g	石斛 15g
菟丝子 15g	女贞子 15g	五味子 10g	覆盆子 15g
白芍 30g	生甘草 10g	阿胶珠 10g^(烊化)	川续断 15g

7剂，日1剂，每剂两煎，共取500mL，分早晚温服。

医嘱：继续监测基础体温，避免剧烈活动，注意休息；若基础体温高温相超过16天，需检测血清HCG、P。

患者自测排卵阳性，并有同房史，目前BBT正处于高温相，为妊娠做好准备，治疗时应以补益肝肾，固护冲任为法，以寿胎丸合五子衍宗丸加减；目涩加菊花、石斛以清肝明目；重用白芍，配生甘草，柔肝缓急止痛。

八诊：2012年11月29日。

LMP 10月21日。11月28日于北医三院检测血清HCG 273.65 mIU/mL，提示已妊娠。现双眼干涩，咽痒，偶尔呕吐酸水，偶有小腹痛，口干、渴，全身皮肤干燥，纳可，眠多梦，大便可，小便黄。舌红苔白，脉小滑。BBT处于高温相，但波动较大。

处方：

菟丝子 15g	桑寄生 15g	炒杜仲 15g	续断 15g
女贞子 15g	枸杞子 15g	五味子 15g	白芍 30g
乌梅 15g	制香附 15g	北沙参 30g	党参 15g
太子参 15g	生黄芪 30g	黄芩 6g	竹茹 10g

7剂，日1剂，每剂两煎，浓煎300mL，少量频服，温服。

医嘱：静养休息，调畅情志，注意孕期卫生。

处方应以补益肝肾，养阴生津，固冲安胎为法。妊娠期间，精血下注胞宫以养胎，机体处于"阴常不足，阳常有余"的状态。治疗时以北沙参益气养阴，针对其口干、口渴，酌加乌梅、五味子生津止渴，竹茹清热降逆止呕。因其基础体温目前波动较大，在服药期间，应避免劳累，一旦出现腰酸、阴道出血、腹痛等症状即卧床休息。

随访得知，患者于2013年8月9日顺产1男婴，身长51cm，体重3.65kg。

【按】近年来，多囊卵巢综合征的发病率呈上升趋势，多以雄激素过多和持续无排卵为临床主要特征。以月经失调、不孕、肥胖、多毛等为主要临床症状。本案患者自初潮始即出现月经失调，久病导致心肾不交，瘀血内阻，应以交通心肾，化瘀固冲为首要原则，并根据月经不同时期采取不同治法。因不孕患者长期处于精神紧张、压力较大的状态，常致肝失条达。本案患者就表现出典型的肝郁症状，除了遣方用药要疏肝养肝以外，还要注重对患者心理的疏导。

案例 7

姜某，女，30 岁。出生日期：1982 年 5 月。

初诊：2012 年 9 月 3 日。

主诉：结婚 4 年，性生活正常，未避孕 1 年未孕伴月经后期 1 年余。

现病史：患者月经 $12\frac{5\sim6}{30\sim120}$，痛经（−）。孕 1 产 0。2010 年 1 月 27 日，孕 24 周时，胎儿因脐带绕颈窒息而死，行引产术。2011 年 4 月起月经后期，体重增加 5kg 以上。

刻下症：LMP 5 月 14 日，量可，色鲜红，经前乳胀。PMP 4 月 10 日。手脚心热，出汗。纳可，眠佳，大便 1～2 次/天，小便可。白带正常。舌淡尖红、苔黄白相间、边有齿痕，脉沉。

检查：妇科 B 超示子宫前位，5.3cm×4.5cm×4.0cm，内膜 0.8cm，宫颈探及数个无回声区，最大直径约 0.5cm。右卵巢 3.6cm×2.6cm，≥10 个无回声区，最大 0.6cm×0.6cm，左卵巢 3.2cm×1.6cm。内分泌六项示 FSH 7.27 mIU/mL，LH 12.40 mIU/mL，PRL 15.18 ng/mL，E_2 99.00 pg/mL↓，P 0.20 ng/mL↓，T 0.33 ng/mL。

西医诊断：继发性不孕；月经后期；多囊卵巢综合征。

中医诊断：不孕症；月经后期。

证型：肾虚血瘀，冲任失调。

治法：补肾活血，调理冲任。

处方：

炙龟甲 10g（先煎）	炙鳖甲 10g（先煎）	女贞子 10g	墨旱莲 15g

仙茅 10g	淫羊藿 15g	鬼箭羽 15g	冬瓜皮 30g
当归 10g	川芎 10g	赤芍 15g	白芍 15g
红花 10g	生地黄 15g	熟地黄 15g	川牛膝 15g
益母草 30g	桃仁 10g		

7剂，日1剂，每剂两煎，共取500mL，分早晚温服。

患者曾行引产，可知胞宫受损，肾气亏虚，且闭经4月余，结合舌脉象，以桃红四物汤活血化瘀，龟甲、鳖甲滋阴清热，二至丸与二仙汤配伍滋肾助阳。

二诊：2012年9月10日。

LMP 5月14日。手脚心热，多汗，纳可，眠佳，二便调，舌红、苔薄黄、边有齿痕，脉小滑。

处方：

（1）
当归 10g	川芎 10g	赤芍 15g	丹参 20g
浮小麦 30g	龟甲 10g（先煎）	鳖甲 10g（先煎）	女贞子 10g
墨旱莲 15g	仙茅 10g	淫羊藿 15g	鬼箭羽 15g
冬瓜子 30g	炙甘草 15g	川牛膝 15g	益母草 30g

7剂，日1剂，每剂两煎，共取500mL，分早晚温服。

（2）黄体酮胶丸，1丸/次，2次/日，连服6日。

患者月经仍未来潮，长期闭经会造成子宫、卵巢缩小，卵巢功能下降等，故予黄体酮胶丸辅助治疗。

三诊：2012年9月24日。

LMP 9月21日（口服黄体酮来潮），未净，经期腰酸。纳可，眠佳，二便可，舌紫暗、苔白腻，脉弦滑。

处方：

杏仁 10g	白蔻仁 6g	生薏苡仁 30g	当归 10g
川芎 6g	赤芍 15g	白芍 15g	生地黄 15g
熟地黄 15g	丹参 30g	姜黄 6g	川牛膝 15g
桑寄生 15g	厚朴 12g	法半夏 12g	茯苓 15g
苏叶 6g	党参 20g		

7剂，日1剂，每剂两煎，共取500mL，分早晚温服。

患者正值月经期，以活血利水为法，结合患者舌脉，以四物汤合三仁汤加减，川牛膝引血下行，助经血畅达。

四诊：2012 年 10 月 15 日。

LMP 9 月 21 日。小腹胀，乳房微胀，纳可，眠佳，二便可，舌红、苔腻、边有齿痕，脉弦滑。

处方：

杏仁 10g	白蔻仁 6g	生薏苡仁 30g	厚朴 12g
枳实 15g	熟大黄 10g（后下）	熟地黄 20g	山茱萸 20g
山药 20g	当归 10g	川芎 10g	赤芍 15g
茯苓 15g	鬼箭羽 15g	浮小麦 30g	炙甘草 15g
川牛膝 15g			

7 剂，日 1 剂，每剂两煎，共取 500mL，分早晚温服。

五诊：2012 年 11 月 26 日。

LMP 9 月 21 日。偶尔小腹酸胀，纳可，眠佳，二便可，舌淡红、边有齿痕、苔白黄厚腻，脉弦滑。

处方：

鬼箭羽 15g	冬瓜皮 30g	当归 15g	川芎 10g
赤芍 15g	生地黄 15g	杏仁 10g	白蔻仁 6g
生薏苡仁 30g	川牛膝 15g	益母草 15g	泽兰 15g
杜仲 15g	巴戟天 15g	厚朴 12g	法半夏 10g
苍术 10g			

7 剂，日 1 剂，每剂两煎，共取 500mL，分早晚温服。

根据患者症状体征，患者痰湿内阻，以苍术、半夏、厚朴燥湿化痰，以三仁汤健脾祛湿。

六诊：2012 年 12 月 10 日。

LMP 9 月 21 日。近期出差多、工作忙。小腹胀，性情急躁易怒，纳可，眠佳，二便可，舌淡暗、苔白，脉弦滑。

检查：妇科 B 超示子宫前位，大小约 5.1×4.6×4.4cm，内膜 0.87cm，子宫颈最大 0.5cm。右卵巢大小 3.6×2.6cm，≥10 个无回声区，最大 0.4×0.4cm，左卵巢大小 3.3×1.8cm，≥10 个无回声区，最大

0.6×0.6cm。

处方：

香附 15g	生麻黄 6g	桂枝 12g	吴茱萸 9g
当归 10g	川芎 10g	赤芍 15g	法半夏 10g
莲子心 3g	川牛膝 15g	益母草 30g	冬瓜皮 30g
鬼箭羽 15g	北沙参 30g	桑寄生 15g	丹参 30g
浮小麦 30g			

7剂，日1剂，每剂两煎，共取500mL，分早晚温服。

七诊：2013年1月7日。

LMP 12月15日，6天净，量可，色暗，血块（±），行经前乳胀痛。纳可，眠佳，现乳胀，面赤，二便可，舌尖红、苔白，脉弦滑。

处方：

香附 15g	佛手 15g	百合 20g	生地黄 20g
桑叶 15g	桑寄生 15g	女贞子 15g	枸杞子 15g
杜仲炭 15g	巴戟天 15g	川续断 15g	生晒参 15g
炙黄芪 15g	炒白术 10g	生白芍 30g	菟丝子 15g

7剂，日1剂，每剂两煎，共取500mL，分早晚温服。

患者情绪不佳，肝郁症状明显，治疗时以疏肝理气为要，患者面赤、舌尖红，故以百合地黄汤滋阴清热。

八诊：2013年1月21日。

LMP 12月15日。感冒7天余，现咳嗽，流涕，乳胀，小腹偶尔隐痛，纳可，眠佳，二便可。舌暗、苔白，脉弦。

检查：血清激素示 HCG 1307.88 mIU/mL，P 16.14 ng/mL，E_2 349.00 pg/mL。

处方：

金银花 30g	杏仁 10g	生黄芪 15g	防风 10g
炒白术 10g	生白芍 30g	炙甘草 15g	菟丝子 15g
桑寄生 15g	川续断 15g	五味子 10g	枸杞子 10g
女贞子 10g	山药 15g	党参 15g	香附 15g
桑叶 15g			

水煎温服，少量频服。

医嘱：调畅情志，营养饮食，注意孕期卫生。

患者感冒咳嗽，方中金银花清热解毒，玉屏风散合桑叶、杏仁可益气固表，清热宣肺；因患者早孕，偶有腹痛，胎象尚未稳固，以芍药、甘草养血柔肝，缓急止痛。

【按】本例患者为多囊卵巢综合征引起的排卵障碍性不孕。多囊卵巢综合征是育龄期女性常见的一种内分泌紊乱疾病，月经紊乱、多毛、痤疮和不孕是其主要临床表现。本案患者月经周期不规律，体重增加明显，血清内分泌六项及妇科B超均提示患者为多囊卵巢综合征。对此，补肾活血、调经促排卵是其基本原则。《内经》云："月事不来者，胞脉闭也。"且多囊卵巢综合征患者多有痰湿内阻之证。肾精充盛则经水生化有源，结合化痰祛瘀之法，可令胞脉通畅，以致患者体内激素环境得到一定的纠正，通调相合从而使患者月经恢复正常，成功受孕。

案例 8

魏某，女，34 岁。出生日期：1978 年 12 月。

初诊：2012 年 5 月 24 日。

主诉：结婚 7 年，性生活正常，未避孕 4 年未孕。

现病史：患者月经为 $14\dfrac{5 \sim 8}{28}$，痛经（±）。孕 0 产 0。2009 年输卵管造影检查提示：双侧输卵管通畅。2009 年 9 月行体外受精 – 胚胎移植术失败，2011 年 2 月行子宫息肉摘除术，2012 年 4 月人工授精失败。乳腺增生病史。其配偶精液常规检查提示精子畸形率 93%，有弱精病史。

刻下症：LMP 4 月 28 日。左侧小腹疼痛。腰酸，白带多，色黄。纳可，大便不成形，小便黄。舌淡红苔薄白，脉小滑。

西医诊断：原发性不孕。

中医诊断：不孕症。

证型：肾虚血瘀，肝郁气滞。

治则：补肾活血，疏肝通络。

处方：

| 柴胡 10g | 当归 10g | 川芎 10g | 赤芍 15g |
| 白芍 15g | 生地黄 15g | 熟地黄 15g | 荔枝核 10g |

马鞭草 30g	狗脊 15g	橘核 10g	川楝子 10g
延胡索 15g	桑寄生 15g	川续断 15g	川牛膝 15g
鹿角霜 10g	生蒲黄 10g^(包煎)		

7剂，日1剂，每剂两煎，共取500mL，分早晚温服。

二诊：2012年6月4日。

LMP 5月27日，6天净，量少，色暗，无血块，行经前腰酸，乳胀。小腹凉，时常胃脘部隐痛。感冒3天，咽痒，咳嗽，夜间尤甚。乏力嗜睡，纳可，眠多梦，左侧少腹痛，大便偶尔不成形，每日1行，小便黄，舌红、苔黄，脉弦。

检查：内分泌六项（5月28日，人民医院）示 FSH 8.65 mIU/mL，LH 4.2 mIU/mL，PRL 9.18 ng/mL，E_2 0.143 pg/mL，T 1.34 ng/mL。

处方：

女贞子 15g	墨旱莲 15g	生麻黄 6g	桂枝 12g
当归 10g	川芎 10g	法半夏 10g	干姜 6g
细辛 3g	五味子 10g	杏仁 10g	党参 20g
黄芪 15g	蒲黄炭 10g	马鞭草 30g	补骨脂 15g
桑寄生 15g			

7剂，日1剂，每剂两煎，共取500mL，分早晚温服。

三诊：2012年6月11日。

LMP 5月27日，左侧腰酸。纳可，眠多梦，手心热，下颌面颊痤疮明显，工作压力较大。二便调，舌暗、边有瘀点、苔白，左脉弦，右脉缓急不均匀。6月4日自测有排卵，有同房。

处方：

女贞子 15g	枸杞子 15g	龟甲 10g^(先煎)	墨旱莲 15g
黄连 3g	制首乌 10g	阿胶珠 10g^(烊化)	生白芍 15g
炙甘草 15g	桑寄生 15g	狗脊 15g	升麻 10g
连翘 10g	葛根 15g	干姜 6g	炒枣仁 15g

7剂，日1剂，每剂两煎，共取500mL，分早晚温服。

四诊：2012年6月25日。

LMP 6月24日，未净，小腹、腰痛，行经前腹泻，左侧乳房胀痛，小腹凉。手心热，纳可，眠佳。大便稀，每日1~2行，小便黄有味，舌暗、苔白，脉弦滑。

处方：

太子参15g	麦冬10g	天冬10g	五味子10g
牡丹皮10g	赤小豆30g	车前草15g	竹叶10g
川楝子10g	延胡索15g	丝瓜络10g	王不留行10g
威灵仙15g	龟甲10g（先煎）	鳖甲10g（先煎）	桑白皮10g
高良姜6g			

7剂，日1剂，每剂两煎，共取500mL，分早晚温服。

五诊：2012年7月2日。

LMP 6月24日。8天净。手心热，有汗，纳可，眠少，白带量少，大便稀，每日1~2行，小便黄，舌暗有瘀、苔白、水滑。脉弦滑。

处方：

竹叶10g	威灵仙15g	牡丹皮10g	白芷10g
杏仁10g	赤小豆30g	生甘草10g	桑白皮10g
当归10g	赤芍15g	枳壳10g	桃仁10g
白薇15g	龟甲10g（先煎）	地骨皮15g	桑寄生15g

7剂，日1剂，每剂两煎，共取500mL，分早晚温服。

患者一直有手心热的症状，为阴虚内热，用白薇、龟甲、地骨皮滋阴清热，牡丹皮清热凉血。赤小豆、桑白皮清热利湿，与杏仁配伍应用，清热宣肺，对痤疮有明显改善作用。

六诊：2012年7月26日。

LMP 7月23日，未净，行经前乳胀、头晕，经期左少腹隐痛。下颌部痤疮明显，纳可，嗜睡，大便不成形，每日1行，小便黄，舌紫暗有瘀点、少苔，脉弦滑。

处方：

当归10g	川芎10g	赤芍15g	丹参20g
柴胡10g	党参15g	生黄芪15g	藿香10g
佩兰10g	杏仁10g	白蔻仁6g	生薏苡仁30g
蒲黄炭10g	马齿苋30g	桑白皮10g	威灵仙15g

7剂，日1剂，每剂两煎，共取500mL，分早晚温服。

患者痤疮等症状与湿热内蕴有关，杏仁、白蔻仁、薏苡仁清利上中下三焦水湿，桑白皮、威灵仙、佩兰、藿香健脾清热利湿。

七诊：2012年8月2日。

LMP 7月23日，7天净。痤疮，手心热，左少腹疼痛。大便不成形，舌红、少苔、有瘀点，脉弦滑。

处方：

龟甲 10g（先煎）	鳖甲 10g（先煎）	丹参 20g	香附 15g
生白芍 30g	升麻 10g	连翘 15g	龙胆草 10g
炒栀子 10g	柴胡 10g	补骨脂 15g	川牛膝 15g
姜黄 6g	益母草 15g	泽兰 15g	大青叶 15g
枳壳 15g			

7剂，日1剂，每剂两煎，共取500mL，分早晚温服。

八诊：2012年8月9日。

LMP 7月23日，7天净。唇下痤疮，双眼干涩。脸上痒，出汗后明显。纳可，眠多梦，大便2次/天，小便常，舌暗、苔白、有瘀点，脉弦滑。8月6日监测卵泡右卵泡1.7×1.7cm，8月7日B超检查提示卵泡已排出。

处方：

升麻 10g	枳壳 15g	法半夏 10g	牡丹皮 10g
蒲黄炭 10g	马齿苋 30g	枸杞子 15g	荆芥 10g
蝉蜕 6g	密蒙花 15g	菟丝子 20g	桑白皮 10g
威灵仙 15g	怀牛膝 15g	桑寄生 15g	肉桂 3g

7剂，日1剂，每剂两煎，共取500mL，分早晚温服。

患者双眼干涩，加入密蒙花养肝明目。

九诊：2012年10月8日。

LMP 9月20日，5天净，量少，色暗，行经前乳胀。10月4日，共取出14个卵子，受精3个，已冻2个，移植失败。现左侧取卵处疼痛，白带色黄，有异味。脸上痘多，双眼干，纳可，眠佳，大便可，小便晨起色黄，舌红、苔黄、有瘀点，脉弦滑。

处方：

（1）浮小麦 30g　　炙甘草 15g　　大枣 30g　　百合 20g
　　　生地黄 20g　　石斛 15g　　　枸杞子 15g　菊花 15g
　　　竹叶 10g　　　赤小豆 30g　　生甘草 6g　丹参 20g
　　　姜黄 6g　　　 枳壳 15g　　　升麻 10g　　败酱草 15g
　　　炮姜炭 6g

7剂，日1剂，每剂两煎，共取500mL，分早晚温服。

（2）口服黄体酮胶丸，2丸/次，4次/天，12天。

十诊：2013年1月14日（其配偶代述）

2013年1月13日于人民医院生殖中心移植胚胎2个。现感冒5天，口鼻腔热，鼻涕色黄，纳可，眠佳，二便可。

处方：

女贞子 15g　　　黄芩 10g　　　　炒白术 10g　　　杏仁 10g
枸杞子 15g　　　鹿角胶 12g（烊化）　阿胶 10g（烊化）　菟丝子 20g
桑寄生 15g　　　川续断 15g　　　金银花 30g　　　升麻 10g
生黄芪 15g　　　桑叶 15g　　　　炙枇杷叶 15g（包煎）　炙甘草 15g

7剂，日1剂，每剂两煎，浓煎300mL，少量频服，温服。

十一诊：2013年1月31日。

LMP 12月25日。感冒已愈，眠多梦，小腹及腰酸未见不适。有饥饿感，脚冷，自觉皮肤干燥，舌淡紫苔薄白，脉弦数。检查（1月28日）：β-HCG 5000000 mIU/mL；P 69 nmol/mL；E_2 0.99 pg/mL。

处方：

女贞子 10g　　　墨旱莲 15g　　　百合 20g　　　熟地黄 20g
枸杞子 10g　　　五味子 10g　　　桑寄生 15g　　川续断 15g
升麻 10g　　　　生黄芪 15g　　　太子参 15g　　北沙参 30g
制香附 15g　　　黄精 15g　　　　菟丝子 15g　　阿胶 10g（烊化）

7剂，日1剂，每剂两煎，浓煎300mL，少量频服，温服。

十二诊：2013年2月7日。

胃不适，偶有腰痛，大便不成形，白带偏多，色黄，舌淡紫胖苔润，脉小滑。检查（2月6日）：β-HCG 20329.18 mIU/mL；P 30.89 ng/mL；

E_2 200.00 pg/mL。

处方：

党参 15g	陈皮 10g	怀山药 15g	炒白术 6g
砂仁 6g^(后下)	生黄芪 15g	炙甘草 15g	桑寄生 15g
川续断 15g	炒杜仲 15g	补骨脂 10g	防风 10g
炒蒲黄 10g^(包煎)	菟丝子 15g	苏梗 6g	南沙参 15g

7剂，日1剂，每剂两煎，浓煎300mL，少量频服，温服。

电话随访得知：患者于2013年9月23日剖宫产下1女婴，身长50cm，体重3.6kg。

【按】本例患者多年未孕，曾尝试试管、人工授精未成功而选择中药调理的患者。根据腰酸、舌有瘀点等症状体征，分析患者为肾虚血瘀之证，补肾活血法是基本治疗原则。《内经》云："肾者，主蛰，封藏之本，精之处也。"肾精能促进卵子发育成熟，肾阳是卵子排出的内在动力，唯有补肾填精，使卵子生发有源，排出有力，方能促孕成功。且患者多年未孕，四处就诊，故而情志抑郁急躁，气机不畅，瘀血内阻。因而在补肾活血的同时，加入补气行气之品，如黄芪、党参等，使气行血畅，气足血行。

初诊时，患者处于经前期，一方面缓解患者月经期痛经的发生，另一方面以调节黄体功能，补肾益精为主要原则，遂以逍遥散为基础方加减，川楝子、延胡索行气止痛，生蒲黄、川牛膝活血化瘀，桑寄生、川续断、狗脊、鹿角霜补肾助阳，生地黄甘寒质润，熟地黄性味甘温，生地黄长于养心肾之阴，熟地黄专养血滋阴，填精益髓，两药合用，共起滋阴养血之效。

二诊至五诊为患者就诊后第一次月经周期，此周期的治疗根据患者月经时期的不同，在补肾活血的基础上辨证治疗，女贞子、枸杞子、龟甲等补肾阴，与桑寄生、狗脊等补肾助阳之品同用，阴阳双补，加入赤小豆、车前子、竹叶等清热利湿，使湿热从小便解。

六诊至八诊为患者中药调理的第二个月经周期，此时患者身上有湿疹、面颊起痤疮，提示患者肾虚血瘀证的同时，兼有湿热，故取三仁汤之意，以杏仁、白蔻仁、薏苡仁清利三焦湿邪，龙胆草、连翘、升麻、栀子清热解毒祛湿。经过中药调理，患者症状体征明显改善，行胚胎移植后成功着床，妊娠成功并顺利生产。

案例 9

徐某，女，31 岁。出生日期：1981 年 12 月 24 日。

初诊：2012 年 2 月 24 日。

主诉：婚后性生活正常，未避孕 2 年未孕，伴月经量少 1 年余。

现病史：患者月经 $14\frac{4\sim7}{30\sim40}$，痛经（-），23～24 岁有经间期出血时。结婚 4 年，孕 1 产 0。2010 年 6 月妊娠 11 周胎停育，行清宫术。2010 年 9 月宫腔镜检查后，月经量明显减少 1/2。甲状腺功能检查正常。

刻下症：LMP 2 月 22 日，未净；PMP 1 月 15 日；PPMP 2011 年 12 月 13 日。纳可，眠佳，大便 2～3 日一行，小便正常，白带量多，舌淡红、苔薄白，脉弦滑。

西医诊断：继发性不孕；月经不调。

中医诊断：不孕症；月经过少。

证型：肾虚血瘀，冲任不调。

治则：补肾活血，调理冲任。

处方：

柴胡 10g	当归 10g	川芎 10g	炒白芍 30g
枳实 30g	陈皮 10g	炙甘草 15g	制香附 10g
肉苁蓉 30g	女贞子 15g	枸杞子 15g	熟地黄 20g
百合 20g	党参 15g	法半夏 10g	炒蒲黄 10g(包煎)

7 剂，日 1 剂，每剂两煎，共取 500mL，分早晚温服。

医嘱：监测基础体温（BBT），夫妇双方检查染色体，男方检查精液常规。

患者有不良孕产史，胚胎停育，之后未避孕两年未孕。中医认为肾主生殖，肾虚则妇女生殖功能失常，故以肉苁蓉、女贞子、枸杞子、熟地黄补肾，肉苁蓉兼能润肠通便。女子以血为本，常有瘀血，故而经间期出血，而月经量少是血瘀与血虚共同作用所致，以四物汤化裁活血养血。另予柴胡、枳实、陈皮、香附行气，气为血之母，气行则助化瘀。白带量多，中医属痰湿，稍予半夏、蒲黄化痰利湿，蒲黄更能活血化瘀。

二诊：2012年3月3日。

LMP 2月22日，4～5天净，量少。感冒3天，发热1天，鼻塞。白带量少，纳可，夜眠多梦，大便2日一行，小便调，舌淡红、苔黄、边有齿痕，脉弦滑。

处方：

金银花30g	杏仁10g	生麻黄6g	生龙骨30g（先煎）
生牡蛎30g（先煎）	郁李仁10g	熟地黄10g	茵陈30g
牡丹皮6g	肉苁蓉30g	女贞子15g	夏枯草15g
墨旱莲15g	首乌藤15g	山药15g	炒蒲黄10g（包煎）

7剂，日1剂，每剂两煎，共取500mL，分早晚温服。

患者外感，予生麻黄、杏仁、金银花宣肺解表清热；多梦予生龙骨、生牡蛎镇静安神；舌边齿痕为血虚，加山药健脾补气。

三诊：2012年3月10日。

LMP 2月22日。感冒好转，月经前牙龈出血，眠差，多梦，纳可，二便调，舌暗红、苔少、边有齿痕，脉弦滑。

处方：

生地黄15g	地骨皮15g	白芷10g	玄参10g
仙鹤草30g	首乌藤15g	枳实30g	白芍30g
穿山甲10g（先煎）	皂角刺10g	川牛膝15g	麦冬10g
阿胶珠10g（烊化）	肉苁蓉30g	菟丝子20g	车前子30g（包煎）

7剂，日1剂，每剂两煎，共取500mL，分早晚温服。

医嘱：妇科B超监测排卵。

月经前牙龈出血，眠差多梦，舌暗红而苔少，肾虚之中阴血为最，阴虚又生热，予生地黄、地骨皮、玄参、白芍养阴清热，川牛膝引药下行；另加仙鹤草收敛止血；正值排卵期左右，加穿山甲、皂角刺以助卵泡排出。

四诊：2012年3月17日。

LMP 2月22日。感冒已愈，眠多梦，舌淡红、苔薄白，脉弦滑。

检查：妇科B超示子宫大小4.8cm×4.5cm×3.9cm，内膜0.94cm，右卵巢2.8cm×1.9cm，左卵巢2.9cm×2.1cm，左卵泡2.1cm×1.5cm。

处方：

金银花15g	当归10g	川芎10g	赤芍15g
制香附15g	干姜6g	生麻黄6g	桔梗6g
白芷10g	川牛膝15g	益母草15g	泽兰15g
枳壳15g	杜仲10g	巴戟天15g	鹿角霜10g

7剂，日1剂，每剂两煎，共取500mL，分早晚温服。

医嘱：肌内注射用尿促性素10000单位。

患者优势卵泡，中药以活血利水而促排卵，另予注射用尿促性素肌注，中西并用而保证卵泡顺利排出。

五诊：2012年3月24日。

LMP 2月22日。畏寒，脚凉，牙龈出血，眠差，夜眠多梦，纳可，白带量多，色正常，二便调，舌淡红、苔黄、边有瘀点及齿痕，脉弦滑，右侧脉强于左侧。

处方：

菟丝子15g	桑寄生15g	续断15g	阿胶珠10g（烊化）
黄连3g	黄芩10g	炒白术10g	党参15g
五味子10g	枸杞子15g	茜草15g	白蔹15g
炒白芍15g	炙甘草15g	怀山药15g	酸枣仁15g（捣碎）

7剂，日1剂，每剂两煎，共取500mL，分早晚温服。

六诊：2012年4月7日。

LMP 4月1日，7天净。眠多梦好转，畏寒，纳可，大便1～2天1次，舌红嫩、苔黄腻、有花剥苔，脉弦细。BBT双相，高温10天，上下均有爬坡样。

处方：

百合20g	熟地黄20g	香附10g	当归10g
川芎10g	赤芍15g	丹参20g	川牛膝15g
泽兰15g	女贞子15g	枸杞子15g	紫石英15g（先煎）
桃仁10g	茵陈30g	肉桂6g	穿山甲10g（先煎）

21剂，日1剂，每剂两煎，共取500mL，分早晚温服。

患者舌苔花剥，中医属胃阴不足，加百合滋养胃阴，更能安神；苔黄腻而畏寒，湿热与阳虚并见，以茵陈清热利湿走中焦，紫石英、肉桂温阳补下焦，《神农本草经》记载，紫石英可治"女子风寒在子宫，绝孕十年无子"。

七诊：2012 年 4 月 28 日。

LMP 4 月 1 日。4 月 17 日白带有拉丝样，自测无排卵。乳房胀，大便 2 天 1 次，小便正常，舌红、苔薄白，脉弦滑。BBT 上升 6 天。

处方：

制香附 10g	砂仁 6g（后下）	女贞子 15g	枸杞子 15g
菟丝子 15g	炒白芍 15g	炙甘草 15g	肉苁蓉 30g
黑芝麻 30g	北沙参 30g	炒白术 10g	黄芩 6g
怀山药 15g	百合 20g	生地黄 20g	升麻 10g

7 剂，日 1 剂，每剂两煎，共取 500mL，分早晚温服。

继予补肾、行气以活血之法。

八诊：2012 年 5 月 7 日。

LMP 5 月 5 日，未净，自服益母草膏，量较上月减少，行经前乳房胀。纳可，眠佳，二便调，舌淡红、苔中根黄腻，脉弦滑。

处方：

当归 10g	川芎 10g	赤芍 15g	白芍 15g
生地黄 15g	熟地黄 15g	川牛膝 15g	益母草 30g
丹参 30g	肉苁蓉 30g	鹿角霜 10g	紫石英 15g（先煎）
杏仁 10g	白蔻仁 6g	生薏苡仁 30g	吴茱萸 6g
生麻黄 6g	桂枝 12g		

7 剂，日 1 剂，每剂两煎，共取 500mL，分早晚温服。

加杏仁、白蔻仁、生薏苡仁，取三仁汤思路化上中下三焦之痰湿。正值卵泡期，加吴茱萸、生麻黄、桂枝温阳兴阳以助卵泡发育。

九诊：2012 年 5 月 14 日。

LMP 5 月 5 日，5 天净。上周五小腹半夜疼痛，伴有便意，第二天缓解。纳可，眠佳，二便调，舌红、苔白、边有齿痕，脉弦滑。

处方：

当归 15g	川芎 10g	制香附 10g	川牛膝 15g

益母草 15g	泽兰 15g	黄精 15g	山茱萸 15g
怀山药 30g	熟地黄 15g	杜仲 10g	巴戟天 15g
丹参 20g	姜黄 6g	紫河车 15g	紫石英 15g（先煎）

7剂，日1剂，每剂两煎，共取500mL，分早晚温服。

患者上周五腹痛有便意，可能是饮食不当或受凉之故，第二天缓解，身体自我调整已愈。目前治法仍以补肾活血为原则。

十诊：2012年5月21日。

LMP 5月5日，纳可，眠佳，二便调，白带量不多。舌淡红、边有齿痕、苔薄白，脉弦滑。

检查：妇科B超示子宫后位，大小约4.1cm×4.4cm×3.2cm，内膜0.7cm，右卵巢2.0cm×1.4cm，左卵巢2.3cm×2.6cm，左卵泡大小1.5cm×1.3cm。

处方：

制香附 15g	当归 10g	川芎 10g	赤芍 15g
丹参 20g	川牛膝 15g	益母草 15g	泽兰 15g
怀山药 30g	穿山甲 10g（先煎）	皂角刺 10g	鹿角霜 10g
紫河车 15g	紫石英 15g（先煎）	炙龟甲 10g（先煎）	车前子 30g（包煎）

7剂，日1剂，每剂两煎，共取500mL，分早晚温服。

患者卵泡期，加大活血利湿力度，以助卵泡发育成熟。

十一诊：2012年5月28日。

LMP 5月5日。纳可，眠佳，二便调，白带量不多，自测排卵试纸阳性。舌淡紫尖红、苔薄白，脉弦滑。

处方：

葛根 15g	升麻 10g	补骨脂 15g	骨碎补 15g
巴戟天 15g	丹参 20g	姜黄 6g	当归 15g
鹿角霜 15g	炙龟甲 10g（先煎）	菟丝子 15g	车前子 30g（包煎）
紫石英 15g（先煎）	吴茱萸 9g	桂枝 12g	川牛膝 15g

7剂，日1剂，每剂两煎，共取500mL，分早晚温服。

经过一段时间调理治疗，患者已可成功排卵。黄体期以补肾之阴阳为主，养气血以助经血来潮。舌淡紫为瘀血，稍加丹参、姜黄、当归活血养血。

十二诊：2012 年 6 月 4 日。

LMP 5 月 5 日。纳可，眠佳，二便调，舌淡红、苔薄黄，脉小滑。

处方：

菟丝子 15g	女贞子 15g	枸杞子 15g	覆盆子 15g
桑寄生 15g	桑叶 15g	川续断 15g	山药 15g
炒白术 10g	黄芩 6g	杏仁 10g	香附 6g
郁金 6g	砂仁 6g（后下）	炒白芍 15g	肉苁蓉 30g

7 剂，日 1 剂，每剂两煎，共取 500mL，分早晚温服。

医嘱：检查血清内分泌六项。

十三诊：2012 年 6 月 11 日。

LMP 5 月 5 日。乳胀痛，纳可，眠欠佳，多梦，二便调，舌淡暗、苔黄，脉弦滑。

检查：血清内分泌六项（6 月 5 日）示 FSH 2.57 mIU/mL，LH 5.15 mIU/mL，PRL 29.54 ng/mL↑，E_2 188 pg/mL，P 12.27 ng/mL，T 0.39 ng/mL。

处方：

香附 15g	郁金 10g	菟丝子 15g	桑寄生 15g
川续断 15g	阿胶珠 10g（烊化）	黄连 3g	杏仁 10g
炒白术 10g	生黄芪 15g	覆盆子 15g	女贞子 15g
生白芍 30g	枸杞子 15g	炙甘草 15g	山药 15g

7 剂，日 1 剂，每剂两煎，共取 500mL，分早晚温服。

继予诸药补肾健脾。乳胀痛，再加郁金加强行气之功。

十四诊：2012 年 6 月 18 日。

LMP 6 月 13 日，5 天净，量少，色鲜红，无血块，行经前乳胀。纳可，眠多梦，二便调，舌淡红、苔黄润，脉弦滑。

处方：

猪苓 10g	茯苓 10g	炒白术 10g	泽泻 10g
鬼箭羽 15g	冬瓜皮 30g	香附 10g	郁金 10g
百合 20g	熟地黄 20g	生龙骨 30g（先煎）	生牡蛎 30g（先煎）
知母 6g	龟甲 10g（先煎）	鳖甲 10g（先煎）	黄柏 6g

7 剂，日 1 剂，每剂两煎，共取 500mL，分早晚温服。

苔润为水湿，加猪苓、茯苓、炒白术、泽泻、鬼箭羽、冬瓜皮燥湿利水。

十五诊：2012年6月25日。

近两周自觉心慌，脉搏在90次/分左右，今日就诊，脉搏均匀，在70～80次/分。纳可，眠佳，二便调，舌淡红、苔薄白、边有齿痕，脉弦滑数。BBT 36.4～36.6℃。

处方：

制香附10g	五味子10g	熟地黄20g	熟大黄10g（后下）
炙甘草15g	太子参15g	青皮6g	陈皮6g
枳实10g	枳壳10g	苏木6g	炙黄芪30g
党参20g	麦冬10g	生白芍15g	当归10g

7剂，日1剂，每剂两煎，共取500mL，分早晚温服。

医嘱：注意监测排卵情况，复查PRL。

患者出现心慌症状、心率稍快，属心气阴两虚，予生脉饮化裁补气养阴而定心。

十六诊：2012年7月2日。

LMP 6月13日。心率快，纳可，眠浅，易醒，醒后不易入睡。双侧乳房小叶增生，有结节。二便调，舌淡紫、苔黄，右脉滑。

检查：妇科B超示子宫后位，大小4.6cm×4.0cm×3.4cm。内膜0.7cm。右卵巢3.0cm×1.8cm，左卵巢2.0cm×1.3cm。右卵巢可探及优势卵泡，1.6cm×1.2cm。

处方：

香附10g	熟地黄20g	熟大黄10g（后下）	荔枝核10g
橘核10g	桔梗10g	牡丹皮10g	丹参15g
苏木6g	生黄芪30g	姜黄6g	山药15g
桂枝10g	火麻仁10g	炙甘草10g	炒白术10g

7剂，日1剂，每剂两煎，共取500mL，分早晚温服。

患者乳腺增生，加荔枝核、橘核行气散结。继予行气活血之法。

十七诊：2012年7月9日。

LMP 6月13日，5天净。周四晚上腰痛、腿酸，疲乏无力，血脂高。

纳可，眠佳，二便调，舌红、苔黄，脉小滑。

检查：妇科 B 超（7 月 5 日）示子宫后位，大小 4.2cm×4.5cm×3.7cm，内膜 0.8cm。右卵巢 2.5cm×2.0cm，左卵巢 2.1cm×1.7cm。

处方：

党参 15g	太子参 15g	红参 15g	生黄芪 30g
升麻 10g	陈皮 10g	柴胡 10g	炒白术 10g
山药 15g	桑寄生 15g	川续断 15g	狗脊 15g
炙甘草 15g	麦冬 10g	女贞子 10g	鹿角霜 10g
生白芍 15g			

7 剂，日 1 剂，每剂两煎，共取 500mL，分早晚温服。

患者已排卵，排卵当日晚腰痛腿酸，肾虚无疑，加川续断、狗脊、鹿角霜温补肾阳，女贞子补肾阴，桑寄生补肾兼能祛湿，兼顾治疗血脂高。疲乏无力，肾虚也，气虚也，加三参、白术、山药补气，升麻提气，陈皮、柴胡行气。

十八诊：2012 年 7 月 16 日。

LMP 6 月 13 日。乳房胀，纳可，眠佳，大便干，1～2 日一行，小便正常，舌淡红、苔黄，脉小滑。

处方：

北沙参 30g	太子参 15g	玄参 10g	生地黄 15g
香附 6g	砂仁 6g（后下）	陈皮 10g	生黄芪 15g
菟丝子 15g	桑寄生 15g	川续断 10g	阿胶珠 10g（烊化）
黄芩 6g	炒白术 10g	山药 15g	肉苁蓉 30g

7 剂，日 1 剂，每剂两煎，共取 500mL，分早晚温服。

十九诊：2012 年 7 月 26 日。

LMP 7 月 20 日，6 天净，量少，色暗。纳可，眠佳，二便调，舌淡尖红、苔白，脉弦滑。高血脂，甲状腺增生。

检查：（7 月 12 日）PRL10.35ng/mL。

处方：

炒山楂 15g	炒神曲 15g	浮小麦 30g	海藻 10g
昆布 10g	鸡内金 15g	葛根 15g	升麻 10g

浙贝母 10g	当归 10g	枳壳 15g	川芎 10g
丹参 20g	姜黄 6g	川牛膝 15g	穿山甲 10g（先煎）

7剂，日1剂，每剂两煎，共取500mL，分早晚温服。

医嘱：检查甲状腺功能。

患者PRL数值下降。血脂高予山楂、神曲、鸡内金调动人体消化功能而降脂；海藻、昆布软坚散结；另予当归、川芎、丹参、姜黄、川牛膝、穿山甲活血，枳壳行气以助其力。

二十诊：2012年8月2日。

LMP 7月20日。心率快，纳可，眠佳，大便2日一行，小便正常，白带多，舌淡紫、苔黄腻，脉弦滑。甲状腺功能正常。

处方：

浮小麦 30g	炙甘草 15g	炒山楂 15g	葛根 15g
川牛膝 15g	生白芍 30g	枳实 30g	枳壳 10g
橘核 10g	荔枝核 10g	皂角刺 10g	香附 10g
山药 30g	鸡内金 15g	穿山甲 10g（先煎）	紫石英 10g（先煎）

7剂，日1剂，每剂两煎，共取500mL，分早晚温服。

浮小麦、炙甘草合用取甘麦大枣汤之义，以养心安神。

二十一诊：2012年8月11日。

LMP 7月20日，6天净。8月9日肌注尿促性素5000单位。纳可，眠佳，小便调，大便干，两日1行，舌淡红、苔薄黄，脉滑。

检查：妇科B超（8月9日）示子宫后位，大小约4.3cm×4.5cm×3.9cm，内膜0.8cm。右卵巢2.2cm×1.5cm，左卵巢2.7cm×2.1cm，内有优势卵泡2.4cm×1.8cm。妇科B超（8月11日）示子宫后位，4.5cm×3.9cm×3.3cm，内膜0.88cm。右卵巢2.7cm×1.7cm，左卵巢3.3cm×2.3cm，内见较大卵泡2.0×1.3cm。

处方：

当归 10g	川芎 6g	白芍 15g	熟地黄 20g
菟丝子 15g	桑寄生 15g	女贞子 15g	枸杞子 15g
肉苁蓉 30g	炙甘草 15g	北沙参 30g	香附 10g
炒白术 10g	山药 15g	阿胶珠 10g（烊化）	生黄芪 15g

7剂,日1剂,每剂两煎,共取500mL,分早晚温服。

根据B超提示,患者在排卵期前后,卵泡并未排出,应是发育不良,继予补肾活血养血之法,以促进卵泡发育成熟。

二十二诊:2012年8月20日。

LMP 7月20日。上周三腰痛。纳可,眠浅,多梦易醒,全身乏力,乳房痛,二便调,腹痛,舌紫尖红、苔黄,脉弦细。

处方:

桑寄生 15g	川续断 15g	女贞子 15g	枸杞子 15g
酸枣仁 15g（捣碎）	阿胶珠 10g（烊化）	黄连 3g	香附 10g
生白芍 30g	炙甘草 15g	百合 20g	熟地黄 20g
菟丝子 15g	北沙参 30g	太子参 15g	麦冬 10g
浮小麦 30g			

7剂,日1剂,每剂两煎,共取500mL,分早晚温服。

二十三诊:2012年8月27日。

LMP 7月20日。全身热,纳可,眠不安,入睡困难,易早醒,乳房疼较前好转,二便调,舌红苔黄。

检查:血清激素 P 0.83 ng/mL；HCG 2.63 mIU/mL。

处方:

女贞子 15g	枸杞子 15g	白薇 15g	菟丝子 15g
北沙参 30g	香附 10g	炙黄芪 15g	山药 15g
炒白术 10g	茵陈 30g	桑寄生 15g	川续断 15g
桑叶 15g	炙甘草 15g	肉苁蓉 30g	郁金 10g

7剂,日1剂,每剂两煎,共取500mL,分早晚温服。

患者乳房疼痛较前好转,软坚散结诸法奏效。全身热、舌红为热象,予白薇、桑叶、茵陈清热,女贞子、枸杞子、北沙参养阴。

二十四诊:2012年11月12日。

LMP 11月10日,未净,量少,色暗；PMP 10月8日；PPMP 8月28日。纳可,眠差,易醒,多梦,二便调,舌淡红、苔薄白、边有齿痕,脉沉细。

处方：

香附 10g	艾叶炭 10g	女贞子 10g	枸杞子 10g
炙甘草 15g	杜仲炭 15g	桑寄生 10g	菟丝子 10g
海螵蛸 15g	乌梅 15g	蒲黄炭 10g	升麻 10g
生黄芪 15g	太子参 15g	覆盆子 10g	补骨脂 15g

7剂，日1剂，每剂两煎，共取500mL，分早晚温服。

二十五诊：2012年11月19日。

LMP 11月10日，未净，量少，色暗，11月18日阴道出血明显减少。纳可，眠多梦，二便调，舌红、苔黄，脉弦细。

处方：

女贞子 10g	墨旱莲 15g	香附 15g	佛手 15g
白芍 30g	生甘草 6g	海螵蛸 15g	侧柏叶 15g
党参 15g	生黄芪 15g	炒白术 10g	山药 15g
阿胶珠 10g（烊化）	乌梅 15g	升麻 10g	三七粉 3g（冲服）

7剂，日1剂，每剂两煎，共取500mL，分早晚温服。

患者月经应净未净，加海螵蛸收敛止血，侧柏叶凉血止血，三七粉活血止血。脾主统血，另予党参、黄芪、白术、山药益气健脾而摄血。

二十六诊：2012年11月26日。

LMP 11月10日，9天净，量少，色暗，无血块。白带正常，口干，纳可，眠多梦，二便调，舌淡红、苔薄黄、边有齿痕，脉弦滑。

处方：

香附 15g	土鳖虫 10g	苏木 10g	生黄芪 30g
北沙参 30g	杏仁 10g	杜仲 10g	巴戟天 15g
茯神 15g	山药 15g	生龙骨 30g（先煎）	生牡蛎 30g（先煎）
川牛膝 15g	益母草 30g	丹参 30g	高良姜 6g
姜黄 6g			

7剂，日1剂，每剂两煎，共取500mL，分早晚温服。

二十七诊：2012年12月3日。

LMP 11月10日，纳可，眠佳，二便可，舌暗、苔薄白、边有齿痕，脉小滑。

处方：上方减高良姜，加泽兰15g。

7剂，日1剂，每剂两煎，共取500mL，分早晚温服。

患者排卵期将至，减温燥之高良姜，加泽兰活血行水以促卵泡排出。

二十八诊：2012年12月10日。

LMP 11月10日。纳可，眠佳，怕冷，手足凉，二便可，舌红、苔黄、边有齿痕，脉小滑。

检查：妇科B超（12月7日）示子宫后位，大小约4.2cm×3.9cm×4.0cm，内膜0.8cm，宫颈可探及无回声区，直径0.3cm，右卵巢2.3cm×1.7cm，左卵巢2.3cm×1.7cm。

处方：

香附 15g	北沙参 30g	山药 30g	党参 15g
陈皮 10g	干姜 6g	附子 6g	吴茱萸 9g
菟丝子 15g	桑寄生 15g	川续断 15g	升麻 10g
山茱萸 15g	桑叶 15g	女贞子 10g	生黄芪 15g

7剂，日1剂，每剂两煎，共取500mL，分早晚温服。

患者怕冷，手足凉，正值冬季，加附子、吴茱萸大温大热之药，以助温阳。

二十九诊：2012年12月17日。

LMP 11月10日。12月11日至12日晨起腰酸痛和宫缩感，纳可，眠佳，白带近日增多，舌红、苔薄黄，脉弦滑。B超监测已排卵有同房。

处方：

白芍 30g	炙甘草 15g	麦冬 10g	北沙参 30g
生黄芪 15g	升麻 10g	陈皮 10g	女贞子 15g
枸杞子 15g	仙鹤草 30g	百合 20g	生地黄 20g
桑寄生 15g	桑叶 15g	桑椹 15g	菟丝子 15g

14剂，日1剂，每剂两煎，共取500mL，分早晚温服。

患者腰酸、舌红，以补肾养阴治法为主。自觉宫缩感，稍加仙鹤草调治之；另予桑寄生、桑叶、桑白皮同用，通利上中下三焦之气机。

三十诊：2012年12月31日。

LMP 12月24日，6天净，量少，色红，血块（-）。行经前全身酸疼。

嗜睡，乳胀，纳可，眠佳，二便可，舌尖红、苔白，脉弦滑。

处方：

香附 15g	生麻黄 10g	桂枝 10g	川芎 10g
赤芍 15g	川牛膝 15g	益母草 15g	泽兰 15g
土鳖虫 10g	苏木 10g	党参 15g	生黄芪 15g
百合 20g	生地黄 20g	浮小麦 30g	炙甘草 15g

7剂，日1剂，每剂两煎，共取500mL，分早晚温服。

行经前全身酸痛，是为表证，稍予麻黄、桂枝解表散寒止痛。

三十一诊：2013年1月10日。

LMP 12月24日。纳可，眠佳，二便调，舌红、苔黄，脉弦滑。BBT双相，正在低温期，今日月经第14天，自测无排卵。

处方：

冬瓜皮 30g	茯苓皮 15g	大腹皮 15g	枳壳 15g
柴胡 10g	生甘草 10g	生白芍 30g	首乌藤 15g
合欢皮 10g	黄连 3g	莲子心 3g	阿胶 10g（烊化）
川牛膝 15g	益母草 15g	泽兰 15g	百合 20g

7剂，日1剂，每剂两煎，共取500mL，分早晚温服。

加冬瓜皮、茯苓皮、大腹皮三皮以利水，益母草、泽兰活血利水，共同促进卵泡排出。

三十二诊：2013年1月21日。

LMP 12月24日。口有味，纳可，眠佳，二便调，白带不多，色正常，舌红、苔薄黄，脉弦滑。BBT双相。

检查：妇科B超（1月12日）示内膜0.7cm，左卵泡2.0cm×1.6cm。妇科B超（1月14日）示内膜0.9cm，左卵泡1.3cm×1.4cm。

处方：

菟丝子 15g	桑寄生 15g	黄芩 10g	炒白术 10g
五味子 10g	女贞子 10g	枸杞子 15g	生白芍 30g
炙甘草 15g	生黄芪 15g	桑叶 15g	升麻 15g
茜草 15g	葛根 15g	蒲黄炭 10g	马齿苋 15g

7剂，日1剂，每剂两煎，共取500mL，分早晚温服。

三十三诊：2013年1月28日。

LMP 2012年12月24日，月经量少，色正常，未见血块，痛经（－）。自觉工作累。纳可，眠佳，大便两日1行，小便正常，白带多、色透明样，舌淡红、苔薄黄，脉弦细。BBT双相，持续14天。

处方：上方减马齿苋、蒲黄炭，加北沙参30g，香附10g。

7剂，日1剂，每剂两煎，共取500mL，分早晚温服。

三十四诊：2013年2月2日。

LMP 2012年12月24日。自测已妊娠，纳可，入睡困难，小便量少、色正常。舌红、苔白，脉弦滑数。BBT双相。

检查：血清激素 P 60.36 ng/mL，E_2 1914 pg/mL，HCG 4410 mIU/mL。

处方：

香附 15g	北沙参 30g	升麻 10g	生黄芪 15g
太子参 15g	菟丝子 15g	桑寄生 15g	女贞子 15g
枸杞子 15g	五味子 10g	黑芝麻 30g	炒白术 10g
山药 15g	首乌藤 15g	桑叶 15g	苏梗 6g

7剂，日1剂，每剂两煎，浓煎共取300mL，温服，少量频服。

患者已妊娠。未见腰酸、腹痛、阴道出血等症状，状况良好。稍予补肾安胎，益气固胎之品，予寿胎丸加减，另予苏梗行气宽中防止妊娠呕吐。

三十五诊：2013年2月4日（其配偶代述）。

无明显不适，精神紧张。

处方：上方减五味子、桑叶，加百合20g，生地黄20g。

7剂，日1剂，每剂两煎，浓煎共取300mL，温服，少量频服。

医嘱：营养饮食，调畅情志。

百合、生地黄养阴而安神，患者无热象，故去桑叶。胎象较为稳定，故减五味子。

电话随访得知：患者于2013年9月剖宫产1女，体重2.5kg，身高47cm。

【按】患者多年未孕，且有不良孕产史，考虑其为排卵障碍导致的不孕，嘱其监测基础体温以了解排卵。根据其症状、体征，予四物汤合温经汤加减，有补肾增癸、调节卵巢功能之效。患者长期便秘，随方加肉苁蓉、枳实、郁李仁等补肾、理气顺畅、通便之品。如此治疗一段时间，发现患者排卵期前后监测B超，卵泡并未排出反而缩小，考虑可能与卵泡发育不良有关，加入紫河车补肾益精、益气养血，穿山甲、皂角刺逐瘀通络，促进卵泡生长发育及排出。治疗期间，检查血清内分泌六项，泌乳素水平较正常值稍有偏高，与睡眠不安、情绪不佳有关，加生龙骨、生牡蛎镇静安神，香附、郁金疏肝解郁，再次复查后，泌乳素水平正常。经过调理后，患者成功妊娠，予以寿胎丸加减补肾疏肝健脾，固摄安胎。百合、生地黄养阴安神，苏梗行气宽中、降逆止呕安胎。

案例 10

蔡某，女，27岁。出生日期：1986年8月24日。

初诊：2012年11月15日。

主诉：结婚2年，有正常性生活未避孕2年未孕，有不良流产史。

现病史：患者月经 $11\dfrac{5}{28\sim30}$，痛经（±）。孕3产0。2008、2010年，孕10周左右胎停育行清宫术2次；2012年7月孕39天，胎停育自然流产1次。2012年5月因宫颈糜烂于466医院行手术治疗，现已痊愈。霉菌性阴道炎反复发作1年余。两月前，两少腹掣痛连续2周。

刻下症：LMP 10月21日，5天净，量可，色暗，少量血块。经期前后腰酸腹痛，乳胀，豆渣样白带，有异味，外阴痒。性情烦躁易怒，怕冷，手脚凉，纳可，眠佳，二便可，舌红、苔薄黄，脉弦滑。

检查：血清内分泌六项示 FSH 9.05 mIU/mL，LH 20.19 mIU/mL，PRL 10.24 ng/mL，E_2 92 pg/mL，P 0.22 ng/mL↓，T 0.63 ng/mL↑。妇科B超示子宫前位，大小约 4.6cm×4.7cm×3.7cm，内膜0.7cm；右卵巢 2.8cm×3.3cm，数个无回声区，最大 0.7cm×0.6cm；左卵巢 3.0cm×2.1cm，数个无回声区，最大 0.8cm×0.7cm。

西医诊断：继发性不孕，霉菌性阴道炎，复发性流产，多囊卵巢综合征。

中医诊断：不孕症，带下病，胎死不下。

证型：肾虚血瘀，下焦湿热。

治则：补肾活血，清热止痒。

处方：

柴胡 10g	当归 10g	川芎 10g	赤芍 15g
生地黄 20g	百合 20g	鬼箭羽 15g	冬瓜皮 30g
制首乌 15g	菟丝子 20g	肉苁蓉 30g	鹿角霜 10g
制香附 15g	北沙参 30g	蛇床子 10g	生蒲黄 10g（包煎）
马齿苋 30g			

7剂，水煎 500mL，分2次温服，第三煎加水至 2000mL，待温热后坐浴外洗。

医嘱：监测基础体温（BBT）；男方检查精液常规。

患者多次胚胎停育，冲任受损，肾虚血瘀，用四物汤加减调理冲任，用百合地黄汤滋阴养心安神，加鬼箭羽、冬瓜皮清热解毒利水；加制首乌、菟丝子、肉苁蓉、鹿角霜补肝肾；患者有霉菌性阴道炎加蛇床子、生蒲黄、马齿苋清热解毒。口服配合坐浴共同改善阴道环境。

二诊：2012年11月22日。

LMP 10月21日，5天净。偶尔气短，白带量少、无异味，外阴瘙痒好转。纳可，眠佳，二便调，舌淡红、苔薄白，脉弦滑。

检查：其配偶精液检查示A级9.01%，B级7.21%，C级33.3%，D级50.45%，液化时间60分钟，状态为不完全液化。

处方：

鬼箭羽 15g	冬瓜皮 30g	蛇床子 10g	菊花 15g
生蒲黄 10g（包煎）	马鞭草 30g	当归 10g	川芎 10g
赤芍 15g	生地黄 15g	川牛膝 15g	益母草 30g
杜仲炭 10g	巴戟天 15g	丹参 30g	姜黄 6g
法半夏 10g			

7剂，水煎 500mL，分2次温服，第三煎加水至 2000mL，待温热后坐浴外洗。

患者诸症改善，继用前法。

三诊：2012年11月29日。

LMP 10月21日。白带多，色白如豆渣。纳可，眠佳，二便可，舌尖红、苔白，脉弦滑。

检查：血清激素示 P 5.09 ng/mL，HCG 0.00 mIU/mL。

处方：

当归 10g	川芎 10g	赤芍 15g	生地黄 15g
川牛膝 15g	土茯苓 15g	蛇床子 10g	鬼箭羽 15g
冬瓜皮 30g	益母草 30g	川楝子 12g	延胡索 15g
制香附 15g	郁金 10g	杜仲 15g	巴戟天 15g

7 剂，水煎 500mL，分 2 次温服，第三煎加水至 2000mL，待温热后坐浴外洗。

四诊：2012 年 12 月 6 日。

LMP 10 月 21 日。阴痒，乳房胀。纳可，眠佳，二便可，舌红、苔黄，脉弦滑。

处方：

柴胡 10g	当归 10g	川芎 10g	赤芍 15g
生地黄 15g	土茯苓 15g	忍冬藤 15g	生蒲黄 10g^(包煎)
马齿苋 30g	川楝子 12g	延胡索 15g	川牛膝 15g
益母草 30g	冬瓜皮 30g	蛇床子 10g	桑寄生 15g

7 剂，水煎 500mL，分 2 次温服，第三煎加水至 2000mL，待温热后坐浴外洗。

五诊：2012 年 12 月 13 日。

LMP12 月 10 日，未净，量可，色暗，血块（−）。行经前乳胀，腰酸。纳可，眠佳，二便可，舌暗、苔黄，脉弦滑。

处方：

鬼箭羽 15g	冬瓜皮 30g	茵陈 30g	牡丹皮 10g
炒栀子 10g	当归 10g	川芎 10g	赤芍 15g
生地黄 15g	熟地黄 15g	生蒲黄 10g^(包煎)	马齿苋 30g
南沙参 30g	杏仁 10g	丹参 30g	川牛膝 15g
益母草 30g			

7 剂，日 1 剂，每剂两煎，共取 500mL，分早晚温服。

患者月经未净，治以补肾活血利水，调理冲任为主。以四物汤为主方，加鬼箭羽、冬瓜皮利水渗湿，茵陈、牡丹皮、马齿苋清热凉血，生蒲黄、川牛膝、益母草活血化瘀。

六诊：2012 年 12 月 20 日。

LMP 12 月 10 日，5 天净。两少腹酸胀，纳可，眠佳，二便可，舌红胖大、苔黄，脉小滑。

检查：妇科 B 超示子宫前位，大小约 4.9cm×5.0cm×3.5cm，内膜 0.6cm。右卵巢 3.3cm×2.3cm，数个无回声区，最大 0.7cm×0.6cm。左卵巢 3.2cm×2.1cm，数个无回声区，最大 0.8cm×0.9cm。白带常规示阴道清洁度Ⅲ。

处方：

制香附 15g	当归 10g	川芎 10g	赤芍 15g
丹参 30g	姜黄 6g	川牛膝 15g	益母草 15g
泽兰 15g	蛇床子 10g	菊花 15g	鬼箭羽 15g
冬瓜皮 30g	紫河车 15g	鹿角胶 12g（烊化）	枳壳 15g

14 剂，水煎 500mL，分 2 次温服，第三煎加水至 2000mL，待温热后坐浴外洗。

患者两少腹酸胀，肝气不畅，故加香附、枳壳疏肝理气，加姜黄行气化瘀。复查白带常规，继予坐浴治疗。

七诊：2013 年 1 月 10 日。

LMP 12 月 10 日。两少腹偶尔酸胀，纳可，眠多梦，二便可，舌淡红胖大、苔白，脉沉细。

处方：

生白芍 30g	炙甘草 15g	女贞子 15g	五味子 10g
菟丝子 15g	桑寄生 15g	枸杞子 15g	首乌藤 15g
黄芩 6g	炒白术 10g	山药 15g	杜仲炭 15g
巴戟天 15g	淫羊藿 15g	蒲黄炭 10g	败酱草 15g

14 剂，水煎 500mL，分 2 次温服，第三煎加水至 2000mL，待温热后坐浴外洗。

患者诸症较前好转，以五子衍宗丸加减补肾益精，加杜仲、巴戟天、淫羊藿、桑寄生补益肝肾；炒白术、山药补肾健脾益气；首乌藤养心安神，以助睡眠；败酱草清热解毒祛瘀。

八诊：2013年1月24日。

LMP 1月13日，5天净，量可，色暗，血块（+），痛经，可能与生气有关。行经前乳胀，腰酸。纳可，眠佳，舌淡红、舌下静脉怒张，脉弦滑。

检查：妇科B超示子宫大小4.4cm×4.9cm×3.9cm，内膜0.7cm；右卵巢2.6cm×2.5cm，卵泡1.4cm×1.9cm；左卵巢2.1cm×2.7cm，卵泡0.6cm。

处方：

鬼箭羽15g	川牛膝15g	益母草15g	泽兰15g
香附15g	郁金12g	杜仲炭15g	巴戟天15g
菟丝子20g	桑寄生15g	车前子30g（包煎）	赤芍15g
丹参15g	枳壳15g	桔梗10g	鹿角胶12g（烊化）
紫河车15g			

7剂，日1剂，每剂两煎，共取500mL，分早晚温服。

患者肝郁血瘀肾虚明显，予香附、郁金、枳壳、桔梗疏肝理气；鬼箭羽、川牛膝、益母草、泽兰、车前子活血解毒利水；加杜仲、巴戟天、菟丝子、桑寄生、鹿角胶、紫河车继补肝肾、益精血。

九诊：2013年1月31日。

LMP 1月13日。左侧乳房胀，白带不多，不痒。纳可，眠佳，二便调，舌淡红、苔薄黄，脉弦细。BBT双相。

处方：

蛇床子10g	菟丝子15g	桑寄生15g	川续断15g
杜仲15g	制香附10g	北沙参30g	砂仁6g（后下）
苏梗6g	炒白术12g	升麻10g	生黄芪15g
陈皮10g	紫河车15g	鹿角胶12g（烊化）	五味子10g

7剂，日1剂，每剂两煎，共取500mL，分早晚温服。

十诊：2013年2月18日。

LMP 1月13日。孕5周余。腰酸，小腹坠胀，呃逆，胃灼热，矢气频，反酸水（晨起明显）。现霉菌性阴道炎反复发作，黄绿色豆渣样白带，下肢无力。纳可，眠多梦、浅、易醒，舌红、苔黄、边有齿痕、胖大，脉滑。

检查：血清激素示 P 9.03 ng/mL，E_2 278 pg/mL，HCG 4321.33 mIU/mL。

处方：

生黄芪 30g	升麻 10g	党参 15g	太子参 15g
北沙参 30g	菟丝子 15g	桑寄生 15g	川续断 15g
炒杜仲 15g	生白芍 30g	炙甘草 15g	山药 15g
制香附 15g	竹茹 10g	炒白术 10g	黄芩 6g

7剂，日1剂，浓煎共取300mL，温服，少量频服。

患者顺利妊娠，治以健脾补肾，固冲安胎为法。方中生黄芪、党参、太子参、山药、炒白术健脾安胎，北沙参滋阴安胎，寿胎丸加减补肾安胎，升麻、制香附理气安胎，黄芩清热安胎，竹茹止呕安胎。

电话随访得知：患者于2013年10月剖宫产1女，体重3.6kg，身高55cm，母女平安。

【按】本例患者有多次胎停育史，血清内分泌六项提示孕酮偏低、睾酮偏高，为排卵障碍性不孕，且患者霉菌性阴道炎反复发作，炎症刺激对妊娠的影响不容忽视。患者表现腰酸、经期有血块、手脚凉等，为肾虚血瘀之证，在补肾活血的基础上，加入百合、生地黄、香附疏肝行气解郁，加入马齿苋、马鞭草、蛇床子清热解毒、杀虫止痒，且嘱咐患者中药外洗，直接作用于外阴，疗效更佳。患者多次胎停育，因此加入茵陈、栀子等。茵陈清利脾胃肝胆湿热，使之从小便而出，栀子性味苦寒，能清心、肺、胃三焦之火而利小便，泻心肺胸膈之热而除烦；两药配伍，有清热利湿退黄之功。现代药理研究表明茵陈、栀子有增加胆红素排出量的作用。且一般复发性流产患者再次妊娠后，应立即保胎治疗，治疗期限应超过以往殒堕的2周。

四、盆腔炎性疾病

（一）西医概述

盆腔炎性疾病是指病原微生物侵及女性上生殖道系统及其周围结缔组织、盆腔、腹膜等引起的一系列炎症疾患，包括子宫内膜炎、输卵管炎、输卵管—卵巢脓肿以及盆腔腹膜炎的各种组合形式，其中以输卵管炎最常见，临床以腹痛，带下，盆腔组织增厚、粘连、包块形成为主要特征，是造成慢性盆腔疼痛、异位妊娠和不孕的重要原因。多因产后、剖宫产后、流产后以及妇科手术后细菌进入创面感染而得病，也可因下生殖道的性传播疾病及细菌性阴道病，感染至上生殖道而致病，可局限于盆腔一个部位或几个部位，甚至累及整个盆腔脏器。根据病势和病程分为急性和慢性盆腔炎。盆腔炎性疾病的后遗症即慢性盆腔炎，其临床表现之一为慢性盆腔疼痛，是炎症形成的粘连、瘢痕以及盆腔充血所致的下腹部坠胀、疼痛及腰骶部酸痛，常在劳累、性交后及月经前后加重。在治疗方面，主要包括药物治疗（以抗生素抗感染治疗为主）、物理治疗（微波治疗、红光治疗、超激光治疗）、手术治疗等。

（二）中医概述

盆腔炎性疾病在中医古籍中没有与之相对应的病名，但根据其临床表现如小腹疼痛、发热、白带增多、经期腹痛、下腹肿块、不孕等，本病散见于"无子""痛经""带下病""妇人腹痛""月经失调""腰痛""癥瘕"等病的记述中。中医学对于妇人腹痛病因病机的论述，较早、较详细者可见于《诸病源候论·妇人杂病诸候》，指出其病因均为风冷邪气与体内气血相搏而发病。后经历代医家不断总结补充，概括出本病的病因病机为热、毒、湿、瘀、寒，病性为虚实夹杂，病位在冲任、胞宫，主要涉及肝、脾、肾三脏，常见的病机有湿热瘀结、气滞血瘀、气虚血瘀、肝郁肾虚、寒湿血瘀、血瘀兼肾虚等。关于盆腔炎性疾病的治疗主要有中医内治法（基本原则是辨证论治）、中医外治法（中药保留灌肠、中药外敷、中药离子导入、针灸）和综合治疗，往往取得较好的临床效果。

（三）诊治思路

孙立华教授认为，盆腔炎性疾病发病主要由于经期、产后或摄生不洁，湿热、邪毒内侵，直入冲任及胞宫、胞脉，与血搏结，邪正交争，导致发热，不通则痛，乃至腹痛。若治疗不及时彻底，邪气留连，与冲任胞脉气血搏结而成瘀；或肝郁气滞，气滞血瘀，久则成癥，瘀阻冲任胞脉，不通则痛。在治疗中应采取"分期论治"盆腔炎性疾病：急性发作期，病因以热毒为主，治以清热解毒、化瘀通络法，常用药物为金银花、连翘、当归、延胡索、川楝子、蜈蚣、路路通等；缓解期施以活血通络、健脾利湿法，常用药物为党参、白术、路路通、茯苓、当归、赤芍、蒲黄等；后遗症期，治疗以补肾健脾利湿法为主，以达扶正祛邪之效，常用药物为桑寄生、杜仲、白术、茯苓、赤芍、丹参、鸡血藤、冬瓜皮等，常用方剂为当归芍药散、少腹逐瘀汤、大黄牡丹汤、仙方活命饮、五味消毒饮等，然不拘泥于内服，常与中药保留灌肠、中药外敷、直肠纳药、针灸等进行联合使用，临床上还可配合妇科千金片、康妇炎胶囊等，此外提倡中西医结合治疗，效果更加显著。

（四）验案分析

案例 1

韦某，女，34 岁。出生日期：1977 年 5 月。

初诊：2011 年 8 月 4 日。

主诉：霉菌性阴道炎反复发作三年余，调理备二胎。

现病史：患者月经 $12\frac{6}{30}$。孕 2 产 1，2008 年药物流产后曾行清宫术，并放置宫内环，自诉放置宫内环后引发盆腔炎，反复发作 3 年有余，后取出宫内节育环。6 个月前在外院诊断为霉菌性阴道炎，予保妇康栓治疗。

刻下症：LMP 8 月 3 日，未净；PMP 7 月 3 日。上周盆腔炎复发，腹痛，腰痛，白带色黄有味，服用抗生素后现症状已缓解，但仍有腰酸、腰痛，纳可，眠佳，二便正常，舌淡暗、苔白略厚，脉弦滑。

西医诊断：霉菌性阴道炎。

中医诊断：带下病。

证型：肾虚血瘀，湿热内蕴。

治则：补肾活血，清利湿热。

处方：

（1）柴胡 10g　　　当归 10g　　　川芎 10g　　　赤芍 15g

生地黄 15g	熟地黄 15g	生蒲黄 10g（包煎）	马齿苋 30g
马鞭草 30g	川牛膝 15g	益母草 30g	苍术 10g
炒白术 10g	黄柏 6g	狗脊 15g	葛根 15g
桑寄生 15g			

7剂，日1剂，每剂三煎，共取500mL，分早晚温服。

（2）土茯苓 30g　　苦参 30g　　败酱草 15g　　红藤 15g
　　大青叶 15g　　生百部 20g　　蛇床子 15g　　枯矾 10g
　　生黄芪 30g　　当归 15g

水煎外洗。

医嘱：行内分泌六项检查；每日记录基础体温（BBT）；行输卵管造影术。

患者曾有药物流产史，且行清宫术，故而胞宫冲任已有损伤，肾虚已是根本；又因正值月经期，故而以四物汤活血养血，川牛膝引血下行；因盆腔炎发作，故而重用马齿苋、马鞭草抗炎抗感染，改善盆腔环境；以土茯苓、苦参等杀虫止痒之品水煎外洗，改善症状。

二诊：2011年8月18日。

LMP 8月3日，6日净。现两侧少腹胀痛，腰酸腿沉，乏力，胸闷，喜长叹息，情绪低落；手心潮热，自觉呼出气息热度高；纳差、食欲不振、口苦，眠浅、多梦，大便正常，小便黄，外阴灼热感，无白带；舌淡红，苔白黄相兼、厚腻。

检查：输卵管造影术结果提示双侧输卵管通畅。内分泌六项示 FSH 6.09 IU/mL, LH 6.3 IU/mL, PRL 7.22 ng/mL, E_2 65 pg/mL, P 0.72ng/mL, T 0.1 ng/mL。其配偶精液常规结果示 A级 24.2%，B级 23.48%，C级 42.95%，D级 9.37%，头部畸形精子 85.85%，颈部畸形精子 0.98%。

处方：

（1）龟甲 10g（先煎）　鳖甲 10g（先煎）　香附 10g　　郁金 10g
　　党参 20g　　　　陈皮 10g　　　　厚朴 10g　　茯苓 10g
　　法半夏 10g　　　苏叶 6g　　　　鹿角霜 10g　紫河车 15g
　　生蒲黄 10g（包煎）　马鞭草 30g　　马齿苋 30g　地骨皮 15g
　　白薇 15g　　　　狗脊 15g

7剂，日1剂，每剂三煎，共取500mL，分早晚温服。

（2）患者其配偶口服龟龄集2粒/次，每日早晚空腹温淡盐水送服。

患者此次就诊，阴虚内热、肝郁不舒、气机失调的症状比较明显，方中龟甲、鳖甲、白薇可滋阴清热；半夏厚朴汤合香附、郁金、陈皮等疏肝理气、调畅气机；正值月经第15天，内膜仍处于增生期，故而用鹿角霜、紫河车血肉有情之品，以助内膜增长。

三诊：2011年8月25日。

LMP 8月3日。近来晨起多汗，8月23日有小腹下坠感，腰畏寒，足畏冷；纳可，多梦，乏力，咽痛，舌苔白黄腻，脉弦滑。BBT无明显双相。

处方：

银柴胡10g	当归10g	川芎10g	赤芍15g
炒白芍15g	生地黄15g	熟地黄15g	生蒲黄10g（包煎）
三棱10g	莪术10g	龟甲10g（先煎）	北沙参30g
党参20g	鹿角霜10g	巴戟天15g	生龙骨30g（先煎）
生牡蛎30g（先煎）	杜仲炭10g		

7剂，日1剂，每剂三煎，共取500mL，分早晚温服。

正值月经前期，以四物汤加三棱、莪术活血养血，助经血下行；因患者近来多梦，故而酌加龙骨、牡蛎以镇静安神；方中鹿角霜、巴戟天可温补肾阳，以缓解腰、足畏寒。

四诊：2011年9月1日。

LMP 8月3日。畏寒，阴痒，乳房胀，情绪好转。纳可，眠佳，大便质稀，小便正常，舌红、苔薄黄，脉弦滑。BBT爬坡上升。

处方：

蛇床子10g	当归10g	川芎10g	赤芍15g
炒白芍15g	生蒲黄10g（包煎）	马鞭草30	黑附子6g
肉桂6g	川牛膝15g	益母草30g	香附10g
川楝子10g	延胡索15g	首乌藤15g	鸡血藤15g

7剂，日1剂，每剂三煎，共取500mL，分早晚温服。

患者月经即将来潮，治疗仍以活血为主，方中川牛膝可引血下行；川楝子、延胡索理气止痛。

五诊：2011 年 9 月 8 日。

LMP 9 月 5 日，6 天净；经前乳房胀痛，经至后畏寒明显，腰酸；经期第 2 天量多，日用卫生巾 7 片，色暗红，无血块，第 3 天起，量少并呈黑褐色。阴痒症状已经改善，多梦，眠浅，仍有晨起汗出、手脚心潮热汗出的情况；纳可，用力大小便时小腹酸胀痛，舌红、苔腻，脉滑。

处方：

（1）柴胡 10g　　当归 10g　　川芎 10g　　赤芍 15g
　　熟地黄 20g　　肉桂 6g　　黑附子 6g　　吴茱萸 6g
　　浮小麦 30g　　炙甘草 15g　大枣 15g　　狗脊 15g
　　桑寄生 15g　　菟丝子 15g　怀牛膝 15g　生龙骨 30g（先煎）
　　生牡蛎 30g（先煎）　百合 20g

7 剂，日 1 剂，每剂三煎，共取 500mL，分早晚温服。

（2）蛇床子 20g　地肤子 20g　贯众 20g　　土茯苓 30g
　　苦参 30g　　鱼腥草 15g　百部 20g　　白鲜皮 20g
　　败酱草 15g

水煎外洗。

六诊：2011 年 9 月 15 日。

LMP 9 月 5 日，6 日净。同房后阴道少量淋漓出血，腰骶酸痛，纳可，眠佳，二便调，舌淡红、苔薄白，脉弦滑。

处方：

枸杞子 15g　　女贞子 10g　　五味子 10g　　香附 10g
生地黄 15g　　川芎 10g　　　赤芍 15g　　　丹参 15g
炮姜炭 6g　　 桃仁 10g　　　皂角刺 10g　　浮小麦 30g
菟丝子 15g　　泽兰 15g　　　三七粉 3g（冲服）

7 剂，日 1 剂，每剂三煎，共取 500mL，分早晚温服。

因阴道出血，方中三七粉可止血不留瘀；正值月经中期，氤氲"的候"之机即将来临，此时用补肾活血之味可助于阴阳转化和卵泡的破裂。

七诊：2011 年 9 月 22 日。

LMP 9 月 5 日。双侧少腹痛，畏风头痛，眠浅，舌淡红、苔薄白，脉小滑。

检查：B超（9月26日）示子宫前位，大小4.4cm×4.5cm×4.3cm，内膜厚0.7cm；右侧卵巢2.5cm×1.5cm；左侧卵巢3.3cm×1.7cm；双侧卵巢内可探及优势卵泡样回声，左侧大小约1.5cm×1.6cm，右侧大小约1.6cm×1.3cm。

处方：

枸杞子15g	女贞子10g	五味子10g	香附10g
川芎10g	赤芍15g	丹参15g	泽兰15g
炮姜炭6g	桃仁10g	皂角刺10g	浮小麦30g
鹿角霜10g	紫河车15g		

7剂，日1剂，每剂三煎，共取500mL，分早晚温服。

医嘱：B超监测排卵以指导同房。

根据B超结果可知，优势卵泡正在发育中，方中鹿角霜、紫河车可助子宫内膜增长，为孕卵着床创造条件；方中丹参、泽兰、皂角刺等活血之品有利于卵泡破裂和输卵管的蠕动，助力孕卵移动至宫腔顺利着床。

八诊：2011年9月29日。

近2日小腹、乳房胀，面部及腰部痤疮明显，纳可，眠佳，大便每日1～2次，小便黄，外阴痒，白带正常，舌淡红、苔黄腻、中有剥脱，脉沉小。9月28日B超监测排卵提示右侧卵巢已排卵，且当天有同房。

处方：

升麻10g	连翘15g	桑白皮10g	桑叶15g
桑寄生15g	桑椹15g	黄芩6g	炒白术10g
光山药15g	菟丝子15g	五味子10g	川续断15g
太子参15g	生黄芪30g	竹叶10g	生甘草10g

7剂，日1剂，每剂三煎，共取500mL，分早晚温服。

因本周期有排卵且有同房，故而要考虑早孕的可能，全方以补肾升提为主，助孕卵的发育；桑叶、桑白皮、桑寄生可兼顾上中下三焦，有清热安胎之效。

九诊：2011年10月10日。

LMP 9月5日。纳可，眠佳，小腹有胀感，二便调，白带色绿、有异味。舌尖红、苔薄黄，脉弱滑。BBT双相，目前处于高温相，且已持续

13天。

检查：血清激素示 β-HCG 37.39 mIU/mL。

处方：

菟丝子 15g	枸杞子 15g	女贞子 10g	桑寄生 15g
川续断 15g	炒白芍 30g	炙甘草 15g	炒白术 12g
黄芩 6g	阿胶珠 10g（烊化）	胡黄连 3g	光山药 15g
升麻 6g	生黄芪 15g	北沙参 30g	太子参 15g

7剂，每剂浓煎共取600mL，温服，少量频服，共服14天。

医嘱：调畅情志，营养饮食，注意孕期卫生，不适随诊。

血清激素结果可以明确患者已孕，治疗以补肾健脾安胎为法；因白带异常，结合舌象可知内热明显，酌加黄芩、黄连以清热。

【按】患者自流产刮宫、放置宫内节育器之后发为黄带，刮宫术损伤冲任，黄带乃任脉湿热为病，《内经》曰"任脉为病……女子带下瘕聚"，可见其说有本。患者盆腔炎反复发作，且有腰酸腹胀等症状，所以应注重清利湿热，改善盆腔环境，以恢复其功能。肺为水之上源而主治节，脾主转输，肾主收藏而布津液，故而水气通调有赖于此三脏，山药、白术等可健脾益气，脏气平则水气自利；柴胡、郁金等舒肝之品以解肝郁；根据不同时期，辨证用药，补肾以利内膜增长，活血以利卵泡破裂和孕卵的运动；在密切监测排卵的情况下，指导同房，故而得孕而终。

案例2

安某，女，27岁。出生日期：1986年4月。

初诊：2012年10月15日。

主诉：结婚5年，性生活正常，未避孕1年未孕。

现病史：患者月经为 $12\dfrac{6}{25\sim26}$。孕2产0，2007年妊娠10周，胎停育行清宫术；2009年3月，妊娠26周，胎停育行药物流产。

刻下症：LMP 10月1日，6天净，量多，色暗，血块多；行经前乳房胀痛，经期小腹凉痛，受凉后白带量多，腰痛。纳可，眠佳，二便可，舌红、苔根部黄，脉弦滑。

检查：内分泌六项示 FSH 6.11 mIU/mL，LH 9.10 mIU/mL，PRL 6.82

ng/mL，E_2 181.00 pg/mL，P 1.67 ng/mL，T 0.45 ng/mL。妇科 B 超示子宫后位，大小约 5.3cm×4.9cm×5.0cm，内膜 1.5cm，盆腔探及液性暗区，深约 4.2cm，右卵巢 2.8cm×1.8cm，左卵巢 2.5cm×1.7cm。

西医诊断：继发性不孕；慢性盆腔炎。

中医诊断：继发性不孕；带下病。

证型：瘀血内阻，冲任失调。

治则：活血化瘀，调理冲任。

处方：

柴胡 10g	生蒲黄 10g（包煎）	五灵脂 15g（包煎）	三棱 10g
莪术 10g	马齿苋 30g	马鞭草 30g	忍冬藤 15g
川牛膝 15g	浙贝母 10g	炒鸡内金 15g	桑寄生 15g
羌活 10g	独活 10g	鸡血藤 15g	茯苓皮 15g。

7 剂，日 1 剂，每剂两煎，共取 500mL，分早晚温服。

B 超提示患者盆腔积液较多，为当前主要矛盾。以马齿苋、马鞭草活血抗炎，改善盆腔环境；失笑散合鸡血藤活血化瘀，三棱、莪术可增强瘀散之功。

二诊：2012 年 10 月 20 日。

LMP 10 月 1 日。腰酸痛好转，纳可，眠佳，二便调，舌淡红、苔薄黄，脉弦细。

处方：

桑寄生 15g	羌活 10g	独活 10g	忍冬藤 15g
鬼箭羽 15g	败酱草 15g	当归 10g	川芎 10g
赤芍 15g	白芍 15g	生地黄 15g	熟地黄 15g
制香附 10g	马齿苋 30g	马鞭草 30g	小茴香 6g
木香 6g	肉桂 6g	生蒲黄 10g（包煎）	

7 剂，日 1 剂，每剂两煎，共取 500mL，分早晚温服。

患者正值经前期，以四物汤加生蒲黄活血养血；小茴香、肉桂、木香温阳理气，助经血下行。

三诊：2012 年 11 月 8 日。

LMP 10 月 25 日，6 天净，量可，色暗，血块较前减少；行经前乳房胀痛，经期腰酸困，久立后甚。纳可，眠佳，二便可，舌暗尖红、苔根部黄，脉沉细。

检查：妇科 B 超示子宫后位，大小约 5.9cm×5.5cm×5.2cm，盆腔液性暗区深度 1.0cm，右卵巢 2.6cm×1.6cm，左卵巢 2.5cm×1.9cm，可见一成熟卵泡 2.1cm×1.9cm。

处方：

制香附 15g	当归 10g	川芎 10g	赤芍 15g
丹参 15g	川牛膝 15g	泽兰 15g	益母草 15g
皂角刺 10g	枳壳 15g	穿山甲 10g（先煎）	生蒲黄 10g（包煎）
马齿苋 30g	苏木 6g	生黄芪 30g	桑寄生 15g

7 剂，日 1 剂，每剂两煎，共取 500mL，分早晚温服。

由 B 超可知，患者盆腔炎性环境已经明显改善，且左侧卵巢内有一优势卵泡，故在前法基础上，选用活血理气、补肾助孕方药；皂角刺、穿山甲有助卵泡破裂、排出及输卵管蠕动。

四诊：2012 年 11 月 15 日。

LMP 10 月 25 日。纳可，眠佳，腰酸困，二便可，咽痛，少量痰，口干渴，舌尖红、苔薄白，脉弦滑。

处方：

菟丝子 15g	桑寄生 15g	川续断 15g	狗脊 15g
杜仲炭 15g	北沙参 30g	杏仁 10g	麦冬 10g
桑叶 15g	玄参 10g	枇杷叶 15g（包煎）	蒲黄炭 10g
枳壳 15g	升麻 10g	炙黄芪 30g	茵陈 30g

7 剂，日 1 剂，每剂两煎，共取 500mL，分早晚温服。

五诊：2012 年 11 月 29 日。

LMP 11 月 21 日，6 天净，量多，色红，血块（+），经期小腹隐痛；行经前乳房胀痛，腰酸困。感冒 2 周余，现仍未痊愈。纳可，眠佳，大便 2～3 天一行，小便可，舌淡尖红、苔白，脉弦滑。

处方：

香附 15g	土鳖虫 10g	苏木 10g	桑寄生 15g
赤芍 15g	川牛膝 15g	益母草 15g	泽兰 15g

肉苁蓉 30g	女贞子 15g	干姜 6g	丹参 30g
土茯苓 15g	忍冬藤 15g	败酱草 15g	茵陈 30g
川楝子 12g			

7剂，日1剂，每剂两煎，共取500mL，分早晚温服。

六诊：2012年12月17日。

LMP 11月21日。乳房胀痛，小腹不适。纳可，眠佳，大便干，1～2天1行，小便正常，白带不多，舌尖红、苔白，脉弦滑。自测有排卵，有同房。

处方：

制香附 15g	北沙参 30g	白芍 30g	白芷 10g
女贞子 10g	枸杞子 10g	五味子 10g	山药 10g
仙鹤草 30g	生地榆 15g	茜草 15g	肉苁蓉 30g
桑寄生 15g	川续断 15g	菟丝子 15g	黑芝麻 30g

7剂，日1剂，每剂两煎，共取500mL，分早晚温服。

因患者自测有排卵，且及时同房，不排除妊娠可能，故以补肾益阴为主，方中桑寄生、肉苁蓉补肾润肠，改善大便。

七诊：2012年12月31日。

LMP 11月21日。乳房胀痛，小腹偶有隐痛，便秘，舌尖红、苔薄白，脉弦滑。

检查：P 17.28ng/mL；E_2 370.00 pg/mL；β-HCG >10000.00 mIU/mL。

处方：

白芍 30g	炙甘草 15g	肉苁蓉 30g	桑寄生 15g
女贞子 15g	枸杞子 15g	五味子 10g	麦冬 10g
川续断 15g	炒杜仲 15g	阿胶 10g（烊化）	人参 15g（单包）
北沙参 30g	制香附 15g	黑芝麻 30g	桑叶 15g

7剂，日1剂，每剂两煎，浓煎共取300mL，温服，少量频服。

患者已孕，以补肾安胎为法。芍药甘草汤可缓急止痛，生脉饮养阴益气，桑叶通利一身气机。

八诊：2013年2月4日（其配偶代述）。

患者目前基础体温（BBT）高温相平稳持续，恶心，厌甜食，大便正常，小便频。

检查：B 超（1 月 24 日）示子宫大小 11.9cm×7.5cm×5.7cm，孕囊大小 5.1cm×5.4cm×7.6cm，胎芽 2.2cm，胎心（+）。

处方：

党参 15g	太子参 15g	北沙参 30g	制香附 10g
苏梗 6g	砂仁 6g（后下）	炒白术 10g	黄芩 10g
生黄芪 30g	防风 10g	荆芥 10g	升麻 10g
菟丝子 15g	桑寄生 15g	川续断 15g	蝉蜕 6g

7 剂，日 1 剂，每剂两煎，浓煎共取 300mL，温服，少量频服。

随访得知，患者于 2013 年 8 月 24 日顺产 1 女婴，身长 50cm，体重 3.2kg。

【按】该患者曾胎停育 2 次，中医认为其主要病机为冲任损伤，胎元不固，西医认为与黄体功能不全、免疫因素、病毒感染等有关，临床治疗采用辨病与辨证相结合的诊疗方法。患者妇科 B 超结果提示盆腔积液 4.2cm，导致患者有腰困之感，且患者舌红苔根黄，与下焦热盛有关，因此中药治疗采用补肾健脾，清热化湿之法。三诊时复查 B 超，盆腔积液情况已明显改善，腰困等临床症状亦得到缓解。因此，在抗炎、抗感染基础上，治疗重点转为补肾活血促卵助孕，加入穿山甲、皂角刺等活血散结，可促进卵泡生破裂排出之品。患者成功妊娠后，嘱其要积极保胎治疗，且时间应超过上次胎停育 2 周以上，以寿胎丸为基础方，补肾安胎；生脉饮益气养阴，白芍、甘草养血柔肝、缓急止痛，香附疏肝解郁，可缓和患者紧张情绪。

案例 3

杨某，女，31 岁。出生日期：1982 年 2 月。

初诊：2013 年 3 月 30 日。

主诉：婚后 3 年，未避孕有正常性生活未孕，伴月经量减少。

现病史：患者月经 13 $\frac{7\sim 8}{28}$，无痛经，血块（+），色暗，现量减少约 1/2。2012 年 7 月 27 日于北医三院行腹腔镜下粘连松解术＋右侧卵巢巧克力囊肿剥离术＋通液术，出院诊断：子宫内膜异位症Ⅲ期，卵巢巧克力囊肿，多发性子宫内膜息肉。其配偶查精液正常。

刻下症：LMP 3 月 27 日，未净，腰酸；PMP 2 月 28 日，7～8 天净。白带多，口苦，畏寒，纳可，二便调，舌淡嫩、苔薄白，脉弦滑。

检查：妇科 B 超（3 月 24 日）示子宫后位，大小 4.9cm×4.6cm×4.1cm，内膜 0.78cm，右卵巢 3.5cm×2.8cm，卵泡 2.4cm×2.1cm，左卵巢 2.8cm×1.5cm，盆腔积液深 3.7cm。

西医诊断：原发性不孕，月经不调，慢性盆腔炎，子宫内膜异位症，子宫内膜息肉。

中医诊断：不孕症，月经过少，癥瘕。

证型：肾虚血瘀，冲任不调。

治则：补肾活血，调理冲任。

处方：

葛根 15g	川牛膝 15g	生蒲黄 10g（包煎）	五灵脂 15g（包煎）
三棱 10g	莪术 10g	地龙 10g	僵蚕 10g
皂角刺 10g	枳壳 15g	马齿苋 30g	马鞭草 30g
肉桂 6g	制附子 6g（先煎）	当归 10g	川芎 10g

7 剂，日 1 剂，每剂两煎，共取 500mL，分早晚温服。

医嘱：监测基础体温（BBT），以了解排卵情况。

患者诸症，总属肾虚血瘀，冲任不调。患者子宫内膜异位症，虽无痛经症状，仍可与葛根解肌治疗；予川牛膝、五灵脂、三棱、莪术等，更加地龙血肉有情之品，大力活血化瘀消癥，疗其粘连、囊肿、息肉诸病；更加白僵蚕化痰散结以消息肉，枳壳、马齿苋、马鞭草行气消肿利湿，治其盆腔积液；患者畏寒，更以肉桂、附子补肾阳；另加当归、川芎养血活血。

二诊：2013 年 4 月 8 日。

LMP 3 月 27 日，7 天净，量少，色黑，血块（＋）。纳可，眠多梦，二便可，舌红、苔黄，脉沉细。

检查：妇科 B 超示子宫大小 4.4cm×4.2cm×5.0cm，内膜 1.0cm，左卵巢 2.7cm×1.4cm，右卵泡 1.9cm×2.0cm，盆腔积液 2.5cm。

处方：

葛根 15g	升麻 10g	鸡内金 15g	浙贝母 10g
川牛膝 15g	益母草 15g	泽兰 15g	丹参 15g
地龙 10g	僵蚕 10g	生蒲黄 10g^(包煎)	制香附 15g
皂角刺 10g	穿山甲 10g^(先煎)	龟甲 10g^(先煎)	鳖甲 10g^(先煎)

7剂，日1剂，每剂两煎，共取500mL，分早晚温服。

患者盆腔积液较前减少。经量少、脉沉细是为阴虚，舌红、眠多梦，阴虚而难敛阳，加龟甲、鳖甲养阴，鳖甲更能软坚散结；患者排卵期将近，予皂角刺、穿山甲助卵泡发育顺利排出。

三诊：2013年4月13日。

LMP 3月27日。4月9日自测有排卵，有同房，现基础体温已高2天。纳可，眠佳，二便调。舌淡红、中有裂纹、苔薄黄，脉弦滑。

处方：

菟丝子 15g	桑寄生 15g	桑叶 15g	川续断 15g
阿胶 10g^(烊化)	首乌藤 15g	葛根 15g	茜草 15g
北沙参 30g	制香附 10g	白术 10g	黄芩 6g
怀山药 15g	砂仁 6g^(后下)	苏梗 6g	

14剂，日1剂，每剂两煎，共取500mL，分早晚温服。

患者排卵后同房，不排除受孕可能，故本方以补肾益气为主，继观。

四诊：2013年5月11日。

LMP 4月23日，5天净，量少，色黑。白带正常，纳可，多梦，二便调，舌红、苔白，脉弦。

检查：妇科B超示子宫大小4.3cm×4.4cm×3.7cm，内膜1.09cm；右卵巢2.4cm×1.5cm，卵泡0.7cm×0.7cm；左卵巢3.1cm×1.6cm，卵泡0.7cm；盆腔内可见少量盆腔积液。

处方：

乌梅 15g	黄柏 6g	黄连 3g	黄芩 9g
制附子 6g^(先煎)	肉桂 3g	川椒 3g	干姜 6g
当归 10g	赤芍 15g	川芎 10g	熟地黄 15g
生龙骨 30g^(先煎)	生牡蛎 30g^(先煎)	首乌藤 15g	葛根 15g
川牛膝 15g	忍冬藤 15g		

7剂，日1剂，每剂两煎，共取500mL，分早晚温服。

患者经来未孕，继续调理。予乌梅丸加减以调和阴阳、气血、寒热，乌梅益阴和阳，柔肝安胃，黄柏、黄连、黄芩清热燥湿，通利三焦，附子、肉桂、川椒、干姜温经散寒、通阳破阴，宣通阴浊阻结，当归、赤芍、川芎养血活血，共奏酸苦甘辛，寒热刚柔并用之效。患者仍多梦，加龙骨、牡蛎、首乌藤镇静养心安神，首乌藤、忍冬藤并用而通络。

五诊：2013年5月18日。

LMP 4月23日。BBT典型双相，持续3天。纳可，眠佳，二便调，舌淡红、边有齿痕，脉小滑。

处方：4月13日方加乌梅15g，葛根15g，减茜草15g。

7剂，日1剂，每剂两煎，共取500mL，分早晚温服。

患者BBT典型双相，以补肾益气方为主，去逐瘀痛经之茜草。

六诊：2013年5月30日。

LMP 4月23日，孕6周，晨起恶心，左腰部酸痛，纳可，眠佳，二便可，舌红苔白，脉弦滑。

检查：P 16.16ng/mL；E_2 310.00 pg/mL；β-HCG 201.78 mIU/L。

处方：

（1）菟丝子15g   女贞子15g   枸杞子10g   五味子10g
　　 覆盆子10g   竹茹10g   苏梗6g   炒白术15g
　　 怀山药15g   党参15g   生黄芪15g   炙黄芪15g
　　 制香附15g   北沙参30g   桑叶15g   桑寄生15g
　　 川续断15g

7剂，日1剂，每剂两煎，浓煎共取300mL，温服，少量频服。

（2）黄体酮胶丸，1丸/天，2次/天。

患者成功受孕，有腰酸痛之胎动不安征象，予寿胎丸加减补肾安胎，白术、山药、生炙黄芪益气固胎；晨起恶心，加苏梗、竹茹行气宽中，除烦止呕；另加黄体酮胶丸中西结合以保胎。

【按】该患者有子宫内膜异位症、子宫内膜息肉病史，虽已行手术治疗，但盆腔内环境不佳，是造成其原发性不孕的原因之一，且月经量较之前有明显减少，因此治疗以"分期调经"为主，促使阴阳正常转化，为孕育奠定基础。根据患者腰酸、畏寒、经有血块等症状，辨证为肾虚血瘀证，予川牛膝、蒲黄、五灵脂、当归、川芎活血化瘀，肉桂、附子补肾助阳，由于患者有子宫内膜异位症、子宫内膜息肉等病史，加入三棱、莪术、地龙、僵蚕等破血逐瘀之品，以去除瘀滞，且患者盆腔积液较深，腰酸症状明显，考虑盆腔有炎症，辅以马齿苋、马鞭草等清热解毒之品。

次诊时，患者盆腔积液明显减少，症状亦有所好转，且患者处于排卵期前后，在前方的基础上，以皂角刺、穿山甲、地龙等逐瘀通络，促进卵泡的生长发育及排出，加龟甲、鳖甲以滋阴潜阳、清虚热。

排卵后，以补肾健脾，固摄安胎为主辨证治疗。以寿胎丸为基础方，眠多梦加首乌藤、生龙骨、生牡蛎养心镇静安神；恶心加苏梗、竹茹行气宽中，除烦止呕。

案例4

刘某，女，27岁。出生日期：1987年10月19日。

初诊：2014年3月17日。

主诉：月经量少2年余。

现病史：患者月经$17\frac{2}{28}$，量少，血块（+），痛经（-）。孕2产0，人流2次（最近一次2012年6月）。白带量多，色黄，无异味。

刻下症：LMP 2月17日。胃部不适，纳眠可，尿频，腰酸，手凉，急躁，唇暗，舌淡红、苔薄白，脉弦。

检查：妇科B超（2014年3月9日）示子宫大小5.0cm×4.9cm×4.5cm，内膜厚0.78cm，盆腔积液3.3cm×1.3cm。

西医诊断：月经量少；盆腔炎性疾病。

中医诊断：月经过少。

证型：肝胃不和，冲任亏虚。

治则：疏肝和胃，调补冲任。

处方：

（1）制香附15g　　旋覆花15g　　代赭石30g　　党参15g
　　　法半夏10g　　干姜6g　　　炙甘草15g　　狗脊15g

桑寄生 15g	生蒲黄 10g	马齿苋 30g	马鞭草 30g
怀牛膝 15g	益母草 30g	车前子 30g	郁金 10g

7剂，日1剂，每剂两煎，共取500mL，分早晚温服。

（2）定坤丹，一天2次，一次1丸。

医嘱：检查内分泌六项；月经干净3天内复查妇科B超。

患者胃部不适，且性情急躁，属肝胃不和，气机不畅。予以香附、郁金疏肝理气，旋覆花性温下气消痰、降逆止嗳，代赭石沉降冲逆，半夏祛痰散结、降逆和胃，干姜和胃降逆，制约代赭石寒凉之性，党参补气虚，扶助已伤之中气。以桑寄生、狗脊补肝肾，固冲任，怀牛膝既能活血化瘀，又能补肝肾。牛膝、益母草二药活血祛瘀通经。患者盆腔积液较深，予以车前子利水湿，马齿苋、马鞭草清热解毒。

妇科B超提示有3.3cm×1.3cm盆腔积液，可能与排卵后形成的积液有关，也可能与本身盆腔炎性疾病有关，遂嘱咐患者月经干净后再做检查。

二诊：2014年3月24日。

LMP 2月17日。服上方后腹痛，去私立医院验血示HCG 19.1 mIU/mL，P 21.16 ng/mL，后停服。纳眠可，二便调，舌紫暗、苔白，脉小滑。曾2次人流在妊娠10～11周。

检查：内分泌六项（3月17日）示FSH 3.2 mIU/mL，LH 4.11 mIU/mL，PRL 5.86 ng/mL，E_2 102 pg/mL，P 16.3 ng/mL，T 0.28 ng/mL。激素水平（3月24日）示P 21.8 ng/mL，E_2 140 pg/mL，β–HCG 103.05 mIU/mL。

处方：

菟丝子 15g	覆盆子 15g	女贞子 15g	枸杞子 15g
桑叶 15g	桑寄生 15g	川续断 15g	杜仲 15g
巴戟天 15g	升麻 10g	生黄芪 30g	炒白术 12g
炙甘草 15g	党参 15g	山药 20g	

7剂，日1剂，每剂两煎，共取500mL，分早晚温服。

医嘱：患者监测基础体温（BBT）。

患者检查为妊娠状态，因之前有两次人工流产，恐本次有复发性流产可能，遂予以中药保胎治疗。以菟丝子、覆盆子、枸杞子加减，取五子衍宗丸之意以补肾益精，且菟丝子、桑寄生、川续断加减，取寿胎丸之意以补肾安胎。巴戟天、杜仲补肾助阳，升麻升举阳气，黄芪、白术、党参、山药健脾益气，共筑补肾健脾安胎之效。

三诊：2014 年 3 月 30 日。

LMP 2 月 17 日。偶有腹痛，晨起恶心，白带色黄，手脚凉，纳可，眠佳，大便色黑，小便黄。舌紫暗苔白，脉小滑。

检查：激素水平（3 月 30 日）示 P 14.4 ng/mL，E_2 95 pg/mL，β-HCG 2322.83 mIU/mL。

处方：

（1）党参 15g　　太子参 15g　　炙甘草 15g　　山药 15g
　　桑寄生 15g　　川续断 15g　　菟丝子 20g　　覆盆子 15g
　　艾叶炭 10g　　女贞子 15g　　枸杞子 15g　　五味子 10g
　　黄芩 10g　　浮小麦 30g　　大枣 30g

7 剂，日 1 剂，浓煎共取 300mL，温服，少量频服。

（2）黄体酮胶囊，一天 2 次，一次 2 粒，连服 14 天。

继以上方之法补肾健脾安胎，党参、太子参、炙甘草、山药健脾益气；桑寄生、川续断、菟丝子、覆盆子、女贞子、枸杞子、五味子取寿胎丸合五子衍宗丸之意，补肾益精；黄芩清热安胎；浮小麦、大枣可甘润滋养，和中缓急，缓解患者恶心的症状。因患者孕酮数值有明显下降，偶有腹痛的表现，遂嘱患者加服黄体酮胶囊。

四诊：2014 年 4 月 17 日。

LMP 2 月 17 日。恶心，纳呆，头晕，心慌，腹胀，脉小滑。

检查：激素水平（4 月 17 日）示 P > 40 ng/mL，E_2 369 pg/mL，β-HCG 56363.34 mIU/mL。

处方：

党参 15g　　太子参 15g　　南沙参 15g　　北沙参 15g
炙甘草 15g　　黄芩 6g　　炒白术 15g　　山药 15g
桑寄生 15g　　杜仲 15g　　巴戟天 15g　　贯众炭 10g
荆芥炭 10g　　菟丝子 12g　　覆盆子 15g　　女贞子 15g
枸杞子 15g　　五味子 10g

14 剂，日 1 剂，每剂两煎，浓煎共取 300mL，温服，少量频服。

继以上方之法治疗,以补肾健脾安胎。

【按】本案患者因月经量少就诊,初次就诊时胃部不适明显,性情急躁,B超提示盆腔积液量深,予以疏肝和胃、调补冲任为主。二诊时发现患者已妊娠,遂以补肾健脾安胎法治疗。患者曾有2次人工流产手术史,应积极保胎治疗,治疗时间一般需超过以往流产时间的2周以上。

第三章 孙立华教授妇科医案精选

一、月经病

（一）月经过少

月经过少是指经量明显减少或行经时间不足 2 天，甚或点滴即净者，一般认为月经量少于 20mL 为月经过少。本病一般月经周期尚可，但也可与月经周期异常并见，如先期或者后期伴有量少，往往迁延可至闭经。西医病因主要包括先天性因素（如子宫发育不全、幼稚子宫等）、创伤性因素（如人流术、刮宫等）、感染性因素（如子宫内膜结核）、内分泌因素（如卵巢低反应、卵巢早衰等）和全身性因素（如营养不良、精神抑郁、作息不规律等干扰性腺轴功能）。中医认为该病发病机理有虚有实，临床以肾虚、血虚、血瘀、痰湿为多见，虚者多因精亏血少，冲任血海空虚，经血乏源；实者多因瘀血内停阻滞，或者痰湿内生，痰瘀阻滞胞宫所致，但临床以虚证或虚中夹实者多见。在治疗方面，孙立华教授强调虚实辨证论治，虚者重在补肾滋肾或者濡养精血以调经；实者宜活血通利，佐以温经、行气、化痰、除湿等；虚实夹杂者，攻补兼施，不可妄行攻破，以免伤及精血。正如《证治准绳》云："经水涩少，为虚为涩，虚则补之，涩则濡之。"月经过少伴有月经后期者，常可发展至闭经，尤其要警惕卵巢早衰，临证时应予以重视和及时诊治。

案例 1

王某，女。出生日期：1978 年 2 月。

初诊：2011 年 3 月 19 日。

主诉：月经不调，调理备孕。

病史：患者 $13\frac{2}{30\sim40}$，痛经（±），量减少 1/3，色鲜红或暗红，有血块，经前偶有乳房痛，腰酸。孕 2 产 0。2006 年行人工流产术；2007 年孕 40 天胎停育，行清宫术。2008—2011 年间断服用达英 -35。

刻下症：LMP 2011 年 3 月 15 日，未净；PMP 2 月 7 日。纳可，失眠，大便调，小便黄，舌淡红、苔薄白，畏寒。

西医诊断：月经不调。

中医诊断：月经不调。

治则：补肾疏肝，活血调经。

处方：

柴胡 10g	当归 10g	川芎 10g	赤芍 10g
白芍 10g	生地黄 15g	熟地黄 15g	巴戟天 15g
川续断 15g	桑寄生 15g	杏仁 10g	白豆蔻 6g
生薏苡仁 30g	紫河车 15g	刘寄奴 15g	生龙骨 30g（先煎）
生牡蛎 30g（先煎）			

7 剂，每剂两煎，共取 500mL，早晚温服。

医嘱：记录基础体温（BBT）。

四物汤养血活血，柴胡疏肝理气。患者既往曾有过不良孕产史，胞宫冲任已有损伤，予以巴戟天、川续断、桑寄生补肾益气。

二诊：2011 年 4 月 9 日。

患者 4 月 2 日自测有排卵，妇科 B 超示内膜厚 0.97cm，右侧卵泡大小约 2.46cm×1.74cm。4 月 2 日及 4 日同房，白带黄，口渴，纳少，眠佳，二便调，舌红、苔少，脉沉小，畏寒。

处方：

女贞子 10g	墨旱莲 15g	枸杞子 15g	五味子 10g
桑寄生 15g	川续断 15g	阿胶珠 10g（烊化）	菟丝子 15 g
炮姜 6g	杜仲 15g	制香附 6g	砂仁 6g（后下）
北沙参 30g	炙黄芪 15g	黄芩 6g	

7 剂，每剂两煎，共取 500mL，早晚温服。

患者自测有排卵且有同房，考虑到时有妊娠可能，以二至丸合菟丝子、桑寄生等培补肾元。

三诊：2011 年 4 月 18 日。

患者近来感冒，已 7 天，咳嗽，有白痰，尤以夜间为甚，口渴。LMP 3 月 15 日，纳可，眠佳，腰不酸，小腹隐痛，脉滑。

处方：

金银花 15g	黄芩 6g	紫菀 10g	款冬花 10g
杏仁 10g	桑寄生 15g	川续断 15g	白芍 15g
炙甘草 15g	苏梗 6g	砂仁 6g（后下）	制香附 6g
杜仲 15g	桑寄生 26g	炙枇杷叶 15g（包煎）	炒山楂 10g
炒麦芽 10g	炒神曲 10g		

7 剂，每剂两煎，共取 500mL，早晚温服。

鉴于患者外感，咳嗽有痰，处以疏风清热、润肺化痰之品。

四诊：2011 年 4 月 21 日。

LMP 3 月 15 日。鼻炎，腰酸，无小腹痛，阴道分泌物基本正常。舌红、苔薄白，脉小滑。

检查：血清激素（4 月 20 日）示 β–HCG 1020.5 nmol/L；P 28.56 ng/mL，E_2 405.90 pg/mL。

处方：

菟丝子 15g	川续断 15g	桑寄生 15g	阿胶珠 10g（烊化）
党参 15g	生黄芪 30g	杜仲 15g	炒白术 12g
黄芩 6g	砂仁 6g（后下）	怀山药 15g	苏梗 6g
制香附 6g			

7 剂，每剂两煎，少量频服。

医嘱：调畅情志，注意饮食营养，注意孕期卫生。

患者已孕，处方以补肾益气、健脾安胎为法；方中苏梗、香附调畅气机。

【按】本例患者为月经过少，先天禀赋素弱或后天肾气亏虚，精血不足，冲任血海亏虚可致月经量素少或渐少。因患者曾有过流产及胎停育史，则肾气愈亏。情志受影响，难免气郁不舒。而肝藏血，"女子以肝为先天"，肝失疏泄亦可致月经失调。故治以疏肝活血，补肾调经为大法。

案例 2

孙某，女，38 岁。出生日期：1973 年 5 月。

初诊：2011 年 4 月 11 日。

主诉：胚胎停育 5 次；月经量减少 2 年。

病史：患者月经 $13\frac{2\sim3}{28}$，痛经（－），量可，近 2 年月经量减少为之前的 1/2，色黑，有血块，经前乳房胀，腰酸。孕 5 产 0，曾胚胎停育 5 次，均行清宫术。有高血压家族史，血压曾 140/90mmHg。

刻下症：LMP 4 月 6 日，2 天干净；PMP 3 月 8 日。纳可，眠佳，畏寒，手脚冷，大便正常，小便黄，舌红、苔黄，脉弦滑。一直口服降压药，目前血压 120/90mmHg。

检查：内分泌六项示 FSH 5.37 mIU/mL，LH 6.63 mIU/mL，PRL 36.53 ng/mL，E_2 104pg/mL，P 0.44 ng/mL，T 0.35 ng/mL。妇科 B 超示子宫大小约 4.4cm×4.5cm×4.0cm，内膜厚约 0.4cm，右侧卵巢为 3.2cm×1.8cm；左侧卵巢为 3.7cm×1.7cm，余未见明显异常。阴道霉菌试验（＋）。

西医诊断：月经减少；胚胎停育。

中医诊断：月经过少；胎死不下。

治则：补肾活血，调经固冲。

处方：

（1）女贞子 10g　　墨旱莲 15g　　仙茅 10g　　淫羊藿 15g
　　　百合 20g　　　制香附 10g　　郁金 6g　　　浮小麦 30g
　　　炙甘草 15g　　苍术 10g　　　白术 10g　　黄柏 9g
　　　牡丹皮 10g　　桑寄生 15g　　狗脊 15g　　蛇床子 5g
　　　熟地黄 20g　　当归 10g　　　川芎 10g　　赤芍 15g
　　　白芍 15g

7 剂，日 1 剂，每剂两煎，共取 500mL，早晚温服。

（2）蛇床子 15g　　地肤子 15g　　土茯苓 20g　　苦参 30g
　　　白鲜皮 15g　　荆芥 10g　　　败酱草 15g　　贯众 20g
　　　百部 20g　　　鱼腥草 15g　　枯矾 10g

7 剂，水煎，清洗外阴。

（3）阴道纳药：达克宁栓。

医嘱：患者本人行输卵管造影术；其配偶行精液常规检查。

患者曾经 5 次胚胎停育史，且均行清宫术，可知冲任胞宫已损伤，治疗时用二至丸合桑寄生、狗脊、淫羊藿等补肾之品以固本培元；患者经血量少，色黑且有块，故以四物汤活血养血。因患者有霉菌性阴道炎，故以中药方外洗并阴道纳药中西医结合治疗。

二诊：2011 年 4 月 18 日。

LMP 4 月 6 日，患者仍手脚冷，纳可，恶心，小便黄，阴痒，舌红、苔黄腻，脉弦滑。

检查：妇科 B 超示子宫后位，大小约 4.9cm×4.6cm×4.7cm，内膜厚约 1.0cm，右侧卵巢为 3.1cm×2.4cm，左侧卵巢为 3.5cm×2.3cm，右侧卵巢可探及一个 1.9cm×0.9cm 无回声区，包膜完整。

处方：

当归 10g	川芎 10g	赤芍 15g	制香附 10g
川牛膝 15g	益母草 15g	制附子 6g（先煎）	肉桂 6g
生黄芪 30g	炒白术 12g	怀山药 15g	生蒲黄 10g（包煎）
马鞭草 15g	马齿苋 15g	党参 15g	鸡血藤 15g
狗脊 15g			

7 剂，日 1 剂，每剂两煎，共取 500mL，早晚温服。

方中附子、肉桂温阳通脉，黄芪、白术、山药健脾益气，以利生血之源。

三诊：2011 年 5 月 5 日。

LMP 5 月 4 日，量少，色红；月经来前乳房胀，腰痛如折。眠浅，醒后难入睡，小便黄，舌尖红、边有齿痕、苔薄黄，脉弦滑。血压 160/90mmHg，服药后 120/80mmHg。

处方：

天麻 10g	钩藤 15g（后下）	当归 10g	川芎 10g
熟地黄 15g	怀山药 15g	山萸 15g	牡丹皮 10g
党参 15g	太子参 15g	赤芍 15g	白芍 15g
阿胶珠 10g（烊化）	胡黄连 3g	川续断 15g	狗脊 15g

桑寄生 15g　　　桑叶 15g　　　生龙骨 30g（先煎）　生牡蛎 30g（先煎）

7剂，日1剂，每剂两煎，共取500mL，早晚温服。

以前法继治，针对高血压情况，处以天麻、钩藤清热平肝；因患者睡眠质量较差，故而加用龙骨、牡蛎以镇静安神；结合舌象，酌加黄连一味以清心火。

四诊：2011年5月19日。

LMP 5月4日，2天干净，量少，全天腰酸。4月至5月，体重增加4kg，易饥饿，自测血压110/78mmHg，口臭，纳可，眠佳，大便调，小便特别黄，舌红、苔黄腻、舌尖红，脉弦滑。

处方：

玉竹 10g	竹叶 10g	生甘草 10g	车前草 15g
白茅根 30g	桑寄生 15g	川续断 15g	制香附 10g
女贞子 10g	墨旱莲 15g	仙茅 20g	仙鹤草 15g
天麻 10g	钩藤 15g（后下）	阿胶珠 10g（烊化）	黄连 3g
羌活 10g	独活 10g		

7剂，日1剂，每剂两煎，共取500mL，早晚温服。

患者口臭、小便黄、舌红苔黄等阴虚火热之象显现，故以玉竹、竹叶、阿胶珠等滋阴润燥生津；加用羌活、独活使处方补肾通络兼具，以缓解腰酸不适。

五诊：2011年6月2日。

LMP 6月1日，量可，色暗，腰酸畏寒，小腹冷，小便黄，大便正常，口臭，纳可，眠佳，舌红、苔黄，脉小滑。

处方：

天麻 10g	钩藤 15g（后下）	狗脊 15g	桑寄生 15g
当归 10g	川芎 10g	赤芍 15g	熟地黄 15g
川牛膝 15g	益母草 30g	制香附 10g	枸杞子 15g
车前草 15g	生蒲黄 10g（包煎）	马鞭草 30g	肉桂 6g
黄连 2g			

7剂，日1剂，每剂两煎，共取500mL，早晚温服。

经调治，患者经量较前增多，仍以四物汤继治；鉴于患者热象仍有，且畏寒明显，故选益母草、车前草等清热利尿之品，以期热由下焦而泄；辅以肉桂温阳散寒。

六诊：2011 年 6 月 9 日。

LMP 6 月 1 日，腰酸畏寒，大便正常，血压 125/98mmHg，纳可，眠佳，舌淡红、苔薄黄，脉弦细。

处方：

葛根 15g	怀牛膝 15g	胡黄连 6g	阿胶珠 10g^(烊化)
吴茱萸 3g	山茱萸 15g	女贞子 20g	枸杞子 15g
墨旱莲 15g	桑寄生 15g	川续断 15g	杜仲 15g
生黄芪 15g	防风 6g	炒白术 12g	钩藤 15g^(后下)
天麻 10g	石膏 30g^(先煎)		

7 剂，日 1 剂，每剂两煎，共取 500mL，早晚温服。

患者仍有畏寒，故选用玉屏风散以益气固表；目前正值月经后期，谨遵"经后勿攻伐"的原则，以二至丸加味，补肾培元。

七诊：2011 年 6 月 23 日。

LMP 6 月 1 日；口臭，大便不成形，小便黄，畏寒，白带正常。舌红、苔薄白，行经前乳房胀。

处方：

（1）女贞子 15g　　枸杞子 15g　　制香附 10g　　桑椹子 15g
　　桑叶 15g　　　桑寄生 15g　　川续断 15g　　菟丝子 15g
　　黄连 6g　　　　黄芩 6g　　　黄柏 6g　　　天麻 10g
　　钩藤 15g^(后下)　生甘草 20g　　知母 10g　　阿胶珠 10g

7 剂，日 1 剂，每剂两煎，共取 500mL，早晚温服。

（2）蛇床子 15g　　地肤子 15g　　土茯苓 20g　　苦参 30g
　　白鲜皮 15g　　荆芥 10g　　　败酱草 15g　　贯众 20g
　　百部 20g　　　鱼腥草 15g　　菟丝子 20g

7 剂水煎，清洗外阴。

本次处方仍是在补肾基础上，以滋阴清热为主，以黄芩、黄连、黄柏三味苦寒之品清热降火。

八诊：2011年6月30日。

LMP 6月1日。乳房胀，有饥饿感，阴痒，二便调，舌红、苔黄，脉弦滑。

检查：β-HCG 1195 mIU/mL。

处方：

桑叶15g	桑寄生15g	川续断15g	菟丝子15g
枸杞子15g	天麻10g	钩藤15g（后下）	白芍30g
生甘草10g	黄芩6g	炒白术15g	炒杜仲10g

7剂，日1剂，每剂两煎，共取500mL，早晚温服。

医嘱：营养饮食，调畅情志，注意孕期卫生。

患者已孕，以补肾健脾安胎为法处方遣药。

【按】此例患者曾有5次胚胎停育，这无疑给其本人造成了身心伤害，也给其家人带来了痛苦。从西医学的角度讲，无论是孕妇子宫解剖结构异常，还是生殖细胞染色体的异常，或是受到环境等因素的影响，都可造成胚胎停育。此病在中医中属于"胎漏""胎动不安"等疾病的范畴。因肾主系胞，为冲任之本，肾虚则会导致冲任失养，难以蓄养胚胎，故补肾为第一大法；又因患者平素有高血压，治疗中还要注意清热平肝降压；患者有口臭、小便黄等一派热象，而火热之邪直犯冲任、子宫，则会内扰胎元，致而胎元不固，故处方在二至丸合四物汤基础上，选用清热滋阴之品；而患者保胎治疗时间务必要超过既往胚胎停育的时间，方可无虞。

案例3

王某，女，31岁。出生年月：1981年5月。

初诊：2012年1月7日。

主诉：月经减少2年，调理备孕。

现病史：患者月经 $14\frac{5}{28}$，痛经（+），量可，近2年经量偏少，为原来一半，色淡红，有少量血块，右侧乳房有不适感；孕1产0，2011年4月孕37天时自然流产。

刻下症：LMP 12月27日，PMP 11月30日；面色晦暗，色斑近两年加重，纳可，眠可，嗜睡，二便调，舌暗、苔白腻、舌边有瘀点，脉弦。

检查：内分泌六项（2011年12月28日）示 FSH 5.18 IU/mL，LH 4.4 IU/mL，PRL 398.8 uIU/mL，E_2 116.5 pg/mL，P 2.25 ng/mL，T 1.23 ng/mL。B超（2011年7月3日）示子宫大小 6.0 cm×4.7 cm×4.1cm，宫项长2.3cm，内膜厚0.8cm；右侧卵巢大小 3.7cm×1.6cm；左侧卵巢大小 3.5cm×1.6cm；盆腔可见 1.3cm 无回声区。

西医诊断：月经稀发。

中医诊断：月经过少。

证型：瘀热内蕴。

治则：补血活血，清热利湿。

处方：

桑白皮10g	威灵仙15g	茵陈20g	牡丹皮10g
熟大黄10g(后下)	当归10g	姜黄6g	赤芍15g
白芍15g	生地黄15g	杏仁10g	豆蔻仁10g
生薏苡仁10g	川芎10g	羌活10g	独活10g
党参20g	茯苓15g		

7剂，日1剂，每剂两煎，共取500mL，分早晚温服。

患者近2年月经量减少，且2011年流产后胞宫亦有所损伤，气血不足，以四物汤补血活血调经；面色晦暗、嗜睡均为气血运行不畅所致，舌苔白腻提示体内有湿邪，故以三仁汤加羌活、独活、威灵仙祛风除湿；桑白皮、茵陈清热利湿。

二诊：2012年1月14日。

LMP 12月27日，面色晦暗，色斑明显，纳可，眠佳，二便调，舌暗、苔白腻、边有瘀点，脉小滑。

处方：

桑白皮10g	威灵仙15g	茵陈20g	牡丹皮10g
熟大黄10g(后下)	当归10g	白芷10g	赤芍15g
白芍15g	生地黄15g	生薏苡仁10g	川芎10g
水蛭10g	川牛膝15g	党参20g	茯苓15g
益母草30g			

7剂，日1剂，每剂两煎，共取500mL，分早晚温服。

拟前法继治。

三诊：2012 年 2 月 4 日。

LMP 1 月 25 日，5 天净，有血块；纳可，眠佳，二便调，舌淡红、苔薄白，脉小滑。

处方：

当归 10g	川芎 10g	赤芍 15g	桑白皮 10g
威灵仙 15g	姜黄 10g	丹参 15g	蝉蜕 6g
白芷 10g	炙延胡索 15g	干姜 6g	细辛 3g
川牛膝 15g			

7 剂，日 1 剂，每剂两煎，共取 500mL，分早晚温服。

处方仍以活血为主，干姜、细辛温中散寒、通利血脉。

四诊：2012 年 2 月 25 日。

LMP 2 月 23 日，未净，有血块，小腹痛，畏寒。纳可，眠佳，二便调，舌淡红、苔白腻，脉沉细。

处方：

黑附子 6g	肉桂 6g	当归 10g	川芎 10g
赤芍 15g	生地黄 15g	干姜 6g	细辛 3g
水蛭 10g	川牛膝 15g	益母草 30g	土鳖虫 10g
白芍 15g	熟地黄 15g	茯苓 15g	山药 30g
党参 20g			

7 剂，日 1 剂，每剂两煎，共取 500mL，分早晚温服。

患者正值经期，小腹痛，有血块，以四物汤补血活血调经；土鳖虫、水蛭破血逐瘀；干姜、细辛温中散寒止痛；茯苓、山药、党参健脾益气以利生血之源。

五诊：2012 年 3 月 3 日。

LMP 2 月 23 日，5 天净，经色暗，量正常，有血块，小腹胀痛，畏寒。偶尔气短，眠佳，纳呆，大便调，小便黄，舌淡红、苔少，脉小滑。

处方：

制香附 10g	当归 10g	川芎 10g	赤芍 15g
丹参 15g	川牛膝 15g	泽兰 15g	益母草 15g

| 干姜 6g | 细辛 3g | 桑白皮 10g | 威灵仙 15g |
| 穿山甲 10g ^(先煎) | 皂角刺 10g | 蜂房 30g | 生蒲黄 6g ^(包煎) |

7剂，日1剂，每剂两煎，共取500mL，分早晚温服。

患者月经色暗，有血块为瘀血内阻，以四物汤去地黄加泽兰、益母草、丹参、川牛膝活血化瘀，推陈出新；干姜、细辛温中散寒，穿山甲、皂角刺加强全方通络之效。

六诊：2012年3月10日。

LMP 2月23日。白带量少，小腹胀，口干，眠佳，纳可，二便调，舌红、苔润，脉小滑。3月7日、8日自测有排卵，有同房。

处方：

制香附 10g	当归 10g	川芎 10g	赤芍 15g
丹参 15g	川牛膝 15g	泽兰 15g	益母草 15g
干姜 6g	细辛 3g	桑白皮 10g	威灵仙 15g
枳壳 15g	菟丝子 20g	生蒲黄 6g ^(包煎)	

7剂，日1剂，每剂两煎，共取500mL，分早晚温服。

患者正值排卵期，以四物汤去熟地黄加益母草、泽兰、川牛膝活血以增强输卵管的蠕动，促进精卵结合并顺利回宫腔着床；干姜、细辛温中散寒，桑白皮、威灵仙、枳壳调畅气机。

七诊：2012年3月17日。

LMP 2月23日。仍有小腹胀感，纳可，眠佳，二便调，舌淡紫、苔薄白。

处方：

菟丝子 20g	女贞子 15g	枸杞子 15g	覆盆子 15g
续断 15g	山药 15g	生黄芪 15g	炒白术 10g
黄芩 6g	苦杏仁 10g	党参 20g	陈皮 10g
香附 6g	砂仁 6g ^(后下)	桑叶 15g	桑白皮 15g

7剂，日1剂，每剂两煎，共取500mL，分早晚温服。

患者本周期有排卵，且适时同房，故有妊娠可能，以补肾健脾、安胎助孕为治疗原则，五子衍宗丸合党参、黄芪益气升提，山药、白术健脾使生化有源，桑叶、桑白皮通利气机，黄芩、砂仁清热安胎止呕。

八诊：2012 年 3 月 24 日。

LMP 2 月 23 日，腰酸，小腹胀，舌红、苔润，脉小滑。

检查：血清激素 HCG 700.92 IU/mL；P 38.63 ng/mL。

处方：

菟丝子 20g	女贞子 15g	枸杞子 15g	覆盆子 15g
续断 15g	山药 15g	生黄芪 15g	炒白术 10g
黄芩 6g	苦杏仁 10g	升麻 10g	党参 20g
香附 6g	砂仁 6g（后下）	桑叶 15g	桑白皮 15g
陈皮 10g			

7 剂，日 1 剂，每剂两煎，浓煎至 300mL，温服，少量频服。

医嘱：注意休息，营养饮食，调畅情志，不适随诊。

患者已诊断为早孕，处方以补肾健脾安胎为原则；五子衍宗丸裁合升麻、黄芪益气升提以固胎元；桑白皮、桑叶通利一身气机；山药、白术健脾理气益生血之源，母体气血充盛则胎元得养；黄芩、砂仁清热安胎止呕，防早孕反应。

【按】妇人以血用事，经、孕、产、乳耗血伤血，精亏血少则脉道瘀滞，故血虚血滞乃妇人病理之常。月经正常靠血的生化，过凉的药不利于血的化生；亦不宜过于攻伐，不能专于破血。四物汤为可生血之源，导血之流，对于妇人病理有拮抗作用。历代医家把四物汤列为妇科病首选方，对于本案患者的治疗，也是以四物汤为主化裁。在排卵期加大活血之力，以促进精卵结合，再于黄体期行补肾助孕之法，故而摄精成胎，得孕而终。

（二）月经后期

月经后期是指月经周期延后 7 天以上，甚至 3～5 个月一行，又称"经迟""经行后期"等。青春期月经初潮后 1 年内或围绝经期，月经周期时有延后而无明显不适者，不作病论。《女科撮要》曰："其过期而至者，有因脾经血虚，有因肝经血少，有因气虚血弱。"本病病因病机有虚实之别，虚者多因肾虚、血虚、虚寒致精血不足，冲任不充，血海不能按时满溢；实者多因血寒、血瘀、气滞等致血行不畅，冲任受阻，血海不能如期满盈，致使月经后期。临床证型以肾虚证、血虚证、血寒证（实寒和虚寒）、气滞证多见。在治疗方面，孙立华教授根据多年临床经验，根据月经的量、色、质及其全身证候，结合舌脉和寒热虚实辨证而治之。重在平时调整月经周期为主，按照"虚则补之、实则泻之"的原则分别治疗。

案例1

包某，女，29岁。出生日期：1982年4月。

初诊：2011年8月18日。

主诉：调理备孕。

现病史：患者月经 $13\frac{5}{30\sim70}$，痛经（-），现经量较前略有减少，经色暗红，有血块，经前乳房胀痛，腰酸；孕0产0，近一年月经不规律，一直避孕，近2个月未避孕。

刻下症：LMP 8月2日，5天净；PMP 5月26日。现胸胀，腰痛，畏寒，纳可，多梦，大便每日1～2次，舌淡红、苔黄腻、舌润，脉弦滑。

检查：内分泌六项示 FSH 5.83 IU/mL，LH 3.87 IU/mL，PRL 12.10 ng/mL，E_2 20 ng/mL，P 0.1 ng/m，T 0.31 ng/mL。妇科B超示子宫前位，大小约 3.5cm×3.3cm×3.0cm；内膜厚0.5cm，双侧附件未见异常。

西医诊断：月经失调。

中医诊断：月经后期。

证型：肾虚血瘀。

治则：补肾活血。

处方：

香附 10g	当归 10g	川芎 10g	赤芍 15g
丹参 15g	川牛膝 15g	泽兰 15g	益母草 15g
干姜 6g	细辛 3g	黑附子 6g	生麻黄 6g
桑白皮 10g	威灵仙 15g	狗脊 15g	鹿角霜 10g
紫河车 15g			

7剂，日1剂，每剂两煎，共取500mL，分早晚温服。

据患者既往月经情况可知，患者体内有瘀，故处方以补肾活血为法，因现正值月经第 16 天，加鹿角霜、紫河车血肉有情之品以助内膜更好增长，为孕卵着床创造条件；针对其畏寒的情况，酌加干姜、附子等温阳散寒。

二诊：2011 年 8 月 25 日。

LMP 8 月 2 日，乳房胀痛，腰酸好转，但仍畏寒，多梦，二便调，白带多，口干，舌淡暗、苔花剥，脉弦滑。

处方：

当归 10g	川芎 10g	赤芍 15g	柴胡 15g
紫河车 15g	鹿角霜 10g	炒白芍 15g	生地黄 15g
熟地黄 15g	干姜 6g	细辛 3g	北沙参 30g
益母草 30g	川牛膝 15g	生龙骨 30g(先煎)	生牡蛎 30g(先煎)

7 剂，日 1 剂，每剂两煎，共取 500mL，分早晚温服。

拟前法继治，因患者睡眠多梦，加龙骨、牡蛎以安神，方中沙参养阴清热，缓解口干阴虚症状。

三诊：2011 年 9 月 1 日。

LMP 8 月 2 日，小腹痛，乳房胀，多梦减轻，纳可，大便稀，舌淡红，苔薄黄，脉小滑。

处方：

生石膏 30g(先煎)	生甘草 6g	当归 10g	川芎 10g
赤芍 15g	炒白芍 15g	熟地黄 20g	龟甲 10g(先煎)
鳖甲 10g(先煎)	川牛膝 15g	麦冬 10g	玄参 10g
北沙参 30g	首乌藤 15g	生蒲黄 10g(包煎)	肉桂 6g
黑附子 3g			

7 剂，日 1 剂，每剂两煎，共取 500mL，分早晚温服。

四诊：2011 年 9 月 8 日。

LMP 8 月 2 日。乳房胀，腰酸痛，劳累后加重，小腹偶有胀痛，两腿自觉无力，手脚冰凉，大便稀，白带少，舌边有齿痕、质暗、苔厚腻，脉小滑。BBT 双相，已经持续 18 天。

检查：血清激素示 P 12.03 ng/mL，β-HCG 9053.63 mIU/mL。

处方：

菟丝子 15g	桑寄生 15g	川续断 15g	阿胶珠 10g（烊化）
党参 15g	生黄芪 15g	炒白术 10g	黄芩 6g
山药 15g	炒白芍 15g	陈皮 6g	砂仁 6g（后下）

水煎温服，少量频服。

医嘱：注意休息，营养饮食，注意孕期卫生。

患者已孕，方中菟丝子、桑寄生、川续断补肾安胎；党参、黄芪、白术、山药益气健脾。

【按】此案患者平素身体素质尚可，只是月经不调，无他疾患。种子必先调经，故而在处方时重于补肾活血，调理冲任，为受精和孕卵着床创造条件；诊断早孕后处方以补肾健脾安胎为法。

案例 2

杨某，女，31 岁。出生日期：1981 年 10 月 7 日。

初诊：2012 年 3 月 22 日。

主诉：月经不调半年，有不良孕产史。

现病史：患者月经情况为 $14\frac{7}{30\sim45}$ 天，痛经（−）。结婚 7 年，孕 6 产 0：2009 年顺产，产后半年新生儿死亡；2009 至 2011 年进行 4 次人流术；2011 年 7 月妊娠，于 2011 年 9 月胎停育，实施清宫术，之后开始出现月经紊乱，时有月经后期，量少，约为正常 1/2。LMP 3 月 5 日，7 天净，3 月 15 日阴道少量出血至今未净。腰酸痛、咳嗽或喷嚏时尿失禁、鼻塞、流黄涕。纳可，眠佳，二便调，舌体胖淡暗、苔黄厚，脉沉滑。

检查：内分泌六项（3 月 7 日）示 FSH 11.73 mIU/mL，LH 2.49 mIU/mL，PRL 13.04 ng/mL，E_2 21 ng/mL，P 0.38 pg/mL，T 0.02 ng/mL。其配偶精液常规正常。

西医诊断：卵巢功能低下；月经失调。

中医诊断：月经后期。

证型：肝肾亏虚，湿热内蕴。

治则：补益肝肾，清热除湿。

处方：

生麻黄 6g	桂枝 10g	葛根 10g	马齿苋 30g
黄连 3g	女贞子 10g	墨旱莲 15g	仙茅 10g
仙鹤草 15g	法半夏 10g	干姜 6g	细辛 3g
海螵蛸 15g	侧柏叶 15g	桑寄生 15g	菟丝子 15g

7 剂，日 1 剂，每剂两煎，共取 500mL，分早晚温服。

患者曾多次妊娠，反复清宫流产 5 次，其内分泌检查结果提示其卵巢功能已减退，进一步证实其冲任胞宫受损。肾主生殖，肾虚不固，可见咳嗽或喷嚏时小便遗出，治疗时通过补肾以育冲任。女贞子、墨旱莲、桑寄生与菟丝子、仙茅合用肾阴肾阳并补。反复清宫盆腔易有感染，予马齿苋、黄连清热解毒；海螵蛸、仙鹤草、侧柏叶收敛止血。

二诊：2012 年 4 月 5 日。

LMP 3 月 5 日。晨起腰酸胀，纳可，眠差、多梦易醒，喷嚏时尿失禁，大便偏干，乳房痒胀，白带量正常、色黄、有异味，舌红、苔厚、边有齿痕，脉沉滑略数。

处方：

香附 10g	川楝子 10g	延胡索 15g	当归 10g
川芎 10g	赤芍 15g	白芍 15g	熟地黄 20g
桑寄生 15g	川续断 15g	狗脊 15g	生麻黄 10g
马齿苋 30g	升麻 10g	生黄芪 30g	肉苁蓉 30g
紫石英 15g（先煎）			

7 剂，日 1 剂，每剂两煎，共取 500mL，分早晚温服。

至经前期，在补肾的基础上，以活血通经以助经血顺利排出为主，治疗以四物汤加减养血活血，香附、川楝子、延胡索疏肝理气调经，且川楝子可清热。川续断、狗脊、肉苁蓉补肾，且肉苁蓉润肠通便，紫石英温肾助阳，阳中求阴，阴阳共济，且能镇心安神以助睡眠。

三诊：2012 年 4 月 20 日。

LMP 4 月 8 日，7 天净，量尚可，色偏暗，血块（±），痛经（±）。现腰酸，多梦，易饥饿，尿频，大便调。舌淡暗、边有齿痕，脉沉滑。

处方：

当归 15g	川芎 10g	炮姜 6g	泽兰 15g
川牛膝 15g	丹参 30g	益母草 30g	菟丝子 20g
鹿角霜 10g	制首乌 15g	肉苁蓉 30g	桑寄生 15g
狗脊 15g	金樱子 15g	锁阳 15g	益母草 30g

7剂，日1剂，每剂两煎，共取500mL，分早晚温服。

正值经间期，治疗予肉苁蓉、制首乌补肾填精，鹿角霜、锁阳温肾阳，合金樱子以摄精止遗。泽兰、益母草活血利水，当归养血活血，川芎、丹参活血通经，诸药合用以助卵泡发育和排出。

四诊：2012年5月3日。

LMP 4月8日。乳房胀，腰酸痛，小腹下坠，纳可，二便调，有豆渣样白带，偶有阴道瘙痒，检查霉菌（＋）。舌淡紫、边有齿痕、苔白厚、脉沉滑。

处方：

蛇床子 10g	蒲公英 15g	当归 10g	白芍 15g
生地黄 15g	熟地黄 15g	桑寄生 15g	菟丝子 15g
川续断 15g	山药 30g	杏仁 10g	生蒲黄 10g（包煎）
马鞭草 30g	生黄芪 15g	党参 15g	苍术 10g
白术 10g			

7剂，日1剂，每剂两煎，共取500mL，分早晚温服。

患者现又至经前期，有豆渣样白带，在补肾活血的基础上，加蛇床子燥湿杀虫止痒，蒲公英清热解毒除湿，马鞭草既能清热解毒，还可活血以通经，黄芪、党参健脾益气，苍术、白术燥湿健脾。

五诊：2012年5月17日。

LMP 5月9日，6天净，量稍少，色深红，经期小腹痛。现腰酸，近一周双手掌起疱疹脱皮，可自然消失，二便调。舌淡红、苔白厚、脉沉滑。

处方：

藿香 10g	佩兰 10g	苍术 10g	白术 10g
牡丹皮 6g	黄柏 6g	知母 6g	杜仲 10g

川续断 10g　　桑寄生 15g　　羌活 10g　　独活 10g

法半夏 10g　　怀牛膝 15g　　车前子 30g(包煎)　　金银花 15g

阿胶珠 10g(烊化)　　黄连 3g　　炙甘草 15g

7剂，日1剂，每剂两煎，共取 500mL，分早晚温服。

患者舌苔白厚，双手起疱疹，提示体内有湿浊之邪，治疗予藿香、佩兰芳香化湿，苍白术健脾燥湿，黄柏、黄连清热解毒燥湿，车前子利尿除湿，金银花清热解毒，黄连、黄柏解毒除湿。

六诊：2012年5月31日。

生气后咽部有异物感，口干，双手脱皮，腰酸，乳房痒胀，二便调，舌淡红、苔白厚，脉细滑。

处方：

（1）蛇床子 10g　　蒲公英 15g　　干姜 6g　　厚朴 10g

　　　法半夏 10g　　土茯苓 15g　　苏叶 6g　　党参 20g

　　　菟丝子 15g　　赤芍 15g　　当归 10g　　丹参 20g

　　　桑寄生 15g　　羌活 10g　　独活 10g　　狗脊 15g

　　　川楝子 10g

7剂，日1剂，每剂两煎，共取 500mL，分早晚温服。

（2）苦参 30g　　五味子 10g　　鱼腥草 15g　　白鲜皮 15g

水煎适温，浸泡双手 10min/次。

湿浊内阻，生气时气机上逆挟痰湿阻于咽喉则出现咽部异物感，治疗予半夏厚朴汤加减，土茯苓既可除湿、又能解毒，羌活、独活合用除一身之湿，川楝子疏肝理气。

七诊：2012年10月25日。

LMP 10月12日，7天净，量多，色暗，血块多，行经前乳房痒，经期腰酸，小腹隐痛。咽痒、有异物感，胸闷气短，纳可，易困，二便调，外阴白斑，外阴痒。舌红、少苔，脉细滑。

处方：

（1）香附 15g　　当归 15g　　川芎 10g　　赤芍 15g

　　　丹参 15g　　川牛膝 15g　　益母草 15g　　泽兰 15g

　　　鹿角霜 12g　　肉苁蓉 30g　　菟丝子 20g　　枳壳 15g

| 厚朴 10g | 苏叶 6g | 茯苓 15g | 法半夏 10g |

7剂，日1剂，每剂两煎，共取500mL，分早晚温服。

（2）
蛇床子 10g	蒲公英 15g	土茯苓 15g	赤芍 15g
当归 10g	丹参 20g	苦参 30g	地肤子 10g
鱼腥草 15g	白鲜皮 15g		

14剂，水煎，每天坐浴15min，经期停用。

湿浊内阻影响气机运行，故可出现胸闷不适，治疗仍以半夏厚朴汤加减。目前患者有外阴白斑，伴有瘙痒，加中药外洗加强疗效，蛇床子、苦参、地肤子清热燥湿、杀虫止痒，蒲公英、鱼腥草、白鲜皮清热除湿解毒，赤芍、当归、丹参养血活血。

八诊：2012年11月8日。

LMP 10月12日。外阴瘙痒明显减轻，易饥，恶心，腰酸胀，咽干，纳可，眠佳，大便干，1～2日一行，小便急。舌红苔薄黄，脉小滑。BBT典型双相。

检查：B超（11月8日）示子宫前位，大小 5.0cm×4.5cm×4.4cm，内膜回声不均，内膜厚1.2cm。右卵巢2.0cm×1.5cm，左卵巢2.2cm×1.8cm。

处方：
党参 15g	生黄芪 15g	炒白术 10g	黄芩 6g
山药 15g	桑寄生 15g	川续断 15g	菟丝子 15g
覆盆子 10g	五味子 10g	女贞子 10g	肉苁蓉 30g
生甘草 10g	竹叶 10g	北沙参 30g	香附 15g

7剂，日1剂，每剂两煎，浓煎200mL，少量频服。

医嘱：若基础体温高温相超过16天，查HCG、P和E_2。

根据患者症状如恶心、易饥饿，结合基础体温不排除妊娠可能。桑寄生、川续断、菟丝子、覆盆子、女贞子等补益肝肾，固护冲任；山药、党参、黄芪、白术健脾益气，先后天并补；肉苁蓉既补肾益精，又可润肠通便；竹茹清热止呕，北沙参养阴生津。

九诊：2012年12月3日。

LMP 10月12日。恶心呕吐，偶有头晕，脱发，舌淡暗、苔薄白，脉小滑。

检查：血清激素（12月3日）示 P 17.57 ng/mL；HCG 69144.69 mIU/mL。

处方：

杏仁 10g	升麻 10g	生黄芪 30g	陈皮 10g
生白芍 15g	菟丝子 15g	桑寄生 15g	杜仲 15g
金樱子 15g	锁阳 15g	南沙参 30g	香附 15g
党参 15g	太子参 15g	肉苁蓉 30g	黑芝麻 30g

7剂，日1剂，每剂两煎，浓煎200mL，少量频服。

患者已成功妊娠，因既往胚胎停育史，建议保胎治疗以度过危险期。菟丝子、桑寄生、杜仲补肝肾安胎，肉苁蓉、黑芝麻补益精血，以滋胎元生长，且能生发防脱，香附、陈皮理气和胃。

【按】本案患者既往有多次不良孕产史，反复清宫流产必然导致冲任胞宫受损，其卵巢功能已减退，治疗时通过补肾以填补冲任，在整个治疗过程中补肾之法贯穿始终。女贞子、墨旱莲、桑寄生、枸杞子、菟丝子、仙茅、鹿角霜等合用肾阴阳并补。肾虚水液代谢运化失常，加反复人流，必然导致体内有湿热之邪留恋，患者手部出现疱疹，外阴白斑、瘙痒等均是其表现，故清湿热必不可少，在治疗过程中内服和外洗并用，其中外阴白斑除用苦参、蛇床子、地肤子、白鲜皮等清热燥湿止痒之品，还加赤芍、当归、丹参养血活血滋养病变部位使之恢复正常。

（三）痛经

痛经是指妇女正值经期或经行前后，出现周期性小腹疼痛，或痛引腰骶，甚至晕厥者。西医将该病分为原发性痛经和继发性痛经，前者生殖器官无器质性病变，以青少年女性多见；后者由盆腔器质性疾病所致，常见于育龄期妇女。近年来国内外对原发性痛经发病机制的研究不断深入，涉及神经、精神、内分泌、饮食、营养等多个方面，特别是原发痛经子宫肌层血流的特征性改变。中医认为本病病位在子宫、冲任，变化在气血，以"不通则痛"和"不荣则痛"为主要病机。实者可因气滞血瘀、寒凝血瘀、湿热瘀阻所致子宫气血运行不畅；虚者主要由于气血虚弱、肾气亏虚导致子宫失于濡养。孙立华教授比较推崇《景岳全书·妇人规》所云："经行腹痛，证有虚实。实者或因寒滞，或因血滞，或因气滞，或因热滞；虚者有因血虚，有因气虚。然实痛者，多痛于未行之前，经通而痛自减；虚痛者，于既行之后，血去而痛未止，或血去而痛益甚；大都可按"可揉者为虚，拒按拒揉者为实。"在治疗方面，认为本病在临床上以实证居多，主张分期治疗：经前预防为主，以上月行经日期为标准，提前一周开始服药；经期以调经止痛治其标；平时辨证求因治其本，分清标本缓急，主次有序地分阶段治疗。

案例 1

崔某，女，24 岁。出生日期：1987 年 5 月。

初诊日期：2011 年 8 月 4 日。

主诉：结婚 4 年，未避孕 2 年未孕，伴月经后期。

现病史：患者月经 $14 \frac{5 \sim 9}{30 \sim 60}$，痛经（+），色暗红，有血块，既往量可，现减少为原来的 1/3，月经一直不规律。孕 0 产 0。

刻下症：LMP 6 月 14 日，PMP 3 月 10 日。小腹偶有刺痛，腰酸，脱发明显，纳可，失眠，二便调，白带量多、有腥味、色白，舌淡红苔白腻，脉小滑。

检查：内分泌六项示 FSH 2.79 mIU/mL，LH 5.87 mIU/mL，PRL 12.16 ng/mL，E_2 141 pg/mL，P 0.71 ng/mL，T 0.18 ng/mL。CA125 7.3 mIU/mL。

西医诊断：原发性不孕；痛经。

中医诊断：不孕症；痛经。

证型：肾虚血瘀。

治则：补肾活血，调冲止痛。

处方：

桑寄生 15g	狗脊 15g	三棱 10g	莪术 10g
香附 10g	冬瓜皮 30g	苍术 10g	生龙骨 30g（先煎）
生牡蛎 30g（先煎）	补骨脂 15g	骨碎补 15g	熟地黄 15g
炙首乌 30g	川牛膝 15g	当归 10g	川芎 6g
炒白芍 15g			

7 剂，日 1 剂，每剂两煎，共取 500mL，分早晚温服。

根据患者内分泌六项检查结果可知，患者卵巢功能尚可，上次月经距今已快两月，故要先使月经来潮，以四物汤活血养血，三棱、莪术破血通经，骨碎补、补骨脂益肾固精，桑寄生、狗脊益肝肾强腰。

二诊：2011 年 8 月 29 日。

LMP 8 月 22 日，量多，无血块，睡眠易醒，脚畏寒，纳可，腹泻，舌红、苔薄白，脉小滑。

处方：

黑附子 6g	肉桂 6g	熟地黄 15g	山茱萸 15g
山药 15g	牡丹皮 10g	茯苓 10g	泽泻 10g
党参 15g	陈皮 10g	炒白术 10g	砂仁 6g（后下）
枸杞子 15g	补骨脂 15g	骨碎补 15g	桑寄生 15g
女贞子 10g	生麻黄 6g		

7 剂，日 1 剂，每剂两煎，共取 500mL，分早晚温服。

患者脚畏寒，腹泻，下焦虚寒，故以附子、肉桂温阳，亦可引火归元；于六味地黄丸大队补阴药中少加温肾助阳的肉桂、附子，以鼓舞生气，使阳得阴生，阴得阳化。

三诊：2011 年 9 月 5 日。

LMP 8 月 22 日，9 天净。9 月 2 日开始小腹痛 3 天，白带量多、如蛋清样，右侧乳房胀痛，脱发，入睡难，舌淡暗尖红、苔白腻，脉小滑。妇科 B 超示子宫大小 4.2cm×3.7cm×2.7cm，内膜厚 0.6cm。

处方：

柴胡 10g	当归 10g	川芎 6g	炒白芍 30g
熟地黄 15g	三棱 10g	莪术 10g	制首乌 30g
生甘草 6g	乳香 10g	生麻黄 6g	没药 10g
白薇 15g	地骨皮 15g	肉桂 3g	生龙骨 30g（先煎）
生牡蛎 30g（先煎）			

7 剂，日 1 剂，每剂两煎，共取 500mL，分早晚温服。

患者正处于排卵期，以四物汤加破血通经之三棱、莪术共助卵泡破裂排出，活血同时可增强输卵管的蠕动，促进精卵结合；患者眠差，故以龙骨、牡蛎重镇安神以助眠，白薇、地骨皮清透虚热。

四诊：2011 年 9 月 26 日。

LMP 9 月 22 日，5 天净，量不多，痛经消失，脱发，眠一般，舌红苔少，脉小滑。

处方：

卷柏 15g	制首乌 30g	侧柏叶 15g	蒲黄炭 10g
马鞭草 30g	炒白芍 15g	炙甘草 15g	肉苁蓉 30g
党参 15g	阿胶珠 10g（烊化）	生黄芪 15g	生龙骨 30g（先煎）
生牡蛎 30g（先煎）	川楝子 6g	延胡索 15g	茯苓 15g

7 剂，日 1 剂，每剂两煎，共取 500mL，分早晚温服。

月经刚过，痛经虽已消失，但仍以川楝子、延胡索理气止痛，巩固疗效；卷柏活血通经；侧柏叶、蒲黄炭共奏止血之功，以利胞宫复旧；因患者脱发，故重用首乌以乌须发，固精气；龙骨、牡蛎重镇安神以助眠，阿胶用蛤粉炒成珠后，降低了滋腻之性，便于粉碎，也可入汤剂煎煮，滋阴润燥安眠。

五诊：2011 年 10 月 10 日。

腹泻 4 天，腹痛 2～3 次/天，脱发，纳可，多梦，易疲劳，自觉外阴干，性欲低，小便时尿道口略有灼热感，舌红苔薄，脉弦滑。

处方：

菟丝子 15g	桑寄生 15g	川续断 15g	淫羊藿 15g
黄连 3g	生黄芪 30g	党参 20g	炒白术 10g
黄芩 6g	陈皮 10g	砂仁 6g（后下）	北沙参 30g
香附 10g	莲子肉 10g	枸杞子 15g	女贞子 10g

7 剂，日 1 剂，每剂两煎，共取 500mL，分早晚温服。

治疗仍以补肾为主，患者疲劳感明显，黄芪、党参益气升提；患者性欲低下，男女交合方可成孕，淫羊藿可刺激感觉神经，提高性欲；因小便时尿道口有灼热感，故以黄芩、黄连清热泻火。

六诊：2011 年 10 月 24 日。

LMP 9 月 22 日，矢气频，小腹痛，乳房刺痛，纳差，食欲不振，失眠，易醒，每晚 2～3 次，小便调，舌淡红苔黄，脉弦滑。

检查：血清激素示 P 23.17 ng/mL；HCG ＞ 1000 IU/L。

处方：

菟丝子 15g	桑寄生 15g	川续断 15g	阿胶珠 10g（烊化）
香附 6g	砂仁 6g（后下）	陈皮 10g	五味子 10g
女贞子 10g	黑芝麻 30g	党参 15g	生黄芪 15g
白芍 30g	生甘草 6g	桑叶 15g	制首乌 30g

7剂，日1剂，每剂两煎，共取500mL，分早晚温服。

患者已确认早孕，小腹痛为胎动不安之兆，芍药甘草汤缓急止痛；党参、黄芪益气升提，稳固胎元；孕后阴血下聚胞宫养胎，故以阿胶珠补血养血；香附、陈皮疏肝理气，使全方补而不滞。

七诊：2011年10月31日。

LMP 9月22日，恶心，排气正常，小便尚有痛感，夜尿多，眠佳，舌淡红，脉小滑。

处方：

党参 15g	太子参 15g	香附 6g	砂仁 6g（后下）
陈皮 10g	桑寄生 15g	桑叶 15g	桑椹 15g
女贞子 15g	菟丝子 15g	川续断 15g	升麻 10g
生黄芪 15g	炒白术 10g	黑芝麻 30g	

7剂，日1剂，每剂两煎，浓煎300mL，少量频服。

患者孕吐反应明显，以砂仁温中止呕；桑寄生、桑叶、桑椹通利一身气机；升麻、黄芪、党参、太子参益气升提，稳固胎元；香附、陈皮可使全方补而不滞。

八诊：2011年11月21日。

LMP 9月22日，鼻痒，打喷嚏，流清涕7天余，恶心呕吐，小腹偶有刺痛感，易饥饿，眠浅易醒，大便正常，小便次数多，舌尖红苔白腻。BBT处于高温相。

检查：B超示子宫前位，形态饱满，肌层回声均匀，宫内可探及孕囊，大小约3.8cm×3.2cm，孕囊内可见胎芽回声及卵黄囊，胎芽大小约2.2cm×1.2cm，可见原始心管搏动。提示宫内早孕，8周余。

医嘱：调畅情志，注意孕期卫生，避免劳累。

【按】本案患者未避孕2年未孕，且月经一直不规律，"先调经而后子嗣"，因此治疗以调经助孕为原则。因肾藏精，主生殖，为先天之本，冲任之本，与妇女的生理、病理有着密切的联系。在临床中，用调补肾阴肾阳的方法进行治疗，往往能获得理想的疗效。张景岳说："善补阳者，必于阴中求阳，则阳得阴助而生化无穷；善补阴者，必于阳中求阴，则阴得阳升而泉源不竭"。在处方用药时，切忌一味使用辛热刚燥之品，故选用温补肾阳之八味肾气丸，使火微微而生。经调理后，患者成功受孕，孕后以补肾安胎为法；为防拒药，要嘱其少量频服，以缓解早孕不适。

（四）闭经

闭经是指女子年龄超过16周岁，月经尚未来潮，或者月经周期建立后又中断6个月以上或月经停闭超过了3个月经周期者，前者是原发性闭经，后者是继发性闭经。西医按照生殖轴病变和功能失调的部位可以分为下丘脑性闭经、垂体性闭经、卵巢性闭经以及下生殖道发育异常性闭经。在治疗方面，西医主要包括病因治疗、雌激素和（或）孕激素治疗、针对疾病病理、生理紊乱的内分泌治疗、诱发排卵以及辅助生殖治疗。中医称本病为"不月""经闭""经水不通"等。对于青春期前期、妊娠期、哺乳期、绝经前后的月经停闭不行或者月经初潮后1年内月经不行，又无其他明显不适者，不作闭经讨论。闭经的病因病机复杂多端，临床常见气血虚弱、肾气亏虚、阴虚血燥、气滞血瘀、痰湿阻滞或者虚实夹杂的复杂病机。

根据多年临床经验，孙立华教授认为该病的治疗首先要明确病因，对因治疗，以全身症状为依据，病症结合，中西医互参，既能从西医的"病"出发，例如因为PCOS引起的闭经多用路路通、皂角刺、石菖蒲等化瘀散结、活血通络，又要从中医的证型出发，气滞血瘀证可选用血府逐瘀汤或者大黄䗪虫丸等，肾气亏虚证可选用六味地黄丸、左归丸或右归丸等，气血虚弱可选用十全大补汤、八珍汤、人参养荣汤等处方。同时指出该病的治疗目的不是单纯的月经来潮，见经行即停药，而是恢复或者建立规律性月经周期，或者正常连续自主有排卵月经，一般以三个月经周期为准。

案例1

张某，女，42岁。出生日期：1969年2月。

初诊日期：2011年2月28日。

主诉：停经3个月，胚胎停育2次，未避孕1年未孕。

现病史：患者月经 $14\dfrac{5}{23\sim70}$，量正常，近3个月监测未有排卵。孕4产1，1998年孕2月，胚胎停育，保守治疗；2000年宫外孕，保守治疗；2006年剖宫产，胎儿7个月夭折；2009年8月，孕2月，胚胎停育行清宫术；2010年3月开始未避孕未再孕，染色体正常，其配偶精液常规正常。

刻下症：LMP 2010年12月19日，PMP 11月26日；纳可，眠佳，心慌，面色萎黄，大便秘、不成形，舌边有齿痕，脉小滑。

西医诊断：闭经；继发性不孕。

中医诊断：闭经；不孕症。

治则：补肾活血，调理冲任。

处方：

制香附15g	熟大黄15g(后下)	当归10g	川芎10g
熟地黄15g	苏木6g	枳壳10g	陈皮10g
青皮6g	郁金6g	杜仲10g	巴戟天15g
赤芍15g	白芍15g	水蛭10g	穿山甲10g(先煎)
川牛膝15g	益母草30g		

7剂，日1剂，每剂两煎，共取500mL，分早晚温服。

二诊：2011年3月24日。

LMP 3月3日，量可，大便基本正常，纳可，眠一般，头晕，舌淡红、苔白，脉弦滑。妇科B超示子宫大小4.7cm×4.8cm×3.6cm，内膜厚1.2cm。

处方：

柴胡10g	当归10g	制香附10g	白芍15g
砂仁6g(后下)	熟地黄15g	女贞子10g	墨旱莲15g
枸杞子15g	菟丝子15g	五味子10g	五加皮15g
莲子肉15g	首乌藤15g	合欢皮10g	生龙骨30g(先煎)
生牡蛎30g(先煎)	怀山药15g		

7剂，日1剂，每剂两煎，共取500mL，分早晚温服。

三诊：2011 年 4 月 7 日。

LMP 3 月 3 日，乳房胀不明显，二便调，舌红苔黄腻，脉弦滑。血清激素（3 月 31 日）β-HCG 436.23 IU/L。

处方：

菟丝子 15g	川续断 15g	桑寄生 15g	桑叶 15g
桑椹 15g	女贞子 10g	五味子 10g	枸杞子 15g
阿胶珠 10g（烊化）	白芍 30g	生甘草 10g	党参 20g
生黄芪 30g	炒白术 12g	黄芩 6g	制香附 6g

7 剂，日 1 剂，每剂两煎，共取 500mL，少量频服。

医嘱：注意休息，营养饮食，注意孕期卫生。

【按】本案患者曾妊娠 4 次，但均以不良妊娠结局告终，多次清宫对冲任、胞脉都造了损伤；肾主生殖，为先天之本，可知不良孕产史使得肾气肾阴大伤，脾亦伤，脾为气血生之源，脾虚生化之源不足，故而气血无以化生，肾精受损，冲任损伤；多次胎停使患者情绪抑郁，导致肝气不舒，气滞血瘀，故治疗在活血化瘀的同时，也要注重疏肝理气。一诊时以四物汤加血肉有情之品水蛭、穿山甲，增强全方的破血逐瘀之功，川牛膝可引血下行，助经血排出；香附、陈皮、青皮、郁金理气解郁，调畅全身气机；服药 4 剂后月经来潮，排卵恢复，故而摄精成孕；患者孕后以五子衍宗丸化裁补肾健脾安胎，芍药甘草汤缓急止痛，以防胎动不安之虞，黄芪益气升提以固胎元。

案例 2

邓某，女，27 岁。出生日期：1980 年 6 月。

初诊：2007 年 3 月 3 日。

主诉：闭经 3 个月，调理备孕。

现病史：患者月经 $13\frac{7}{90}$，乳腺增生 2 年。

刻下症：LMP 12 月 12 日，7 天干净，量同既往，月经后耻骨联合上方隐隐作痛，下午 6 点左右抽痛，10 分钟左右缓解。急躁易怒，多梦，便秘，大便 3~4 天 1 次，舌暗红有瘀斑，苔薄白，脉弦。

西医诊断：闭经；乳腺增生。

中医诊断：闭经。

治则：补肾活血，理气通络。

处方：

柴胡 10g	当归 10g	川芎 10g	赤芍 10g
白芍 10g	生地黄 10g	荔枝核 10g	夏枯草 10g
路路通 10g	穿山甲 10g（先煎）	皂角刺 10g	王不留行 10g
杜仲 10g	巴戟天 15g	益智仁 30g	酸枣仁 15g（捣碎）

7剂，每剂两煎，共取500mL，早晚温服。

患者月经3月未潮，胞宫血脉不通，以四物汤活血养血，通利血脉；既往有乳腺增生史，故以柴胡、荔枝核疏肝理气，调畅气机；益智仁、酸枣仁改善睡眠。

二诊：2007年3月10日。

LMP 12月12日，7天干净，量同既往。服中药5天后晨起呕吐，自测尿HCG（－），第二天继服中药，无呕吐，纳可，眠佳，大便日一次，小便调，心情好转，乳房胀痛，多梦，舌淡红、苔薄黄、中部少苔、舌尖有瘀斑，脉沉滑。

处方：

柴胡 10g	当归 10g	川芎 10g	赤芍 10g
生地黄 10g	制香附 6g	延胡索 15g	川楝子 15g
荔枝核 10g	王不留行 10g	皂角刺 10g	穿山甲 10g（先煎）
杜仲 10g	巴戟天 15g	益智仁 30g	

7剂，每剂两煎，共取500mL，早晚温服。

三诊：2007年3月17日。

LMP 3月17日，近一周乳房胀痛，右乳房内上象限刺痛，腰酸，臂痛，小腹隐痛，纳可，眠一般，二便调，舌暗淡胖、苔黄腻、舌尖有瘀斑、边有齿痕。

其配偶精液常规检查A级24.16%，B级27.44%。

处方：

柴胡 10g	陈皮 10g	川芎 9g	赤芍 10g
白芍 10g	当归 10g	生蒲黄 10g（包煎）	五灵脂 12g（包煎）

川楝子 10g	延胡索 10g	荔枝核 10g	泽兰 15g
益母草 15g	艾叶 10g	小茴香 6g	路路通 10g
炮姜 6g			

7剂，每剂两煎，共取500mL，早晚温服。

患者正值月经期，应以活血理气为法，四物汤合失笑散共奏活血散瘀之功；因乳房胀痛，酌加川楝子、延胡索、荔枝核以疏肝理气止痛；小茴香、炮姜温阳散寒。

四诊：2007年3月24日。

LMP 3月17日，未净，经血昨日为红色，今日现咖色，量少，此次行经量多，色红有小血块。头晕，多梦，嗜睡，纳可，右侧乳房隐痛，大便调，夜尿多，舌暗，畏寒，手脚凉。

处方：

党参 20g	陈皮 10g	茯苓 10g	怀山药 15g
荆芥 10g	防风 10g	蜂房 15g	川续断 10g
杜仲 10g	金樱子 10g	路路通 10g	王不留行 10g
小茴香 6g	肉桂 6g	首乌藤 15g	合欢皮 15g

7剂，每剂两煎，共取500mL，早晚温服。

月经将净，以党参、山药、茯苓健脾益气，以利生血之源，小茴香、肉桂温阳散寒以温暖手足，首乌藤、合欢皮安神助眠。

五诊：2007年4月7日。

LMP 3月17日。近一周失眠，多梦，嗜睡，腰酸，昨日起小腹胀痛，今晨感小腹掣痛、绞痛，纳可，便秘、偏干，小便可，舌暗红、有瘀点、尖红、苔薄白，脉小滑。

处方：

柴胡 10g	当归 10g	陈皮 10g	川芎 6g
泽兰 15g	益母草 15g	制香附 10g	党参 25g
炙黄芪 30g	杜仲 20g	川续断 20g	菟丝子 10g
车前子 30g（包煎）	益智仁 30g	酸枣仁 10g（捣碎）	远志 6g

7剂，每剂两煎，共取500mL，早晚温服。

六诊：2007 年 4 月 14 日。

每天下午 2 点至 6 点面部发热，未避孕，纳可，二便调，舌淡红苔薄白，脉小滑。

处方：

桑寄生 10g	川续断 12g	杜仲 12g	巴戟天 15g
桑白皮 10g	陈皮 10g	茯苓 10g	车前子 20g^{（包煎）}
生甘草 10g	败酱草 15g	苍术 10g	白术 10g
黄柏 6g			

7 剂，每剂两煎，共取 500mL，早晚温服。

七诊：2007 年 4 月 21 日。

LMP 3 月 17 日，腰酸，大便畅，近 2 个月食素，进食油腻感觉不适，纳可，眠佳，白天嗜睡，未避孕，舌红尖尤明显，脉小滑。

处方：

菟丝子 10g	川续断 10g	杜仲 10g	阿胶珠 10g^{（烊化）}
党参 15g	白术 10g	黄芩 6g	生地黄 10g
桑寄生 10g	枸杞子 10g	女贞子 10g	生甘草 6g
陈皮 10g			

7 剂，每剂两煎，共取 500mL，早晚温服。

患者有同房且未避孕，据既往月经情况，考虑有妊娠的可能，故处方以补肾健脾助孕主法。

八诊：2007 年 4 月 30 日。

LMP 3 月 17 日。患者已孕，早孕反应为嗜睡。现小腹痛，腰酸，舌红苔薄黄，脉小沉。

处方：

党参 15g	白芍 30g	陈皮 10g	白术 10g
黄芩 10g	苎麻根 30g	杜仲 10g	川续断 10g
生甘草 10g	生黄芪 15g	菟丝子 10g	阿胶珠 10g^{（烊化）}
桑寄生 12g	砂仁 6g^{（后下）}		

7 剂，每剂两煎，共取 500mL，少量频服。

医嘱：营养饮食，调畅情志，注意孕期卫生。

电话随访得知：患者于12月30日剖宫产子，产后8个月恢复正常月经。

【按】闭经的治疗，应注重"充、通"，补益与通经并举，益脏以充源。张仲景有言"经闭有血隔、血枯之不同，隔者病发于暂，通之而愈，枯者其来渐，补养乃充"，说明闭经有虚实之别，治疗应攻补各异。经本阴血，血以通经，气以行经，又经本于肾，因此益脏重在肾精、肝血、脾气，以四物汤加补肾健脾之品，如菟丝子、杜仲、白术等；补益当中加入活血通络之穿山甲、皂角刺、王不留行等品，条达冲任，疏通胞脉，引血下行，促使胞宫推陈致新，以静寓动，以增强补血之效。忌一味滥用破血通利之法，以伐生身之气，而终无益于患者。本案患者以补肾活血、理气通络之法治疗半月后，月经来潮，恢复排卵，随即摄精成孕。孕后腰酸腹痛，为胎动不安，以补肾健脾益气安胎为法，使母体气血充足以养胎。

案例3

于某，女，31岁。出生日期：1981年6月。

初诊：2012年2月4日。

主诉：停经3个月，有流产史，调理备孕。

现病史：患者月经$13\frac{6}{90}$，痛经（-）；结婚4年，孕1产0；2008年10月孕45天胚胎停育，行清宫术。

刻下症：LMP 11月8日。近来失眠，性情急躁，大便秘，1～2天1次，小便调，面色黄暗，头痛，舌淡紫、苔黄厚，脉弦滑。

检查：内分泌六项（2012年1月10日）示 FSH 4.46 IU/mL，LH 6.66 IU/mL，PRL 606 uIU/mL，E_2 97.58 pg/mL，P 1.85 ng/mL，T 0.8 ng/mL。

检查：B超（1月26日）示左侧卵巢探及小大为1.7cm×1.4cm的优势卵泡。

西医诊断：闭经。

中医诊断：闭经。

证型：气滞血瘀。

治则：行气活血。

处方：

羌活 10g	川芎 10g	当归 10g	赤芍 10g
白芍 10g	生地黄 15g	熟地黄 15g	百合 10g
台乌药 10g	生龙骨 30g（先煎）	生牡蛎 30g（先煎）	首乌藤 15g
肉苁蓉 30g	制香附 10g	沙苑子 15g	白蒺藜 15g
郁金 10g	太子参 15g	麦冬 10g	五味子 10g
炙甘草 15g			

7剂，日1剂，每剂两煎，共取500mL，分早晚温服。

医嘱：每日记录基础体温（BBT）；复查PRL。

患者停经3个月，治疗应以行经、促经为要；四物汤养血活血调经；经本阴血，经本于肾，益脏以充源，太子参、麦冬、五味子取生脉散之义，益气生津；因近来烦躁且失眠，为阴虚内热，故以百合地黄汤加首乌藤滋阴清热，养心安神以助眠；香附、郁金行气疏肝以缓解情绪焦虑；重用肉苁蓉润汤通便。

二诊：2012年2月18日。

LMP 2月12日，量少，6天净。纳可，眠佳，手脚心热，指甲色白，近来感冒，多痰，大便1～3天1次，不成形，面色黄，舌红、苔薄白，脉沉细。

处方：

金银花 30g	大青叶 15g	生麻黄 6g	桂枝 10g
干姜 6g	细辛 3g	生甘草 6g	法半夏 10g
五味子 10g	白芍 30g	龟甲 10g（先煎）	鳖甲 10g（先煎）
苦杏仁 20g	香附 15g	怀牛膝 15g	生龙骨 30g（先煎）
生牡蛎 30g（先煎）			

7剂，日1剂，每剂两煎，共取500mL，分早晚温服。

服上方一周后，月经来潮，治疗奏效；患者近来感冒多痰，治标为要，以金银花、大青叶清热解毒利咽；血为阴类，现月经方过，正是血海空虚之时，故以白芍、五味子、龟甲、鳖甲养血滋阴；大便不成形，下焦有寒湿，以麻黄、桂枝、干姜、细辛温中散寒。

三诊：2012年3月3日。

LMP 2月12日。眠差，入睡困难，多梦，纳可，二便调，右小腹不适，手脚心潮热，面部痤疮明显，舌暗红、苔白，脉小滑。2月29日自测有排卵，有同房。PRL复查结果为378 uIU/mL，在正常范围内。

处方：

香附 10g	北沙参 30g	陈皮 10g	首乌藤 15g
苦杏仁 10g	白芍 15g	炙甘草 15g	菟丝子 15g
桑寄生 15g	川续断 15g	阿胶珠 10g^(烊化)	黄连 3g
百合 20g	熟地黄 20g	党参 15g	太子参 15g

7剂，日1剂，每剂两煎，共取500mL，分早晚温服。

本周期自测排卵阳性，且适时同房，故治疗以菟丝子、桑寄生、川续断、党参、太子参补肾益气助孕；芍药甘草汤缓急止痛，以防坠胎之虞；失眠多梦、手脚心潮热、面部痤疮为阴虚内热之象，百合地黄汤合沙参、首乌藤滋阴清热、养心安神以助眠。

四诊：2012年3月10日。

LMP 2月12日。近来性情仍急躁，夜间手脚心热，口干口苦，右小腹隐痛，偶有腰背酸痛。纳可，失眠，小便频，大便2天1次、不成形、质黏，舌暗红、边有齿痕、苔白，脉弦滑。BBT在高温相，已持续7天。

处方：

生黄芪 30g	防风 6g	炒白术 10g	地龙 10g
僵蚕 10g	升麻 10g	连翘 15g	鱼腥草 15g
仙鹤草 30g	茵陈 30g	牡丹皮 6g	薄荷 6g^(后下)
百合 20g	熟地黄 20g	炙甘草 15g	生龙骨 30g^(先煎)
生牡蛎 30g^(先煎)	珍珠母 15g		

7剂，日1剂，每剂两煎，共取500mL，分早晚温服。

患者有妊娠可能，故而以玉屏风散固护卫表，以防外邪；仍失眠难安，以百合地黄汤加龙骨、牡蛎、珍珠母养阴补心，重镇安眠；地龙、僵蚕通络止痛。

五诊：2012年3月19日。

LMP 2月12日，出现小腹痛、腰痛。舌红、苔薄白，脉小滑。血清激素示 β-HCG 297.2 IU/mL。

处方：

菟丝子 15g	桑寄生 15g	川续断 15g	黄芩 6g
桑叶 15g	桑椹 15g	炙首乌 30g	黑芝麻 30g
太子参 15g	升麻 10g	阿胶珠 10g（烊化）	生黄芪 15g
杏仁 10g	桔梗 6g	炙冬花 10g	肉苁蓉 30g

水煎温服，少量频服。

医嘱：调畅情志，营养饮食，注意孕期卫生。

患者已确诊为早孕，腰酸痛为胎动不安之征，故处方以补肾安胎为原则；于大队补肾药中加入升麻、黄芪、太子参以益气升提，稳固胎元；桑叶、桑椹、桑寄生通利一身气机；肉苁蓉润肠通便，缓解腹腔压力。

【按】经水者，阴血也，冲任主之，上为乳汁，下为月水。本案患者就诊时已停经3个月，且伴有性情急躁、面暗、舌紫，气滞血瘀使然。经本阴血，何脏无之，治疗之端，不离乎血，故而治疗闭经，应以"通、充"二字为要，活血益脏并举，益脏以充源，活血以行经。血者阴类，其运在阳，故治疗闭经时应注意酌加温阳理气之品，疏通胞脉，促使胞宫推陈致新，以静寓动，以增强补血调经之效。肉苁蓉甘咸温，温而柔润，从容和缓，又可润肠通便。经治疗后，月经按时来潮，阴生阳长之时，得以摄精成孕。

案例 4

李某，女，28 岁。出生日期：1983 年 9 月 24 日。

初诊：2011 年 9 月 8 日。

主诉：未避孕 1 年未怀孕，闭经 9 个月。

现病史：患者月经 $12\dfrac{5\text{天}}{30\text{天}\sim 1\text{年}}$，痛经（+），有血块，量可色红。孕 0 产 0，现在患者闭经 9 个月，腰酸乳胀，痤疮加重。LMP2010 年 12 月 6 日，易腹泻，嗜睡，白带量多、色或白或黄。近 9 个月，鼻出血 2～3 次，畏寒，畏热，鼻翼两侧易起疖子，胸闷，心慌，易疲乏，纳可，小便黄，大便每日 2～3 次。舌红、苔薄黄，脉沉略数。

检查：B 超示子宫后位，大小 3.4cm×4.2cm×3.2cm，内膜 0.9cm；右卵巢 3.3cm×2.1cm；左卵巢 3.4cm×1.8cm。双侧卵巢可见数个无回声区，右侧最大 1.0cm×0.7cm，左侧最大 0.7cm×0.5cm。内分泌六项示

FSH 5.82 mIU/mL，LH 9.50 mIU/mL，PRL 8.71 ng/mL，E_2 70 pg/mL，P 0.61 ng/mL，T 0.36 ng/mL。

西医诊断：闭经；原发性不孕症。

中医诊断：闭经；不孕症。

治则：补肾活血，清热利湿，调理冲任。

处方：

连翘 15g	金银花 15g	竹叶 10g	荆芥 10g
牛蒡子 10g	豆豉 10g	生石膏 30g（先煎）	冬瓜皮 30g
当归 10g	川芎 10g	赤芍 15g	炒白芍 15g
首乌藤 15g	瓜蒌 30g	生龙骨 30g（先煎）	生牡蛎 30g（先煎）
川牛膝 15g	益母草 30g		

7剂，每剂两煎，水煎后共取 500mL，早晚温服。

连翘为疮家圣药；金银花、牛蒡子清热解毒；益母草活血，利水；牛膝补肝肾，活血通经，利水消肿，引热（血）下行；荆芥消疮；生龙骨、生牡蛎安神，收敛固涩。

二诊：2011 年 9 月 19 日。

感冒，咳嗽，流涕，脱发，嗜睡，小便偏黄，舌淡红、舌下青筋怒张，脉沉。

检查：B 超示子宫后位，大小 3.9cm×3.6cm×3.3cm，内膜 0.8cm；右卵巢 3.4cm×1.8cm，左卵巢 3.3cm×2.2cm。

治则：解表祛邪，补肾养血。

处方：

卷柏 15g	侧柏叶 15g	枸杞子 15g	炙黄芪 15g
生麻黄 6g	桂枝 10g	生甘草 6g	玄参 10g
杏仁 10g	巴戟天 15g	金银花 30g	首乌藤 15g
柏子仁 15g	炙南星 10g		

7剂，日 1 剂，每剂两煎，水煎后共取 500mL，早晚温服。

麻黄、桂枝解表祛邪，枸杞子补肝肾养血。

三诊：2011 年 9 月 26 日。

感冒、痤疮好转，脱发，恶梦多，畏热出汗，乏力，急躁易怒，大便泄泻，每日 4～5 次，小便多，舌红苔厚黄，脉沉滑。

治则：理气疏肝，清热化湿。

处方：

柴胡 10g	炙南星 10g	苍术 15g	香附 15g
党参 20g	枳壳 10g	小茴香 6g	木香 6g
肉桂 6g	当归 10g	川芎 10g	赤芍 15g
炒白芍 15g	生地黄 15g	川牛膝 15g	益母草 30g

7 剂，日 1 剂，每剂两煎，水煎后共取 500mL，早晚温服。

柴胡、香附疏肝理气调经；炙南星、苍术燥湿；牛膝补肝肾，活血调节，利水；益母草活血调经，利水；肉桂助气血水湿的运化。

四诊：2011 年 10 月 10 日。

LMP 10 月 3 日，5 天净，9 日晚上再来，未净，痛经（＋），血块多，色正常。头晕，心慌气短，经期畏寒，现在燥热，腿上起疱，大便每日 1～2 次，小便黄，纳可，多梦，易醒，疲乏，舌淡红、苔厚黄，脉沉滑。

治则：补肾活血，清热利湿。

处方：

女贞子 10g	墨旱莲 15g	熟地黄 20g	山茱萸 20g
光山药 20g	泽泻 10g	牡丹皮 10g	茯苓 15g
鬼箭羽 15g	制首乌 30g	香附 10g	瓜蒌 30g
厚朴 10g	生龙骨 30g（先煎）	生牡蛎 30g（先煎）	知母 6g
白薇 15g	地骨皮 15g		

7 剂，日 1 剂，每剂两煎，水煎后共取 500mL，早晚温服。

女贞子、墨旱莲滋补肝肾，墨旱莲清热凉血，熟地黄、山茱萸、首乌补肾填精，泽泻、茯苓利水化湿，白薇、地骨皮清热不伤正。

五诊：2011 年 10 月 24 日。

腹坠痛近 10 天，腰痛，乳房胀痛，偶有胸口痛，心慌，自述服用上方 7 剂后出现呕吐，胃痛，纳可，多梦，大便每日 3～4 次，小便黄，舌淡红、苔薄黄。体重下降 1kg。

处方：

党参 15g	陈皮 10g	麦冬 10g	五味子 10g

竹茹 10g	百合 20g	乌药 20g	首乌藤 15g
远志 6g	石菖蒲 10g	延胡索 15g	补骨脂 15g
骨碎补 15g	杜仲炭 15g	巴戟天 15g	生白芍 15g

7剂，日1剂，每剂两煎，水煎后共取500mL，早晚温服。

竹茹清热化痰，除烦止呕；五味子补肾宁心，麦冬清心除烦；远志、石菖蒲交通心肾安神；补骨脂、骨碎补、杜仲、巴戟天补肾。

六诊：2011年10月30日。

体重下降2kg，腹泻3天，肠鸣音，伴小腹痛，29日较前减轻，乳房胀，乏力，嗜睡，白带正常，小便黄。舌淡红、苔薄白，脉沉。

治则：补肾健脾，疏肝理气，养血调经。

处方：

当归 10g	川芎 10g	赤芍 15g	生地黄 15g
延胡索 15g	炒白芍 30g	香附 10g	艾叶 15g
川楝子 10g	茯苓 15g	光山药 15g	鬼箭羽 15g
川牛膝 15g	紫石英 15g（先煎）	生蒲黄 10g（包煎）	五灵脂 15g（包煎）

7剂，日1剂，每剂两煎，水煎后共取500mL，早晚温服。

方中四物汤养血活血，香附、川楝子疏肝理气调经，延胡索、五灵脂行气活血止痛，紫石英温肾助阳。

七诊：2011年11月14日。

LMP 11月4日，6天净，量可，色暗红，有血块，痛经（+）。腰酸，感冒5天，流清涕，咽痛，咳嗽有痰，夹有血丝，口干，咽干，自服双黄连胶囊未见好转。胃口欠佳，恶心，多梦，嗜睡，乏力，大便每日1～2次，小便黄，舌暗尖红、苔薄白，脉沉滑。

治则：解表祛邪，益气活血。

处方：

党参 15g	太子参 15g	生麻黄 6g	桂枝 10g
干姜 6g	细辛 3g	北沙参 30g	麦冬 10g
生黄芪 15g	金银花 15g	连翘 15g	生龙骨 30g（先煎）
枳实 30g	炒白芍 30g	狗脊 15g	生牡蛎 30g（先煎）

7剂，日1剂，每剂两煎，水煎后共取500mL，早晚温服。

麻黄、桂枝发汗解表，细辛解表祛邪、通窍，金银花、连翘疏散表邪。

八诊：2011 年 11 月 21 日。

仍流涕，色白，咳嗽，有痰。头晕，纳可，眠差、多梦，腰痛如折，二便调，舌暗尖红、苔薄白。BBT 不典型双向。

处方：

茵陈 30g	牡丹皮 10g	熟大黄 10g（后下）	生龙骨 30g（先煎）
生牡蛎 30g（先煎）	首乌藤 15g	生地黄 15g	地骨皮 15g
玄参 10g	炒白芍 15g	麦冬 10g	阿胶珠 10g（烊化）
法半夏 10g	苍术 10g	狗脊 15g	桑寄生 15g
川续断 15g	生麻黄 6g		

7 剂，日 1 剂，每剂两煎，水煎后共取 500mL，早晚温服。

龙骨、牡蛎重镇安神，首乌藤养血安神。

九诊：2011 年 11 月 28 日。

感冒症状基本消失，口干、口苦、口渴，眠差、多梦、易醒，白天嗜睡乏力，烦躁易怒，纳可，大便每日 4～5 次，便溏，便前腹痛，小便黄，腰痛，耳分泌物多，脱发，头皮痒。舌暗尖红、苔薄白，脉弦滑。

治则：补肾养血，疏肝清热。

处方：

龙胆草 10g	炒栀子 10g	牡丹皮 10g	柴胡 10g
当归 10g	川芎 10g	黄芩 9g	党参 20g
法半夏 10g	高良姜 6g	大枣 15g	炙甘草 15g
巴戟天 15g	生龙骨 30g（先煎）	杜仲 10g	狗脊 15g
制首乌 30g	生牡蛎 30g（先煎）		

7 剂，日 1 剂，每剂两煎，水煎后共取 500mL，早晚温服。

柴胡疏肝理气，龙胆草清肝除热，制首乌补益精血，乌发防脱。

十诊：2011 年 12 月 5 日。

现口不苦，腰不痛，但口干，唇裂，大便每日 2～3 次，便溏，小便黄，鼻周有肿物，纳可，时感恶心，眠差，多梦易醒，舌暗、苔薄白，脉滑。

处方：

党参 15g	陈皮 10g	山药 15g	炒白术 10g

玉竹 10g	苏梗 6g	黄芩 6g	补骨脂 15g
骨碎补 15g	竹叶 10g	炙甘草 15g	炒枣仁 15g
菟丝子 15g	枸杞子 15g	桑寄生 15g	川续断 15g

7剂，日1剂，每剂两煎，水煎后共取500mL，早晚温服。

菟丝子、枸杞子、桑寄生和川续断补益肝肾，陈皮、苏梗理脾胃之气，竹茹清热止呕，黄芩清热解毒、燥湿，竹叶清热利尿。

十一诊：2011年12月12日。

LMP 12月7日，未净，量少，色淡，无血块，经行第一天鼻干有血丝、牙龈出血，纳可，眠佳，大便常，小便黄，舌淡红、苔薄黄，脉滑。

处方：

炙麻黄 6g	当归 10g	桂枝 10g	川芎 6g
炒白术 10g	山药 15g	法半夏 10g	厚朴 12g
干姜 6g	山茱萸 15g	枸杞子 15g	女贞子 15g
北沙参 30g	桑叶 15g	鬼箭羽 15g	紫石英 15g（先煎）

7剂，日1剂，每剂两煎，水煎后共取500mL，早晚温服。

【按】《张氏医通》云："经水阴血也，属冲任二脉，上为乳汁，下为血水。"本案患者就诊时已停经9个月，且见腰酸乳胀、经中血块、痛经（+）、白带量多，此乃肾虚血瘀兼湿热之证，治疗上注重"充、通"，补益与通经并举，益脏以充源。益母草活血利水；牛膝补肝肾，活血通经，利水消肿，引血下行。三诊时加柴胡、香附、炙南星、苍术疏肝理气，清热化湿调经，经治疗后月经来潮。因治疗闭经的目的非单纯的见经行即停，而是恢复或者建立规律性月经周期，故予四物汤养血活血，香附、川楝子疏肝理气调经，治疗后月经周期恢复，连续3个月按时来潮。

案例5

苏某，女。出生日期：1983年2月9日。

初诊：2013年9月9日。

主诉：多囊卵巢综合征1年余，停经3个月。

现病史：患者月经 $13\dfrac{5\sim7}{30\sim120}$，痛经（+）。

刻下症：LMP 5月28日。3、4、5月服用达英。现在纳可，入睡困难，眠浅，二便可，手脚心热，舌红、苔黄，脉小滑。

检查：内分泌检查示 FSH 8.19 mIU/mL，LH 15.68mIU/mL，PRL 27.42 ng/mL，E_2 87 pg/mL，P 0.19 ng/mL，T 0.47 ng/mL。

西医诊断：多囊卵巢综合征。

中医诊断：闭经。

证型：肾虚血瘀，痰湿壅滞。

治则：补肾活血，化痰祛湿。

处方：

鬼箭羽 15g	冬瓜皮 30g	当归 10g	川芎 10g
赤芍 15g	白芍 15g	生地黄 15g	熟地黄 15g
生龙骨 30g（先煎）	生牡蛎 30g（先煎）	川牛膝 15g	益母草 30g
紫河车粉 6g（冲服）	鹿角霜 12g	龟甲 10g（先煎）	鳖甲 10g（先煎）
丹参 30g	姜黄 6g	白薇 15g	

7剂，日1剂，每剂两煎，共取500mL，分早晚温服。

患者确诊多囊卵巢综合征1年余，自5月份至今未服用激素而闭经。多囊卵巢患者多肥胖，中医属痰湿壅滞，而卵巢的多囊性改变亦属痰湿，故以鬼箭羽、冬瓜皮、生龙骨、生牡蛎化痰祛湿。而生殖系统相关痰湿产生之原因，不离肾虚，肾虚则运化无力，故而痰湿壅滞。女子以血为本，经水不利则瘀血必生，瘀血阻滞而经水更不利，二者互为因果，故治以补肾活血，以紫河车、鹿角霜补肾，当归、川芎、赤芍、白芍、益母草、丹参、姜黄活血化瘀，另予川牛膝引药下行直达病所。患者舌红、手脚心热，是为阴虚有热，予龟甲、鳖甲养阴清热，更能软坚散结，白薇清热凉血。

二诊：2013年9月16日。

LMP 5月28日。9月9日服用黄体酮，未来潮。头晕，纳可，眠佳，二便调，腰酸，舌淡、苔黄，脉弦滑。

处方：

制首乌 15g	羌活 10g	川芎 10g	龟甲 10g（先煎）
菟丝子 30g	车前子 30g（包煎）	鳖甲 10g（先煎）	生地黄 20g
牡丹皮 10g	知母 10g	升麻 10g	生龙骨 30g（先煎）
当归 10g	赤芍 15g	紫河车粉 6g（冲服）	莲子心 6g

生牡蛎 30g ^(先煎)

7剂，日1剂，每剂两煎，共取500mL，分早晚温服。

患者头晕，在前方补肾活血、化痰祛湿的基础上，加入羌活、升麻升举阳气而止晕。

三诊：2013年9月23日。

LMP 9月21日，未净，痛经，腰酸，疲乏。纳可，眠佳，腹泻，肠鸣音，胃胀，小便可，舌红、苔白，脉小滑。

处方：

（1）银柴胡10g　　当归10g　　川芎10g　　赤芍15g
　　　白芍15g　　　生地黄15g　熟地黄15g　麦冬10g
　　　北沙参30g　　五味子10g　补骨脂15g　骨碎补15g
　　　百合20g　　　乌药20g　　桑寄生15g　狗脊15g
　　　旋覆花15g　　代赭石30g

14剂，日1剂，每剂两煎，共取500mL，分早晚温服。

（2）月经第5天，第一次补肾促卵冲剂，每天3次，每次1袋。

患者胃胀，腹泻，加入乌药行气消胀，胃气以降为顺，加旋覆花、代赭石降胃气，补骨脂补肾助阳，暖脾止泻。

四诊：2013年9月30日。

LMP 9月21日，眠浅，易醒，舌红、苔黄、有齿痕。

处方：

（1）鬼箭羽15g　　冬瓜皮20g　　当归10g　　川芎10g
　　　赤芍15g　　　白芍15g　　　生地黄15g　熟地黄15g
　　　生龙骨15^(先煎)　生牡蛎30g^(先煎)　川牛膝15g　益母草30g
　　　紫河车粉6g^(冲服)　鹿角霜12g　龟甲10g^(先煎)　鳖甲10g^(先煎)
　　　丹参30g　　　姜黄6g　　　白蔹15g

7剂，日1剂，每剂两煎，共取500mL，分早晚温服

（2）继续服用补肾促卵冲剂，每天3次，每次1袋。

患者胃胀腹泻已愈，症状单纯，予补肾促卵冲剂促进排卵。

五诊：2013年10月14日。

LMP 9月21日，小腹痛，入睡困难，易醒，眠浅，舌红、苔白、有

齿痕，手心热。

检查：B超示子宫大小3.7cm×3.9cm×3.0cm，内膜0.7cm；左侧卵泡2.1cm×1.0cm。

处方：

香附15g	夏枯草15g	木瓜10g	乌梅15g
白芍15g	生龙骨30g（先煎）	生牡蛎30g（先煎）	当归10g
鸡内金15g	郁金15g	茯神15g	炙甘草12g
鬼箭羽15g	冬瓜皮20g	鳖甲10g（先煎）	知母10g
川牛膝15g			

7剂，日1剂，每剂两煎，共取500mL，分早晚温服。

患者左侧卵泡成熟大小，减补肾之品，加大活血化湿力度，另予软坚散结、降气之品，以利卵泡排出。患者入睡困难，眠浅易醒，予郁金行气解郁，茯神安神而助睡眠。

六诊：2013年10月28日。

LMP 9月21日。乳房胀痛，全身热，纳可，眠佳，大便干，小便可，夜尿，舌红、苔黄、有齿痕。

检查：HCG 0.00 mIU/mL，P 0.63 ng/mL，E_2 80 pg/mL。

处方：

熟地黄15g	山茱萸15g	山药15g	牡丹皮10g
肉苁蓉30g	香附15g	白蔹15g	白术30g
白芍30g	首乌15g	炙甘草15g	麦冬10g
五味子10g	北沙参30g	紫河车粉6g（冲服）	益智仁15g

7剂，日1剂，每剂两煎，共取500mL，少量频服。

患者乳胀身热，检查HCG以排除受孕。续予补肾活血之法治之，便干加强补阴力度，加肉苁蓉润肠通便，夜尿予益智仁补肾固精缩尿，另予白术、山药健脾。

七诊：2013年12月2日。

LMP 10月29日。手心热，急躁，乳房胀，大便干，小便正常，舌淡苔白，脉弦。

检查：HCG 79.25 mIU/mL，P 37.71 ng/mL，E_2 418 pg/mL。

处方：上方减牡丹皮、益智仁，加地骨皮 15g，阿胶（烊化）10g。

7剂，日1剂，每剂两煎，共取 500mL，少量频服。

患者已孕，无腰痛、腹痛、阴道出血等胎动不安征象。然手心热、急躁、乳房胀等仍需调养，续予上方加减，减凉血活血之牡丹皮，患者小便正常，去固精缩尿之益智仁；加地骨皮清热除蒸，阿胶养血安胎。

【按】多囊卵巢综合征的典型表现为月经稀发或闭经、卵巢囊性增生、不孕、肥胖等，中医多从痰湿壅滞论治，而卵巢的多囊性改变亦属痰湿。而生殖系统相关痰湿产生之原因，不离肾虚，肾虚则运化无力，故而痰湿壅滞。女子以血为本，经水不利则瘀血必生，瘀血阻滞而经水更不利，二者互为因果，故治以补肾活血，化痰祛湿。患者手心热、舌红，典型之阴虚有热表现，故再加以滋阴清热凉血之药。辨证准确，故而疗效迅速，仅七诊而成功受孕。不孕虽非患者主诉，然成功受孕可以反向说明患者多囊症状改善。在治疗多囊卵巢综合征闭经的过程中，激素失效而中药仍有如此效果，值得深思探讨学习。

二、带下病

"带下"一词首见于《素问·骨空论》，"任脉为病……女子带下瘕聚"。有生理和病理之分，生理性带下的产生是肾精旺盛、津液充沛、天癸泌至、脾气健运、任带司约、督脉温化，协调作用于胞宫，渗润于阴道外阴的生理现象，如妇女在月经前后、排卵期、妊娠期带下量增多和绝经前后白带量减少而无明显不适者，为生理性现象，不作病论。带下病是指带下量明显增多或减少，色、质、气味发生异常，或伴有全身或局部症状的疾病，是妇科中仅次于月经病的常见病和多发病，常合并月经不调、闭经、阴痒、不孕、癥瘕等。带下量明显增多者称为带下过多，与西医学中各类阴道炎、宫颈炎、盆腔炎、内分泌失调（特别是雌激素水平偏高者）等疾病引起的阴道分泌物异常相类似；带下量明显减少者称为带下过少，与西医学中的卵巢早衰、绝经后卵巢功能下降、手术切除卵巢后等引起的雌激素水平低落而引起的阴道分泌物减少相类似。

《傅青主女科·带下》曰："夫带下俱是湿证，而以带名者，因带脉不能约束而有此病。"根据临床经验总结，孙立华教授认为本病主要病机为湿，湿邪重浊趋下，下注冲任，带脉失约，可致带下病。本病可辨证分为虚实两大类，虚者表现为脾虚、肾虚湿困，多为内湿致病；实者表现为湿热蕴结，多为外感湿邪，而临床以实证或虚实夹杂者多见。在治疗上，对于脾虚者治以健脾益气、升阳除湿，以完带汤加减。肾虚者以补肾益精、固摄止带为主，肾阳虚选用菟丝子、金樱子、芡实、桑螵蛸、沙苑子、补骨脂、巴戟天等，肾阴虚合知柏地黄汤加减。湿热实证治以清热利湿止带，多选用川萆薢、焦山栀、木通、车前草、土茯苓、墓头回、鸡冠花、白花蛇舌草、臭椿皮、黄柏等。针对虚实夹杂者宜分清主次，祛湿时不可一味固涩，以免湿无去路，反蕴而化热，唯带下已久、滑脱不止者可加海螵蛸、煅牡蛎、金樱子等敛带。此外，《素问·至真要大论》："内者内治，外者外治。"孙立华教授提倡带下病病机有内湿、外湿之别，故临床上常采取内外并治、整体与局部相结合的治疗原则。在口服汤药的基础上配合中药熏洗，是治疗各型带下病的有效方法。

案例 1

温某，女，33 岁。出生日期：1979 年 2 月。

初诊：2012 年 3 月 12 日，惊蛰。

主诉：结婚 3 年半，未严格避孕未孕。

现病史：患者月经 $13\frac{3}{26\sim28}$，痛经（-），量少，有血块，伴腰疼，乳胀，便秘。平素白带多，曾有霉菌性阴道炎，自用达克宁治疗。孕 1 产 0，2006 年人流术 1 次。

刻下症：LMP 3 月 3 日，PMP 2 月 4 日，PPMP 1 月 6 日。纳呆、眠佳、二便可，舌红、边有瘀点、苔薄黄、脉沉细。

辅助检查：输卵管造影（2011 年 11 月 24 日）示左侧输卵管少量积水，左侧输卵管通畅形态欠佳。妇科 B 超示子宫后位，大小 4.9cm×3.9cm×3.2cm，回声均匀，内膜 0.6cm，宫颈可探及 0.4cm×0.3cm 无回声区，右卵巢 2.5cm×1.9cm，内探优势卵泡样回声 1.2cm×0.8cm，左卵巢 1.9cm×1.6cm。CA125 13.95 U/mL。内分泌六项示 FSH 4.18 mIU/mL，LH 4.81 mIU/mL，PRL 7.15 ng/mL，E_2 70 pg/mL，P 0.25 ng/mL，T 0.34 ng/mL。

西医诊断：继发性不孕；霉菌性阴道炎。

中医诊断：不孕症；带下病。

证型：肾虚血瘀，湿热内阻。

治则：补肾活血，清利湿热。

处方：

当归 10g	川芎 6g	赤芍 15g	炒白芍 15g
生地黄 15g	熟地黄 15g	杜仲 10g	巴戟天 15g
生蒲黄 10g（包煎）	马鞭草 30g	败酱草 15g	肉苁蓉 30g
桃仁 10g	路路通 10g	王不留行 10g	枳壳 15g

7剂，日1剂，每剂两煎，共取500mL，分早晚温服。

患者处于经后期，以四物汤加减补血调血，杜仲、巴戟天补肾助阳，生蒲黄、桃仁活血化瘀，路路通、王不留行通行经脉，马鞭草、败酱草清热解毒。

二诊：2012年3月19日。

LMP 3月3日，有排卵期白带，小腹疼与心情有关，二便调，纳呆，眠佳，舌红有瘀点、苔少，脉沉细。

检查：妇科B超示子宫4.2cm×3.9cm×3.5cm，内膜0.9cm，右卵巢2.5cm×1.8cm，左卵巢1.8cm×1.2cm。

处方：

仙茅 10g	淫羊藿 15g	菟丝子 15g	桑寄生 15g
川续断 15g	女贞子 15g	肉苁蓉 30g	制香附 15g
枳壳 15g	路路通 10g	王不留行 10g	生蒲黄 10g（包煎）
马鞭草 30g	马齿苋 30g	当归 10g	白芷 10g

7剂，日1剂，每剂两煎，共取500mL，分早晚温服。

患者处于排卵期，以二仙汤加减，仙茅补肾阳，补命门，淫羊藿补肾壮阳，祛风除湿，当归补肝养血益阴，菟丝子补肾益精，固摄冲任，桑寄生、川续断补肝益肾，补中有行，补而不滞，马鞭草、马齿苋清热解毒，白芷燥湿止带。

三诊：2012年3月26日。

LMP 3月3日，上周每天下午2点至3点心慌，欲呕吐，纳可，眠佳，便秘，2日1行，小便正常，舌暗红有瘀点、苔薄白，脉弦滑。

检查：激素检查 β–HCG 0.0 mIU/mL，P 11.93 ng/mL。

处方：

旋覆花 15g	煅赭石 30g	党参 20g	法半夏 10g
干姜 6g	炙甘草 15g	大枣 15g	当归 10g
川芎 10g	赤芍 15g	肉苁蓉 30g	生地黄 15g
熟地黄 15g	炒白芍 15g	生蒲黄 10g（包煎）	马鞭草 30g
香附 10g			

7剂，日1剂，每剂两煎，共取500mL，分早晚温服。

以旋覆代赭汤加减降逆化痰，益气和胃；四物汤养血调血。

四诊：2012年4月9日。

LMP 3月31日，7天净，量多，色暗，有血块，行经前无明显不适。现下午偶有心慌，纳可，眠佳，二便调，舌暗、边有瘀斑、苔薄白，脉右沉细、左弦滑。

处方：

补骨脂 15g	骨碎补 15g	葛根 15g	升麻 10g
巴戟天 15g	当归 15g	赤芍 15g	熟地黄 20g
炙甘草 15g	党参 15g	太子参 15g	北沙参 30g
麦冬 10g	紫石英 15g（先煎）	生蒲黄 10g（包煎）	马齿苋 30g
肉苁蓉 30g			

7剂，日1剂，每剂两煎，共取500mL，分早晚温服。

以四物汤加减，加补骨脂、骨碎补、巴戟天、紫石英补肾助阳，葛根、升麻升举阳气，太子参、北沙参、麦冬养阴生津。

五诊：2012年4月16日。

LMP 3月31日。腰酸，纳可，眠佳，二便调，面色黄，舌有瘀点、苔薄黄，脉弦滑。

处方：上方减升麻、麦冬，加桑白皮10g，威灵仙15g，水蛭10g。

7剂，日1剂，每剂两煎，共取500mL，分早晚温服。

患者舌有瘀点，加水蛭破血逐瘀，桑白皮、威灵仙利水消肿。

六诊：2012年4月23日。

LMP 3月31日。略有小腹疼，白带略多，色白，腰疼、久立久坐后尤甚，纳可，眠佳，二便调，舌暗苔薄，边有齿痕，脉弦滑。

处方：

桑寄生 15g	羌活 10g	独活 10g	川续断 15g
延胡索 15g	鹿角霜 10g	炒蒲黄 10g^(包煎)	马鞭草 30g
当归 10g	苍术 10g	白术 10g	丹参 20g
姜黄 6g	茯苓 15g	怀山药 30g	杜仲 15g
巴戟天 15g			

7剂，日1剂，每剂两煎，共取500mL，分早晚温服。

患者腰疼，加羌活、独活祛风湿止痛。

七诊：2012年5月7日。

LMP 3月31日，4月28日至29日曾饮酒，腰酸疼，小腹隐疼，二便调，舌尖瘀点、苔薄白，脉小滑。自测尿HCG（+）。激素检查示β-HCG 9904.61 mIU/mL；P 12.06 ng/mL。

处方：

女贞子 15g	枸杞子 15g	五味子 10g	桑寄生 15g
桑叶 15g	北沙参 30g	党参 15g	生黄芪 30g
阿胶珠 10g^(烊化)	炒白术 10g	黄芩 6g	炒白芍 15g
炙甘草 15g	升麻 10g	陈皮 6g	砂仁 6g^(后下)

7剂，日1剂，每剂两煎，共取500mL，分早晚温服。

患者已妊娠，以寿胎丸加减补肾健脾安胎。

【按】霉菌性阴道炎中医为带下病，多因湿邪伤及任带二脉，使任脉不固，带脉失约，《傅青主女科·带下》言："带下俱是湿证。"在调理不孕的过程中，以补肾活血促排卵，加马齿苋、马鞭草、败酱草清热解毒，灵活用药。

案例2

刘某，女，35岁。出生日期：1980年3月3日。

初诊：2015年8月31日。

主诉：反复性阴道炎3年，调理备孕二胎。

现病史：患者月经 $14\dfrac{4\sim7}{30\sim45}$，量少，色深红，痛经（-），血块（+）。经前偶有乳房胀痛。月经来潮前1周出现阴道炎，豆渣样分泌物，瘙痒，月经将净时阴道炎好转。曾测阴道分泌物为霉菌性阴道炎。孕 3 产 1。2005 年顺产 1 男婴，2006 年孕 30 天人流，2007 年孕 30 天药流。2007 年为带环妊娠，药流后环脱落。此后通过测基础体温避孕，现准备二胎已备孕 3 月未孕。7 月开始不避孕。

刻下症：LMP 8 月 18 日，4 天净。PMP 7 月 15 日，平素怕冷，冬日手脚冰凉，纳可，入睡困难，大便 1～2 日一行，质黏，排便不爽，小便调。舌紫暗、有瘀点、苔中根部黄腻，脉弦滑。

西医诊断：霉菌性阴道炎。

中医诊断：带下病。

证型：下焦虚寒，冲任不调。

治则：补肾温阳，理气活血。

处方：

生麻黄 10g	桂枝 10g	蛇床子 10g	蒲公英 15g
女贞子 15g	枸杞子 15g	五味子 10g	覆盆子 15g
菟丝子 15g	吴茱萸 6g	肉苁蓉 30g	黄柏 10g
苍术 10g	白术 10g		

7 剂，日 1 剂，每剂两煎，共取 500mL，分早晚温服。

医嘱：检查 TCT、HPV；每日监测 BBT；皮肤康洗剂 2 瓶。

患者反复性阴道炎 3 年，予以检查 TCT、HPV 排除癌变可能。生麻黄、桂枝、吴茱萸温经散寒；苍术、黄柏清热利湿，蛇床子温肾燥湿杀虫，蒲公英清热解毒通淋；女贞子、枸杞子、五味子、覆盆子、菟丝子补肾益精，温补下焦以散寒湿，覆盆子亦能止带；肉苁蓉温肾助阳，润肠通便。

二诊：2015 年 9 月 7 日。

LMP 8 月 18 日。怕冷，偶有咽干，纳可，喜热饮食，眠好转，大便不成形，质黏，每日 1 行，小便正常。舌暗，中、尖有散在瘀点，苔白腻，脉弦滑。

处方：

制香附 15g	佛手 15g	当归 10g	川芎 10g
赤芍 15g	生地黄 15g	川牛膝 15g	益母草 15g
泽兰 15g	丹参 15g	穿山甲粉 3g（冲服）	桂枝 10g

桑白皮 15g　　　威灵仙 15g　　　白芷 10g　　　蛇床子 10g

蒲公英 15g

7剂，日1剂，每剂两煎，共取500mL，分早晚温服。

方中当归、川芎、赤芍、生地黄补血活血，川牛膝、益母草、泽兰、丹参活血调经；香附、佛手疏肝解郁；桑白皮、威灵仙燥湿通络，桂枝、白芷温通经络，穿山甲活血化瘀通络，蛇床子温肾燥湿杀虫，蒲公英清热解毒。全方共奏活血调经、燥湿杀虫之功。

三诊：2015年9月21日。

LMP 8月18日，大便好转，质黏减轻，阴道瘙痒减轻，分泌物减少，咽干改善。小腹偶发轻微疼痛，无乳房胀痛，纳眠佳，大便每日1行，小便调。舌紫红、苔白腻、舌边有瘀点，脉小滑。

处方：

菟丝子 30g　　　杜仲 15g　　　白芍 30g　　　炙甘草 15g

女贞子 15g　　　枸杞子 15g　　覆盆子 15g　　五味子 10g

补骨脂 15g　　　党参 15g　　　生黄芪 15g　　败酱草 15g

蛇床子 10g　　　苏叶 10g　　　玄参 10g　　　桑椹 15g

7剂，日1剂，每剂两煎，共取500mL，分早晚温服。

医嘱：复查P、E_2、HCG。

患者月经当至未至，怀疑有孕，菟丝子、女贞子、枸杞子、覆盆子、五味子、桑椹补肾益精，补骨脂温肾暖脾，杜仲补肝肾强腰膝，白芍、炙甘草柔肝敛阴，党参、黄芪补气养阴，共奏补肾精、养肝血、气阴双补之功。败酱草清热解毒，蛇床子杀虫，二者治理阴道炎；苏叶理气，玄参利咽，二者有利于改善咽喉不适。

四诊：2015年10月8日。

LMP 8月18日，9月18日小腹微痛，持续2天，月经未至。近五六日有乳白色白带。天凉时手脚冰凉。脱发，洗头时约掉20余根。轻微腰痛十几年，经常耳鸣十几年。时常感觉口淡乏味，喜食辣。纳可，眠差，醒后不易入睡，晨起眼涩，困倦。大便1~2天1次，质黏改善，小便调。舌暗红、边有齿痕、苔薄白，脉弦滑。

检查：血清激素（2015年10月8日）示 P 6.30 ng/mL，E_2 83 pg/mL，

β –HCG <1.2 IU/L。

处方：

（1）熟地黄 30g　　山茱萸 15g　　山药 15g　　石斛 15g
　　　枸杞子 15g　　卷柏 15g　　桑白皮 15g　　威灵仙 15g
　　　川续断 15g　　白芷 10g　　秦艽 15g　　葛根 15g
　　　砂仁 6g^(后下)　　侧柏叶 15g

7剂，日1剂，每剂两煎，共取 500mL，分早晚温服。

（2）黄体酮胶囊 1粒/次，2次/天，连服 6天。

患者月经延期 2月，为避免子宫内膜过度增生造成不良后果，予黄体酮胶囊撤退性出血。熟地黄、山茱萸、山药、枸杞子、川续断温补肝脾肾，强筋骨；秦艽、桑白皮、威灵仙利水通经络；石斛滋阴清热，治疗眼睛干涩；侧柏叶乌发，生发；砂仁助消化。

五诊：2015 年 10 月 15 日。

LMP 8月 18日，白带减少，未觉阴道干涩。患者 10月 8日至 10日上、下午各服一粒黄体酮胶囊，上午服药后感头晕、头沉、困顿。10月 11日至 13日改为晚上服 2粒，无不适症状。患者服药后睡眠、眼涩、困倦有所改善。腰疼、耳鸣，大便质黏，小便调，口淡喜食辛辣。舌暗红、边尖有瘀点、苔厚腻，脉弦滑。BBT 在高温相。

检查：B超（2015 年 10 月 13 日）示子宫后位，大小 5.9cm×5.9cm×5.2cm，内膜 1.4cm，子宫直肠窝探及液性回声，范围约 2.8cm×1.0cm。阴道分泌物（2015 年 10 月 13 日）清洁度Ⅱ；真菌阴性；滴虫阴性。

处方：

（1）当归 15g　　川芎 10g　　赤芍 15g　　桃仁 10g
　　　炙甘草 15g　　炮姜 9g　　枳壳 15g　　川牛膝 15g
　　　益母草 30g　　桑白皮 10g　　威灵仙 15g　　白芷 10g
　　　生蒲黄 15g^(包煎)　　马齿苋 30g　　熟地黄 30g　　砂仁 3g^(后下)

7剂，日1剂，每剂两煎，共取 500mL，分早晚温服。

（2）服用定坤丹 1丸/次，1次/天。

生化汤活血化瘀，引导月经的来潮，枳壳、川牛膝、益母草活血利水调经，桑白皮、威灵仙利水化湿通络，马齿苋清热解毒，熟地黄补肾填精，砂仁行气助运化防止滋腻碍胃。

六诊：2015 年 10 月 22 日。

LMP 10 月 19 日，未净，量可，色红，痛经（+），血块（±）。白带正常，无阴痒。腰酸痛，偶有咽干、眼干、口淡，喜食辛辣，耳鸣，脸颊部多斑，纳可，入睡困难，大便 2 次/天，质偏稀，小便调，舌暗红、尖有瘀点、苔黄腻，脉弦细滑。

处方：

（1）葛根 30g　　茜草 15g　　生蒲黄 10g（包煎）　五灵脂 15g（包煎）
　　　当归 10g　　川芎 10g　　赤芍 15g　　熟地黄 30g
　　　砂仁 3g（后下）　狗脊 15g　　小茴香 6g　　木香 6g
　　　肉桂 6g　　马齿苋 30g　　石斛 15g　　菊花 15g

7 剂，日 1 剂，每剂两煎，共取 500mL，分早晚温服。

（2）服用定坤丹 1 丸/次，1 次/天。

方中当归、川芎、赤芍、熟地黄养血活血，狗脊补肝肾强腰膝，小茴香、木香、肉桂温经散寒治疗痛经，茜草、生蒲黄、五灵脂活血化瘀，马齿苋清热解毒防止经期感染，石斛、菊花滋阴清热治疗目涩，砂仁行气助消化。

七诊：2015 年 10 月 29 日。

LMP 10 月 19 日，7 天净，色红，痛经（±），血块（±）。咽干，饮水后不改善，经期腰酸痛，耳鸣，腰酸，纳可，入睡困难，大便每天 1 次，质黏，小便调。舌暗红、边尖有瘀点、苔白腻，脉沉细。

处方：

制香附 15g　　当归 10g　　川芎 10g　　赤芍 15g
川牛膝 15g　　益母草 15g　　泽兰 15g　　熟地黄 30g
磁石 30g　　川续断 15g　　生黄芪 15g　　穿山甲粉 3g（冲服）
刘寄奴 15g　　狗脊 15g　　丹参 15g

7 剂，日 1 剂，每剂两煎，共取 500mL，分早晚温服。

方中当归、川芎、赤芍、熟地黄、丹参补血活血，川牛膝、益母草、泽兰、刘寄奴活血行气利水；香附行气疏肝，穿山甲增强活血化瘀的效果；磁石、川续断、狗脊补肝肾强腰膝；生黄芪补气，使运化有力。

八诊：2015 年 11 月 5 日。

LMP 10 月 19 日。耳鸣，腰酸，咽干，饮不解渴，面部暗斑，纳可，入睡困难，犯困，大便每天 1 次，质黏，小便调。舌紫暗、边有齿痕瘀斑、苔中黄腻，脉沉细。

处方：

葛根 15g	秦艽 15g	桑白皮 15g	威灵仙 15g
苏叶 10g	厚朴 10g	丹参 15g	生龙骨 30g^(先煎)
川芎 10g	熟地黄 30g	砂仁 6g^(后下)	苏木 6g
生黄芪 15g	土鳖虫 10g	狗脊 15g	车前子 30g^(包煎)
生牡蛎 30g^(先煎)			

7 剂，日 1 剂，每剂两煎，共取 500mL，分早晚温服。

患者舌苔黄腻，说明有湿热，秦艽、桑白皮、威灵仙化湿利水，苏叶、厚朴行气化痰，丹参、川芎、苏木、土鳖虫活血化瘀，促进卵子排出，黄芪补气使运化有力，龙骨、牡蛎镇静安神，促进睡眠。

九诊：2015 年 11 月 12 日。

LMP 10 月 19 日。耳鸣，腰酸无改变，咽干，饮水少，右乳房有针刺样疼痛，阵发。睡眠较以前好转，纳可，大便每天 1 次，质黏，小便晨起色黄。舌暗红苔黄腻、舌尖色淡，脉弦滑。BBT 典型双向。

处方：

熟地黄 30g	砂仁 3g^(后下)	桑寄生 15g	川续断 15g
巴戟天 15g	杜仲 15g	女贞子 15g	枸杞子 15g
五味子 10g	菟丝子 20g	白芍 15g	生甘草 6g
白茅根 30g	黄精 15g	山茱萸 15g	

7 剂，日 1 剂，每剂两煎，共取 500mL，分早晚温服。

熟地黄、桑寄生、川续断、巴戟天、杜仲补肝肾强腰膝，女贞子、枸杞子、五味子、山茱萸补肾益精，白芍、生甘草敛阴柔肝，白茅根生津止渴。

十诊：2015 年 11 月 23 日。

LMP 10 月 19 日，验孕试纸（＋），高温相＞14 天。乳头触痛，余无明显不适。舌淡、尖充血，脉小滑。

处方：

制香附 15g	白芍 30g	生甘草 6g	女贞子 15g
枸杞子 15g	五味子 10g	菟丝子 15g	川续断 15g
熟地黄 30g	砂仁 6g(后下)	生黄芪 15g	南沙参 15g
桑叶 15g	桑寄生 15g	桑椹 15g	北沙参 15g

7剂，水煎服，日1剂，早晚分两次温服。

医嘱：测 P、E_2、HCG。

白芍、生甘草柔肝敛阴，女贞子、枸杞子、五味子、菟丝子补肾益精，川续断强腰膝，桑叶、桑寄生、桑椹平补三焦，熟地黄补肾填精，黄芪补气，南、北沙参滋阴，砂仁行气促消化防止滋腻太过，香附行气解郁。

电话随访后得知：患者于2016年7月25日，顺产1男婴，身长51cm，体重3.6kg。恶露量少，持续1月余。母乳喂养，2016年9月开始恢复月经，仍在哺乳期。

【按】患者35岁，卵巢功能开始衰退，有2次流产史，损伤冲任，增加怀孕的难度。患者阴道炎反复发作，说明局部雌激素不足，免疫力低下，符合中医肾虚的范畴。患者球形子宫，子宫肌腺症不排除，盆腔有液性暗区，说明患者有盆腔炎，舌苔黄腻，属湿热下注。纵观全篇，补肾益精、活血调经、祛湿利水的治疗方法贯穿始终。经过治疗患者身体状况得以恢复，抓住将要排卵的时机予以大量活血化瘀之药促进卵子排出，指导患者同房，从而受孕。孕后主要从柔肝、健脾、补肾精方面着手气阴双补、补肾益精从而达到安胎的效果。

三、妊娠病

（一）胎漏、胎动不安

"胎漏""胎动不安"即现代医学所指的先兆流产，是指妊娠28周前出现阴道少量出血，暗红色或血性白带，无妊娠物排出，伴有阵发性下腹痛或腰酸痛，是妇产科的常见病、多发病。先兆流产是流产的前兆，其发生的病因与流产的病因相同，包括母体因素、胚胎因素、环境因素和父亲因素等等。早期流产病因中胚胎染色体异常最为常见，若母体有全身性疾病、感染性疾病、生殖器官异常、内分泌异常、免疫功能异常或受到强烈刺激及有不良习惯,也可引起先兆流产。

"胎漏""胎动不安"之名首见于《诸病源候论》及《脉经》,妊娠期间阴道少量出血,淋沥不尽,而无腹痛、腰酸、小腹下坠者为胎漏;妊娠期间出现腰酸、腹痛、小腹下坠,或伴有阴道少量出血为胎动不安。冲任损伤、胎元不固是导致胎漏、胎动不安的主要病机,引起这一机制的常见病因有肾虚、血热、气血虚弱(脾虚)、血瘀。

西医治疗上,除了严格卧床休息、避免增加腹压活动、禁性生活,避免接触有害物质,避免情绪过激,若无必要避免行阴道检查外,情志调节也是治疗早期先兆流产一个必不可少的措施。另外还需针对病因进行治疗,但这些药物可能引起一系列不良反应,且对于原因不明所致的先兆流产,西医治疗效果欠佳。中医治疗上,以固冲任安胎为总则。安胎之法,应随证随人,灵活运用,但要注意时时维护胎元,避免使用碍胎、动胎之品。由于肾为先天之本,胞络系于肾,故安胎之中,须注意顾护肾气,以固胎元,若胎元不正(异位妊娠、葡萄胎)或胎元已损者,则急需下胎以救母。相比之下,在保胎方面,中医药有其明显的优势和特点,疗效可靠、安全性高、不良反应极小,患者较易接受。

孙立华教授认为,胎漏、胎动不安多因肾虚而发病。肾为先天之本,五脏阴阳之根,主生殖、主藏精。《女科经纶》有言"女之肾脏系于胎,是母之真气,子所系也,若肾气亏损,便不能固摄胎元",正如古人所言"肾以载胎",所以肾气充盛则胎可安,肾气亏损则可致胎漏、胎动不安,故从古至今补肾为安胎之大法,当然肾虚亦有阴阳之分或是有所侧重。孙立华教授在治疗胎漏、胎动不安中主要有几点心得体会:一是审病求因,脾肾为本;二是补肾健脾,知常达变;三是防治并重,调畅情志;四是对保胎患者应提供详细的生活指导,如禁性生活、避免跌扑损伤等。

案例 1

李某,女,28 岁。出生日期:1983 年 11 月 19 日。

初诊:2012 年 7 月 16 日。

刻下症:LMP 6 月 2 日,小腹偶尔痛,腰酸,恶心,纳可,眠佳,眼睛酸，视物模糊，易疲劳，大便稀，每天1～2次，小便常，舌暗红、苔后部黄，脉滑。

检查：β–HCG 2583 mIU/mL；P 102.00 ng/mL。

西医诊断：先兆流产。

中医诊断：胎动不安。

治则：补益肝肾，理血安胎。

处方：

枸杞子15g	女贞子10g	桑寄生15g	菟丝子15g
石斛15g	五味子10g	川续断15g	阿胶珠10g（烊化）
炒白术10g	黄芩6g	怀山药30g	生黄芪15g
党参15g	太子参15g	生白芍30g	炙甘草15g

7剂，水煎服，日1剂，早晚分两次温服。

枸杞子补肝肾养血明目；桑寄生、菟丝子、川续断补肾安胎；炒白术补气健脾，安胎；黄芩清热安胎；石斛益胃生津，滋阴清热。肝肾得补，气血足，冲任固，则胎元可系。

二诊：2012年7月26日。

恶心，易疲劳，18日和23日阴道少量出血，纳呆，眠佳，大便稀，每天1～2次，舌紫尖红、苔黄腻，脉滑。

治则：补肾安胎，清热化湿。

处方：

党参15g	生黄芪15g	升麻10g	仙鹤草15g
地榆15g	砂仁6g（后下）	香附6g	菟丝子15g
桑寄生15g	女贞子10g	枸杞子10g	川续断15g
苏梗15g	阿胶珠10g（烊化）	竹茹10g	陈皮10g

7剂，水煎服，日1剂，早晚分两次温服。

砂仁行气化湿，温中止泻，安胎；菟丝子、桑寄生、川续断补肾安胎；苏梗行气宽中，理脾胃之气，安胎；仙鹤草收敛止血，补虚；生黄芪补气，利水化湿；竹茹清热止呕。

三诊：2012年8月2日。

恶心，乏力，纳呆，眠佳，二便调，口干、但不欲饮，舌暗红、苔黄腻，脉沉滑。

检查：B超示宫内可见孕囊1.3cm×1.3cm；孕囊可见胎芽及卵黄囊，胎芽1.0cm×1.0cm，可见原始胎心搏动。

处方：上方减仙鹤草、地榆炭、女贞子，加桑叶15g，炒白术10g，怀山药15g。

7剂，水煎服，日1剂，早晚分两次温服。

炒白术益气健脾，燥湿利水，止汗，安胎；怀山药益气养阴，补脾肺肾，固精止带。

【按】患者妊娠期间可见阴道少量出血和腰酸，属于"胎漏""胎动不安"的范畴。肾是冲任之本，肾气充盛，冲任满盈则胎元稳健，若肾气亏虚，冲任不固，胎元失稳，可见阴道少量出血及腰酸的典型表现，故补益肝肾，理血安胎贯穿始终。肾为先天之本，脾胃为后天气血生化之源，后天养先天，脾肾双补，从而达到养胎的效果。

案例2

刘某，女，28岁，已婚。出生年月：1987年6月。

初诊：2015年11月12日。

主诉：怀孕2月余，阴道出血2天。

现病史：患者因2月前月经延迟，于外院诊断为早孕。2天前出现阴道少量出血，色红，遂前往外院就诊，查妇科彩超提示"宫内未见明显胎动"，医生建议其行无痛人工流产，患者拒绝并前往我院就诊。

刻下症：阴道少量出血，量少，色红，无腰酸，无小腹疼痛坠胀，自觉乏力，无恶心呕吐等症状，饮食、睡眠可，二便调，舌质红、苔微黄腻，脉细数、尺脉弱。

西医诊断：先兆流产。

中医诊断：胎漏。

证型：肾虚冲任不固。

治则：补肾固冲安胎。给予自拟益肾固冲汤治疗。

处方：

生黄芪20g　　　何首乌20g　　　炒川断片10g　　　升麻10g

炒杜仲 10g　　　肉苁蓉片 10g　　　山药 10g　　　酒黄芩 10g

麸炒白术 10g　　怀牛膝 10g　　　炙甘草 6g

3 剂，每日 1 剂，水煎，早晚分服。

二诊：2015 年 11 月 16 日。

患者诉阴道出血较前明显减少，舌红、苔腻，脉细数。

处方：上方加用菟丝子 20g。

3 剂，每日 1 剂，水煎，早晚分服。

三诊：2015 年 11 月 20 日。

患者诉阴道已无出血，无腹痛，偶有恶心呕吐，舌淡红、苔薄白，脉滑数。

处方：上方去升麻，加沙苑子 10g。

7 剂，每日 1 剂，水煎，早晚分服。

四诊：2015 年 11 月 27 日。

患者诉阴道无出血，无腹痛，无腰酸，舌淡红，苔薄白，脉细数。

检查：妇科彩超示早孕，宫内有正常胎心搏动。

处方：上方加砂仁 6g^(后下)。

7 剂，每日 1 剂，水煎，早晚分服。

嘱患者服完药后如无不适即可停药。

3 个月后随访，患者孕中期，无不适症状。

【按】该患者初诊时，孙立华教授根据其临床症状及舌苔、脉象，中医辨病为胎漏，辨证属肾虚冲任不固。患者因肾气亏虚，冲任不固，以致胎元失养，胎失所系，遂出现阴道出血等胎漏之症，予以益肾固冲汤治疗，补先天及后天之本，肾气充足，气血生化有源，冲任得固，则胎有所系，亦有所养，自无流产之虞。二诊时，患者乏力症状消失，仅有少量阴道出血。孙立华教授认为，保胎之法当注重于胎，使其善收母气，而非单补其母，故加安胎之药菟丝子，亦可补肾之不足。三诊时，患者阴道出血症状消失，偶有恶心呕吐症状，此乃正常妊娠反应，此时患者肾气旺盛，气血充足，又恐升麻升提之性加重呕吐，遂去升麻，加沙苑子以补肾固冲。四诊时，患者诸症皆除，行彩超检查未见明显异常，继续服用上方以巩固疗效，少佐砂仁可防滋腻太过，又可行气安胎。后期随访，患者无不适症状。

案例 3

王某，女，29 岁，已婚。

初诊：2018 年 12 月 18 日。

主诉：停经 63 天，阴道不规则出血 15 天。

现病史：患者停经 63 天，早孕实验阳性，15 天前无诱因出现阴道少量出血，时出时止，淋漓不断，色暗红，质稠，无血块，未见阴道排出肉样组织及水泡样组织，无明显腰酸、腹痛及小腹下坠感，口干苦，心烦不安，眠一般，大便黏腻，小便色黄，舌暗红、苔黄腻，脉沉滑。

经产史：平素月经规律，周期 30～35 天，经期 5～6 天，2 年前因个人原因行人流术，术后经期延长，7 天正常月经量，后少量淋漓出血，色暗红，10 余天方净，LMP 2018 年 10 月 16 日，量少，色红，无痛经。孕 2 产 1。

既往史：平素身体健康。

辅助检查：入院后查 B 超示宫内早孕 8 周 6 天。

西医诊断：先兆流产；子宫内膜炎。

中医诊断：胎漏。

证型：湿热血瘀证。

治则：清热祛湿，养血活血安胎。

处方：

黄芩 15g	丹参 20g	当归 12g	白芍 12g
熟地黄 9g	蒲公英 15g	败酱草 15g	薏苡仁 15g
茯苓 15g	太子参 15g	黄芪 12g	大枣 7 枚
海螵蛸 15g	炙甘草 6g		

7 剂，日 1 剂，水煎分早晚温服。

二诊：2018 年 12 月 28 日。

服上药 7 剂后，阴道出血较前减少，眠可，二便正常，B 超示宫内孕 10 周 2 天。

黄芩 15g	丹参 10g	当归 12g	白芍 12g
生地黄 9g	蒲公英 15g	败酱草 15g	薏苡仁 15g
茯苓 15g	太子参 15g	黄芪 12g	大枣 7 枚

海螵蛸 15g　　　炙甘草 6g　　　白及 15g

10剂，日1剂，水煎分早晚温服。

改上方熟地黄为生地黄，以防滋腻太过；患者出血量减少，故减丹参量为10g，加白及15g生肌消肿，收敛止血，余守上方。

三诊：2019年1月18日。

未见阴道出血，眠可，二便正常。B超示宫内孕13周1天，子宫大小与孕周相符。

守上方。7剂，水煎服。

后随访未诉不适，嘱进行围产保健，于2019年7月剖宫产1男婴。

【按】孙立华教授指出，患者孕前有崩漏病史，月经常淋漓不尽，考虑为人流术后子宫内膜受损发展为子宫内膜炎，炎症反应又会导致组织间隙充血水肿，长此以往，水湿聚集而湿热内生。《景岳全书·妇人归》曰："又凡胎热者血易动，血动者胎不安。"热伤冲任，扰动胎元，致胎元不固，故妊娠期阴道出血；口干苦，心烦不安，大便黏腻，小便色黄，舌暗红，苔黄腻，脉沉滑，均为湿热之征。《金匮要略·妇人妊娠病脉证并治》中提出"妇人有漏下者，有半产后因续下血都不绝者，有妊娠下血者……为胞阻"，孙立华教授指出崩漏"气虚为本，瘀血为标"，孕后瘀血停留宫内，胎病相挤，血不养胎，从旁而下则阴道出血，故整体辨证为湿热血瘀证，治疗上以清热祛湿、养血活血安胎为主。若由瘀血所致，常规止血之法恐难奏效，巧用药食同源之品蒲公英、败酱草清热祛湿，活血安胎，此为该组方的点睛之笔。蒲公英载于《唐本草》，言："叶似苦苣，花黄，断有白汁，人皆啖之。"《本草纲目》中曰："败酱，善排脓破血，故仲景治痈及古方妇人科皆用之。"薏苡仁、茯苓健脾利湿以清湿热；黄芩作为"安胎圣药"常用于热病导致的胎漏、胎动不安，《医宗金鉴》记载："若见其人瘦而有热，恐耗血伤胎，故宜常服芩以安之。"提示黄芩在治疗湿热所致胎漏方面具有重要意义。白芍养血柔肝滋阴；熟地黄、当归、丹参补血活血，祛瘀生新兼以清心安神；胎漏病患者总以肾气虚辨证，故以海螵蛸涩精益肾安胎；太子参、黄芪、大枣益气健脾，旨在滋肾摄血安胎，调补冲任；炙甘草调和诸药。二诊阴道出血量减少，减少丹参用量，添加白及生肌消肿以增强疗效，余诸证减轻，熟地黄易生地黄以防滋腻太过。三诊继续巩固治疗即可。

案例 4

肖某，女，33 岁，已婚。

初诊：2018 年 12 月 16 日。

主诉：孕 36 周，阴道淋漓出血 10 余天。

现病史：患者现孕 36 周，10 余天前无明显诱因阴道少量出血，淋漓不止，色鲜红，质稠，伴轻度腰酸，无腹痛及小腹下坠感，口苦咽干，心烦不安，便结溺黄，无恶心呕吐，饮食睡眠可，大小便正常，舌红、苔黄，脉滑数。

经产史：既往月经规律，周期 30 天，经期 3～4 天，量中等，色红，无痛经。

既往史：既往 2 次妊娠均在孕 50 天左右胎停育行清宫术。

检查：入院查 B 超示宫内孕 36 周，头位，宫壁与胎盘之间边缘不清的低回声区。

西医诊断：胎膜剥离；习惯性流产。

中医诊断：胎漏；滑胎。

证型：肾虚血热证。

治则：补肾安胎、清热凉血。

处方：方用寿胎丸联合保阴煎加减方。

盐菟丝子 15g	桑寄生 15g	续断 15g	党参 15 g
白术 15g	黄芩 15g	黄柏 10g	熟地黄 15g
生地黄 10g	白芍 10g	丹参 15g	鸡血藤 15g
鹿角胶 10g^(烊化)	麦冬 15g	紫苏梗 15g	川芎 10g
炙甘草 6g			

7 剂，日 1 剂，水煎分早晚温服。

二诊：2018 年 12 月 28 日。

服药 7 剂后，阴道出血停止，腰酸稍减，口干口苦较前明显减轻，大便溏，小便正常。B 超示宫内孕 37 周 6 天，宫壁与胎盘之间的低回声区较前缩小。

处方：上方去黄柏，生白术改为炒白术，改善便溏症状。

7剂，水煎服。

三诊：2019年1月5日。

患者未诉腰酸，无口干口苦，二便正常。B超示宫内孕38周6天，宫壁与胎盘之间的低回声区较前明显缩小。

因患者预产期将至，未继续开药。患者于5日后在当地医院剖宫产1男婴。

【按】《女科经论·嗣育门》载："女子肾藏系于胎，是母之真气，子所赖也。"肾虚冲任不固，易发生胎漏，这与肾主生殖理论相吻合。故保胎应以强肾为主，以固肾安胎为本，肾强则任脉亦强，如此胎则能巩固。孙立华教授指出有滑胎病史的患者，肾气受损，气血亏虚，热从中生，另外现代女性压力大、经常熬夜，易伤及肾阴，肾阴亏虚，阴虚生内热，故肾虚血热证型较为多见。治疗上，孙立华教授强调以补肾安胎、清热凉血为主要治则，提出"清热"之法，故以寿胎丸联合保阴煎加减清热凉血，养血安胎。寿胎丸出自《医学衷中参西录》，方中菟丝子补肾，肾旺则荫胎；桑寄生养精血，强筋骨以壮胎气；续断亦补肾，调冲任安胎；阿胶与鹿角胶温补肾阳，益精养血，共奏补肾养血固胎之效。保阴煎是清热安胎的经方，源于《景岳全书》言："胎气有热而不安者……保阴煎之类主之。"方中生地黄性寒，清热养阴滋肾、凉血止血；熟地黄补血滋阴、填精益髓；黄芩乃安胎圣药，兼黄柏具有清热泻火作用，热清则胎自安；白芍甘补酸敛，养血敛阴；《傅青主女科·妊娠》中记载："脾为后天，肾为先天……补肾而不补脾，则肾之精何以遽生也，是补后天之脾，正所以补先天之肾也。"以党参、白术益气健脾，以滋肾气以防清热太过损及胎元。《血证论·瘀血》中提出："吐衄便漏，其血无不离经……此血在身不能加于好血，而反阻新血之化机。"绒毛膜下血肿是离经之血，瘀阻子宫、冲任，瘀血不去，新血不生，胎失所养而不固，发为胎漏，故在补肾安胎、清热利湿的基础上酌情加用活血化瘀类药物，故选用平和之品丹参、鸡血藤补血活血；《景岳全书·妇人规》曰："病生于内者，当先以静心为主，然后因其病而药之。"罹患此病者一般长期处于焦虑、压抑状态，承受较重心理负担，气郁血气失和，则血不养胎，故稍加川芎疏气血之滞，以麦冬、丹参滋阴清热除烦；紫苏梗在《随息居饮食谱》中有记载："安胎，活血定痛。"故亦用于安胎。炙甘草酸甘滋阴清热，调和诸药。二诊诸证减轻，方药随证加减，余继续巩固治疗即可。

（二）滑胎

滑胎指堕胎、小产连续发生2次或2次以上者，称为"滑胎"，亦称"数堕胎"，本病相当于西医的"复发性流产"（RSA）。复发性流产的致病因素大致分为胚胎及母体两大类，涉及胚胎或夫妇遗传缺陷，母体生殖器官解剖异常（如子宫畸形、子宫肌瘤、Asherman综合征和宫颈功能不全）、生殖道感染（如细菌性阴道病、沙眼支原体、解脲衣原体）、环境因素影响、内分泌异常（如黄体功能不全、多囊卵巢综合征、高泌乳素血症、甲状腺疾病和糖尿病）、免疫异常（如自身免疫、同种免疫）、遗传性血栓倾向、心理因素及其他不明原因。历代医家认为滑胎主要是由气血虚弱不能荣养胎元，房劳过度、先天天赋不足导致的肾虚以及体内瘀血、跌仆等原因所致。"虚则补之"是滑胎病证的主要施治原则，肾气亏损型治宜补肾固冲安胎，气血两虚型治宜益气养血安胎。孙立华教授则强调孕前培本，调经助孕；孕后防治，健脾固肾安胎；心神同治，助孕成胎安。

案例1

张某，女，35岁。出生年月：1978年11月14日。

初诊：2012年8月6日。

主诉：结婚9年，未避孕1年未孕。

现病史：患者月经 $14\dfrac{7}{30\sim45}$，痛经（+）。孕3产0，分别于2009年孕5周，自然流产；2010年9月10日孕14周，因无胎心实施引产术；2011年9月孕5周，自然流产。自第二次妊娠后月经失调，LMP 7月6日，7天净。纳可，眠差，醒后难再入睡，五更泻，小便正常，白带多，畏寒畏热，舌淡紫、边后齿痕、苔厚，脉沉细。

检查：生化五项正常。B超示子宫前位，大小约5.2cm×4.2cm×3.5cm；内膜1.04cm；右卵巢2.4cm×1.8cm；左卵巢2.6cm×2.2cm。其配偶精液常规A级18%，B级14%，C级23%，D级44.5%。监测BBT。

西医诊断：继发性不孕症；习惯性流产。

中医诊断：月经失调；不孕症；滑胎。

治则：补肾活血，调理冲任，化湿。

处方：

补骨脂 15g	丹参 20g	高良姜 6g	葫芦巴 15g
生龙骨 30g（先煎）	生牡蛎 30g（先煎）	枳壳 15g	生麻黄 6g
桂枝 10g	川牛膝 15g	益母草 15g	泽兰 15g
生黄芪 30g	防风 6g	炒白术 10g	杜仲 10g
巴戟天 15g			

7剂，水煎服。

补骨脂、葫芦巴补肾助阳，且补骨脂有温脾止泻之功；高良姜温中散寒，配以杜仲、巴戟天补肾；丹参活血调经，除烦安神；牛膝补肾、活血调经，利水化湿；益母草、泽兰活血化湿；生龙骨、生牡蛎收敛固涩，安神；麻黄、桂枝和防风祛风；生黄芪补气固表，且利水。全方补而不腻，祛邪不伤正。

二诊：2012年8月11日。

LMP 7月6日，白带量少，腰酸痛，纳可，眠差，失眠，易醒，小便正常，大便每日1行，质稀，舌淡紫苔薄厚，脉沉细。

治则：补肾活血，养心安神，调理冲任。

处方：

桑寄生 15g	当归 10g	川芎 10g	赤芍 15g
丹参 20g	姜黄 6g	生黄芪 30g	防风 6g
生白术 10g	川牛膝 15g	益母草 30g	首乌藤 15g
生龙骨 30g（先煎）	生牡蛎 30g（先煎）	酸枣仁 15g（捣碎）	柏子仁 15g
薏苡仁 30g			

7剂，水煎服。

桑寄生补肾，祛风湿；当归、川芎、赤芍和姜黄活血行气，活血有利于化湿；首乌藤、酸枣仁、柏子仁养心安神。

三诊：2012年8月18日。

LMP 8月12日，6天净，量可，色深红，质稠。腰疼，纳可，睡眠较前好转，大便每天 1～2 次、色黑、不成形、舌淡尖红、苔黄、脉沉细。

检查：内分泌六项示 FSH 4.64 mIU/mL，LH 3.84 mIU/mL，PRL 264.20 uIU/mL，E_2 213.9pg/mL，P 3.51 ng/mL，T 2.07 ng/mL。

治则：补肾养血，清透虚热。

处方：

茵陈 30g	牡丹皮 10g	炒栀子 10g	桑寄生 15g
川续断 15g	狗脊 15g	生黄芪 30g	葫芦巴 15g
杜仲炭 15g	巴戟天 15g	生麻黄 6g	桂枝 12g
干姜 6g	肉苁蓉 30g	香附 15g	南沙参 30g
川牛膝 15g			

7 剂，水煎服。

茵陈、牡丹皮、炒栀子清热，南沙参养阴，益气；干姜温中，狗脊、肉苁蓉、川续断补肾，固护冲任。

四诊：2012 年 8 月 27 日。

LMP 8 月 12 日。多梦，纳可，大便每天 1～2 次，质稀，舌淡暗、边有齿痕、苔白，脉沉细。B 超示子宫前位，5.0cm×4.0cm×3.8cm；内膜 1.0cm；宫颈可探及无回声区，0.6cm×0.3cm；右卵巢 2.6cm×1.5cm，左卵巢 2.5cm×2.4cm，优势卵泡 1.5cm×1.5cm。

治则：补肾助阳，活血软坚。

处方：

制香附 15g	川牛膝 15g	益母草 15g	羌活 10g
川芎 10g	当归 10g	丹参 20g	桃红 10g
炮姜 6g	肉苁蓉 30g	姜黄 6g	泽兰 15g
赤芍 15g	法半夏 10g	怀山药 15g	土鳖虫 10g
穿山甲 10g（先煎）			

7 剂，水煎服。

香附行气调经；羌活、法半夏化湿，加上虫类药土鳖虫破血消癥，穿山甲活血通经。

五诊：2012 年 9 月 3 日。

上次服药后出现手脚心热，口腔溃疡。晨起眼分泌物多，精神不振，易疲乏，舌淡暗、尖红、苔黄，脉沉细。

检查：B超示子宫前位，大小 5.1cm×4.8cm×3.9cm，内膜 1.0cm；宫颈可探及无回声区，0.6cm×0.3cm；右卵巢 2.4cm×1.5cm，左卵巢 2.6cm×2.3cm。

治则：养阴清热，补肾活血。

处方：

乌梅 15g	黄连 3g	黄芩 6g	黄柏 6g
石斛 15g	枸杞子 15g	密蒙花 15g	菊花 15g
升麻 10g	阿胶珠 10g（烊化）	连翘 15g	小茴香 6g
木香 6g	肉桂 6g	黑附子 3g	丹参 20g

7剂，水煎服。

三黄（黄连、黄芩、黄柏）清热解毒，密蒙花、菊花清肝明目；乌梅生津；升麻清热解毒，枸杞子补肝肾明目，肉桂、黑附子补肾；连翘为疗疮妙药。全方清热不伤阳，助阳不助火。

六诊：2012年9月10日。

纳可，眠佳，大便稀，舌淡尖红、苔白、边有齿痕，脉沉细。

治则：补益肝肾，调理冲任。

处方：

女贞子 15g	枸杞子 15g	桑寄生 15g	川续断 15g
当归 15g	杜仲 15g	巴戟天 15g	五味子 10g
补骨脂 15g	骨碎补 15g	阿胶珠 10g（烊化）	黄连 3g
怀山药 15g	党参 15g	生黄芪 15g	炙甘草 15g

7剂，水煎服。

女贞子、枸杞子、桑寄生补肝肾；杜仲、巴戟天等补肾；生黄芪益气化湿，山药补脾化湿，当归和党参益气养血。肝肾得补，气血充足，冲任调和，方可受孕。

七诊：2012年9月27日。

LMP 9月11日，6天净，量可，色暗红，有血块。行经前后腰疼，经期感冒，现已痊愈。纳可，眠多梦，二便可，左少腹胀，舌尖红、苔薄白、边有齿痕，脉沉细。

检查：B超示子宫前位，大小约 5.1cm×3.8cm×3.5cm；内膜 0.6cm；宫颈可探及无回声区，0.6cm×0.3cm；右卵巢 2.4cm×1.5cm，左卵巢 2.6cm×2.3cm，左右卵巢有数个无回声区，0.6cm×0.5cm，0.8cm×0.5cm。

处方：

香附 15g	大腹皮 10g	莱菔子 10g	厚朴 10g
黑附子 6g	干姜 6g	细辛 3g	川牛膝 15g
益母草 15g	泽兰 15g	桑寄生 15g	川续断 15g
鹿角霜 10g	紫河车 15g	丹参 30g	姜黄 6g
远志 6g	石菖蒲 10g		

7剂，水煎服。

香附理气调经；大腹皮、莱菔子和厚朴行气以助化湿活血；紫河车血肉有情之品以补肾益精，益气养血，鹿角胶温肾助阳，且理气药使滋补药补而不腻；远志、石菖蒲交通心肾以安神。

八诊：2012年10月8日。

多梦，五更泻，纳可，舌淡暗、苔薄白，脉沉细。

检查：内分泌六项示 FSH 4.27 mIU/mL，LH 5.52 mIU/mL，PRL 9.07 ng/mL，E_2 235.00 pg/mL，P 7.52 ng/mL，T 0.84 ng/mL。

处方：

制附子 6g(先煎)	肉桂 6g	补骨脂 15g	骨碎补 15g
当归 10g	川芎 6g	赤芍 15g	白芍 15g
生地黄 15g	熟地黄 15g	杜仲 15g	巴戟天 15g
鹿角霜 10g	紫河车 15g	丹参 30g	姜黄 6g
干姜 6g	川牛膝 15g		

14剂，水煎服。

九诊：2012年10月22日。

LMP 10月20日，未净，量多，色深红，血块多。眠多易醒，二便可，舌尖红、苔白、边有齿痕，脉沉细。

处方：

当归 10g	川芎 10g	赤芍 15g	熟地黄 15g
川牛膝 15g	益母草 15g	泽兰 15g	丹参 30g

姜黄 6g	小茴香 6g	肉桂 6g	鹿角霜 10g
补骨脂 15g	骨碎补 15g	山药 30g	枳壳 15g

14剂，水煎服。

方中四物汤活血又补血；益母草、泽兰活血调经，利水化湿；鹿角霜、补骨脂、骨碎补补肾；山药健脾化湿。

十诊：2012年11月5日。

LMP 10月20日，7天净。纳可，眠佳，二便可，舌红、苔白，脉沉细。

处方：

党参 20g	陈皮 10g	茯苓 10g	光山药 15g
干姜 6g	生石膏 15g（先煎）	白薇 15g	竹茹 10g
丹参 30g	姜黄 6g	厚朴 12g	防己 12g
杏仁 10g	白豆蔻 6g	薏苡仁 30g	鬼箭羽 15g

7剂，水煎服。

生石膏、白薇、竹茹清热；丹参、鬼箭羽活血通经。

十一诊：2012年11月12日。

白带量少，最近半个月体重增加1kg，胃胀，腰发凉，偶尔头晕。纳可，眠佳，多梦，二便调，舌淡红、边有齿痕、苔薄黄，脉沉细。

处方：

川牛膝 15g	泽兰 15g	益母草 15g	炮姜炭 6g
香附 15g	当归 15g	川芎 10g	鹿角霜 12g
紫河车 15g	路路通 10g	皂角刺 10g	王不留行 10g
鬼箭羽 15g	冬瓜皮 30g	光山药 30g	穿山甲 10g（先煎）
枳壳 15g	厚朴 12g		

7剂，水煎服。

泽兰、益母草、冬瓜皮利水化湿，皂角刺燥湿；牛膝既可补肝肾又能利水消肿；香附、枳壳和厚朴行气助于化湿。

十二诊：2012年11月19日。

LMP 10月20日。纳可，眠多梦，晨早醒，二便可，舌尖红、苔薄黄，脉沉细。

检查：B超示子宫前位，大小4.9cm×4.3cm×3.8cm，内膜1.0cm；宫

颈可探及无回声区 0.6cm×0.3cm；右卵巢 3.0cm×1.7cm，左卵巢 2.6cm×2.7cm，左附件探及无回声区，2.6cm×2.6cm。

处方：上方减穿山甲，加茯苓皮 15g。

7剂，水煎服。

十三诊：2012 年 11 月 26 日。

纳可，眠佳，二便可，舌淡尖红、苔白、边有齿痕，脉沉细。

处方：

北沙参 30g	女贞子 15g	墨旱莲 15g	光山药 30g
炒白术 10g	黄芩 9g	生地黄 20g	菟丝子 15g
桑寄生 15g	川续断 15g	阿胶珠 10g（烊化）	党参 15g
太子参 15g	陈皮 10g	砂仁 6g（后下）	玉竹 10g
麦冬 15g	金银花 15g		

7剂，水煎服。

黄芩、金银花清热，墨旱莲、生地黄清热凉血；陈皮理气化湿，砂仁行气燥湿。

十四诊：2012 年 12 月 3 日。

LMP 10 月 20 日。纳可，乳头痛，小便正常，大便急，舌淡红、苔黄腻，脉滑。

检查：P 7.07 ng/mL；β-HCG > 1000 mIU/mL。

处方：

茵陈 30g	炒白术 10g	黄芩 6g	补骨脂 15g
骨碎补 15g	菟丝子 15g	桑寄生 15g	升麻 10g
生黄芪 30g	五味子 10g	女贞子 10g	枸杞子 10g
光山药 30g	生白芍 30g	炙甘草 15g	北沙参 30g

7剂，水煎服。

茵陈、黄芩清湿热；菟丝子、桑寄生补肾安胎，炒白术健脾、安胎；配以补骨脂、女贞子、枸杞子等补益肝肾，固护冲任，胎元可安。

十五诊：2012 年 12 月 10 日。

腰酸痛，恶心吐，乳头痛，大便每天 1～2 次，舌淡暗、苔薄黄，脉沉滑。

检查：P 10.76 ng/mL；β–HCG 20873.54 mIU/mL。

处方：

(1) 仙鹤草 30g　生地榆 15g　血余炭 10g　桑寄生 15g
　　川续断 15g　杜仲炭 15g　香附 15g　北沙参 30g
　　升麻 10g　　陈皮 10g　　银柴胡 10g　五味子 10g
　　女贞子 15g　枸杞子 15g　苏梗 6g　　砂仁 6g（后下）
　　光山药 30g

7剂，水煎服。

(2) 配合黄体酮20mg肌注，20mg/次，1次/天。

生地榆、血余炭活血；银柴胡清热；苏梗理脾胃之气，安胎；砂仁行气，温中止呕，安胎；仙鹤草补虚；川续断、桑寄生、杜仲补肾安胎，升麻升阳举陷。全方共奏补肾安胎，理气止呕。

【按】本案患者曾有不良妊娠史3次，致冲任已伤，冲任损伤，气血不足，不能养胎，胎元不固或胎元不健，不能成形，所以"屡孕屡堕"。《景岳全书·妇人规》曰："凡妊娠之数见堕胎者，必以气脉亏损而然……况妇人肾以系胞，而腰为肾之府，故胎妊之妇最虑腰痛，痛甚而坠，不可不防。"故方中用补骨脂、葫芦巴、牛膝补肾助阳；丹参、牛膝活血调经；首乌藤、酸枣仁、柏子仁养心安神；诸药配伍起到补肾健脾、活血养血、调固冲任之效，以培其损。孕后立即予以补益肝肾、健脾安胎、固护冲任之品，以安胎元。

案例 2

王某，女，30岁。出生日期：1970年7月。

初诊：2010年12月24日。

主诉：自然流产2次。

现病史：孕2产0，2010年3月3日，停经46天，自然流产，未清宫；2010年10月1日妊娠，血HCG（+）下降，自行流产，未清宫。12月16日查内分泌六项结果正常。

刻下症：LMP 12月14日。经前乏力，腰酸，头晕，纳可，饥饿感，失眠，睡眠与月经周期相关，二便调，舌红、苔薄白，脉弦细。

西医诊断：习惯性流产。

中医诊断：滑胎。

证型：肾虚冲任不固。

治则：补肾固冲。

处方：

枸杞子 15g	女贞子 15g	五味子 10g	菟丝子 15g
覆盆子 15g	牡丹皮 6g	丹参 15g	杜仲 10g
川续断 15g	熟地黄 20g	菊花 15g	生龙骨 30g（先煎）
木贼 10g	密蒙花 10g	山茱萸 15g	吴茱萸 6g

生牡蛎 30g（先煎）

7 剂，日 1 剂，每剂两煎，共取 500mL，分早晚温服。

五子衍宗丸加减化裁以补肾益精；龙骨、牡蛎重镇安神以助眠；杜仲、川续断、山茱萸补益肝肾。

二诊：2010 年 12 月 31 日。

LMP 12 月 14 日。有饥饿感，下午便意明显，有痔疮，口干，有味，纳眠可，有透明样白带，舌尖红，脉弦滑。

处方：

当归 10g	炒白术 15g	生黄芪 30g	党参 15g
炙甘草 15g	茯苓 10g	远志 3g	酸枣仁 15g（捣碎）
木香 6g	莲子肉 15g	山药 15g	生龙骨 30g（先煎）
补骨脂 15g	杜仲 10g	巴戟天 15g	郁金 6g

生牡蛎 30g（先煎）

7 剂，日 1 剂，每剂两煎，共取 500mL，分早晚温服。

归脾汤健脾益气，补血养心。

三诊：2011 年 1 月 27 日。

LMP 1 月 13 日。易疲劳，头晕，恶心，眠一般，舌红、苔薄白，脉弦细。

处方：

| 当归 10g | 炒白术 15g | 生黄芪 30g | 党参 15g |
| 炙甘草 15g | 茯苓 10g | 远志 3g | 酸枣仁 15g（捣碎） |

木香 6g	莲子肉 15g	山药 15g	生龙骨 30g（先煎）
补骨脂 15g	杜仲 10g	巴戟天 15g	郁金 6g
升麻 6g	石膏 30g（先煎）	生牡蛎 30g（先煎）	

7剂，日1剂，每剂两煎，共取500mL，分早晚温服。

患者睡眠不好，头晕且易疲劳，为血虚脾弱，故继以归脾汤健脾益气，补血养心；龙骨、牡蛎重镇安神助眠；杜仲、巴戟天、补骨脂温肾固精。

四诊：2011年2月10日。

LMP 1月13日。感冒发烧，咽痛，腰酸痛，乏力，小便黄，白带黄，舌尖红、苔薄白，脉弦细。2月1日自测有排卵。

处方：

炙麻黄 6g	桂枝 10g	干姜 6g	细辛 3g
白芍 15g	半夏 10g	五味子 10g	杏仁 10g
紫菀 10g	款冬花 10g	百部 10g	旋覆花 10g
代赭石 30g	党参 15g	大枣 15g	生黄芪 15g
防风 6g	炒白术 12g		

7剂，日1剂，每剂两煎，共取500mL，分早晚温服。

患者外感，以玉屏风散固护卫表；咽痛，则以杏仁、紫菀、款冬花、百部清热化痰利咽；旋覆花、代赭石降逆。

五诊：2011年3月3日。

LMP 2月16日，5天净，量可。自测排卵（－），恶心，乏力，头晕，小便黄，纳眠可，情绪好转，二便调，舌尖红、苔黄腻，脉弦。

处方：

制香附 15g	当归 10g	川芎 10g	赤芍 10g
白芍 10g	生地黄 15g	连翘 15g	升麻 6g
女贞子 10g	枸杞子 15g	皂角刺 10g	杜仲 15g
穿山甲 10g（先煎）	巴戟天 15g	肉苁蓉 30g	黄柏 9g
苍术 12g	白术 12g	川牛膝 15g	肉桂 3g

7剂，日1剂，每剂两煎，共取500mL，分早晚温服。

患者正值排卵期前后，故以活血之力促进卵泡发育成熟、破裂排出；

穿山甲、皂角刺增强通络之功，杜仲、巴戟天温肾强筋骨。

六诊：2011 年 3 月 10 日。

LMP 2 月 16 日。B 超监测 3 月 6 日左侧卵巢有成熟卵泡破裂排出。情绪急躁，乳房胀，头晕、恶心减轻，纳可，大便不规律，舌乳头粗糙、苔黄腻，脉弦滑。

处方：

柴胡 10g	当归 10g	川芎 10g	赤芍 10g
白芍 10g	生地黄 15g	熟地黄 15g	黄连 3g
阿胶珠 10g（烊化）	杜仲 10g	巴戟天 15g	制香附 15g
小茴香 6g	木香 6g	菊花 15g	连翘 15g
升麻 6g	川牛膝 15g	益母草 30g	

7 剂，日 1 剂，每剂两煎，共取 500mL，分早晚温服。

患者情绪急躁、乳房胀，以柴胡、香附疏肝解郁、理气止痛；四物汤加川牛膝、益母草共奏活血之功，增加输卵管蠕动。

七诊：2011 年 4 月 14 日。

LMP 3 月 21 日，4 天净，量不多。经前急躁，情绪不稳，经行面颊痤疮。未测排卵，有同房，体温上升 2 天。纳眠可，二便调，乳头痒，舌尖红、苔薄黄，脉沉。

处方：

通草 10g	车前草 10g	生甘草 10g	竹叶 10g
连翘 15g	升麻 6g	黄连 3g	阿胶珠 10g（烊化）
菟丝子 15g	桑寄生 15g	川续断 15g	杜仲 15g
制香附 6g	砂仁 9g（后下）	苏叶 9g	牡丹皮 10g
桑叶 15g			

7 剂，日 1 剂，每剂两煎，共取 500mL，分早晚温服。

患者本周期有同房，故有怀孕可能，以菟丝子、桑寄生、川续断、砂仁等补肾助孕；以通草、车前草、竹叶、连翘淡渗利水，改善痤疮；苏叶、桑叶通利气机；牡丹皮清血分之热。

八诊：2011 年 4 月 28 日。

LMP 3 月 21 日。4 月 27 日阴道淋漓出血 1 次，色鲜红，心慌，腰痛，小腹疼痛，舌淡红充血，苔白，脉滑。

检查：血清激素示（2011年4月28日）P 28.95 ng/mL；β–HCG 877.2 IU/L。B超示（2011年5月16日）示子宫前位，大小约6.7cm×5.2cm×4.9cm，外形规则，宫内胎囊3.6cm，胎芽1.1cm，胎心（+），子宫直肠窝（–）。提示宫内早孕，活胎（相当于7+周）。血清激素示（2011年5月16日）P 33.76 ng/mL；β–HCG 299266 IU/L。

医嘱：注意休息，营养饮食，调畅情志。

【按】本案患者曾自然流产2次，虽然胚胎孕育存在自然选择的优胜劣汰，但屡孕屡堕者，古人谓之"枝枯果落，藤萎花落"，属先天肾气不足，后天失养，冲任又伤。胞脉系于肾，肾乃冲任之本，冲为血海，任主胞胎，二脉相滋，方可成孕。而胎孕之成靠先天肾气之旺，长养胎儿又依赖于后天脾胃，因此在治疗过程中，先天肾气与后天脾气要相互调摄，胎儿才能正常生长发育。处方中菟丝子、川续断、桑寄生补肾强筋骨，使肾旺能载胎养胎；阿胶珠可滋阴补肾，养精血故冲任，使肾中精血旺可荫胎元；治疗始终不忘补益脾肾。患者确诊早孕后有腰腹疼痛和阴道出血，为胎动不安之征，一定要绝对休息。因为曾经有2次自然流产史，所以要特别注意胎儿发育情况。

（三）妊娠恶阻

妊娠早期出现恶心呕吐，头晕倦怠，甚至食入即吐者，成为"妊娠恶阻"，亦称为"子病""阻病"，相当于西医学中的"妊娠呕吐"，严重者称为"妊娠剧吐"。妊娠早期的轻度恶心择食、晨起恶心呕吐等为早孕反应，不作病论。西医学目前对妊娠呕吐的确切病因病机尚未完全了解，认为其可能与体内激素作用、精神状态及其他因素相关。中医认为该病的主要病机是冲气上逆，胃失和降。历代医家对妊娠恶阻的病因病机多有阐述，大致可分为脾胃虚弱、肝胃不和、痰湿阻滞、气阴两虚及冲脉气血暂时相对过盛。孙立华教授认为治疗妊娠恶阻应以健脾和胃为主，柔肝燥湿为辅，益气养阴为固。孙立华教授认为妊娠期间，气血下聚以养胎，胎儿发育所需的一切营养物质均系母体提供，而脾胃为气血生化之源，如脾胃虚弱，气血生化不足以养胎，则胎儿发育势必受影响，故妊娠期间，补益脾胃尤为重要。此外,妊娠剧吐肝胃不和及痰湿阻滞者,因土虚木乘,脾虚生湿,病机以脾虚为本,故治疗则以健脾和胃为主,辅以柔肝清肝、理气燥湿。同时孙立华教授指出,妊娠剧吐进一步则损伤气阴。气阴两伤者,因正气已伤,气虚则无以载胎,阴虚则无以养胎,故治宜益气养阴,止呕固胎。

案例 1

李某,女,32 岁。出生日期:1978 年 3 月。

初诊:2010 年 4 月 12 日。

主诉:患者就诊时停经 72 天,恶心呕吐 20 余天,加重 3 天。

现病史:自孕 45 天起呕吐,近 3 日症状加重,呕吐酸苦黄水,夹杂暗红色血丝,于当地医院就诊,予禁食,每日补液 2000～3000 mL,液体中加入多种人体所需各种元素,治疗 5 日未见好转,尿酮体试验(+)。

刻下症:停经 70 余天,呕吐明显,呕吐黄水、血丝,心慌,纳差,食入即吐;尿黄量少,便干;舌红、苔黄腻,脉弦。

西医诊断:妊娠剧吐。

中医诊断:妊娠恶阻。

证型:肝胃不和。

治法:抑肝和胃。

处方:抑肝和胃饮加减,并佐以中药熏蒸疗法。

(1)紫苏叶 6g　　黄连 3g　　陈皮 6g　　炒竹茹 5g
钩藤 10g(后下)　茯苓 10g　　茯神 10g　　藕节炭 10g
炙枇杷叶 10g(包煎)　广藿香 6g　生白术 10g　炒谷芽 10g
炒麦芽 10g

7 剂,每日 1 剂,水煎服。此方宜浓煎,服药应采取少量频呷服之法,以获药力。

(2)中药熏蒸方:

藿香 15g　　白蔻仁 10g　　紫苏叶 15g　　柿蒂 15g
玫瑰花 15g

服药困难时可只予中药熏蒸,同时补液 2000～3000 mL。

二诊：2010 年 4 月 20 日。

恶心呕吐有所好转，烦躁，心慌，口苦，口干，舌红，苔由黄腻转为黄燥，尿酮体试验（+），余症同前。

处方：上方加芦根 10g，北沙参 12g。

继予熏蒸方 7 剂。同时每日补液 1000～1500 mL。

三诊：2010 年 4 月 27 日。

呕吐减轻，已能进食，尿酮体试验（-），又出现腹痛腰酸，小腹坠胀，小便频数。治以补肾养血、抑肝和胃。

处方：

炒当归 10g	白芍 10g	紫苏叶 5g	黄连 3g
陈皮 6g	炒竹茹 9g	炒谷芽 10g	炒麦芽 10g
炒川续断 10g	桑寄生 10g	杜仲 10g	紫苏梗 5g
钩藤 12g^(后下)			

7 剂，日 1 剂，水煎服。

四诊：2021 年 5 月 10 日。

腰酸已减，诸症悉蠲。继服上方至妊娠 100 天停药。足月分娩一男婴。

【按】孙立华教授认为恶阻主要病机为冲气上逆、胃失和降，表现为肝胃不和，可兼有脾胃虚弱或痰湿阻滞。治疗当先调气和中、降逆止呕，以抑肝和胃为主。若兼有脾虚、痰浊者，不仅要兼治，而且要辅以心理疏导。是案以恶心呕吐频作、呕吐酸苦黄水为主症，属肝胃不和，故以抑肝和胃饮治疗。因患者恶心呕吐严重，恐服药困难，难达疗效，故辅以中药熏蒸方。后患者腰酸、腹痛，乃属胎动不安，应警惕流产之风险，故见微知著，加以保胎。除此之外，孙立华教授强调在恶阻中因伤津耗液易致气阴两虚，虽应用西医补液方法可缓解阴液的耗伤，但火热内郁，需适时配伍益胃生津药物。

案例 2

邵某，女，29 岁，已婚。

初诊：2016 年 5 月 21 日。

主诉：停经 59 天，恶心呕吐 20 天。

现病史：患者平素月经规律，周期26～28天，经期5天，量色可，偶有少量血块，无痛经。LMP 2016年3月24日。停经30余天自测尿妊娠试验阳性。患者自诉近20天以来出现恶心、呕吐症状，晨起加重，呕吐物为清水、酸水，甚则食入即吐，神志清，精神差，纳眠欠佳，大便黏腻不畅，小便尚可，伴见头晕、乏力、五心烦热、手足心热，无腹痛、阴道出血等其他不适，舌暗红、苔厚腻，脉濡数。

检查：彩超示宫内早孕、胚胎存活。电解质Na 134 mmol/L↓，PHOS 0.73 mmol/L↓。尿常规示酮体（+），余各项未见明显异常。

西医诊断：妊娠剧吐。

中医诊断：妊娠恶阻。

证型：脾胃虚弱，兼阴虚内热证。

处方：香砂六君子汤加减。

党参20g	白术15g	茯苓15g	焦神曲15g
炒麦芽15g	鸡内金15g	山茱萸15g	桑寄生15g
薏苡仁20g	木香10g	厚朴10g	黄芩12g
银柴胡15g	白芍15g	地骨皮20g	甘草6g

3剂，水煎服。武火煮沸，文火煎煮20～25 min，可放置保温瓶中，服时应小口呷服频饮。服之前先取新鲜生姜一块，洗净，不去皮，刀片刮成细末汁，服药前先饮少许姜汁，以引药入胃。服药后若自觉口中有口水上溢，可闭口深呼吸，勿吐水，顺着呼吸慢慢咽下药液，以固护津液。

同时给予穴位贴敷、心理指导。

二诊：2016年5月24日。

患者诉恶心、呕吐症状明显缓解，已可进食少量流质及质软食物，头晕症状亦有所好转，仍自觉乏力，手足心微热，精神一般，夜眠可，大便黏腻不畅，小便尚可，余无其他特殊不适。舌暗红、苔厚腻，脉濡数。复查电解质、尿常规均未见异常。

处方：上方减山茱萸、白芍、甘草，加陈皮12g，麦冬20g，北沙参20g，黄芪30g，胡黄连12g。

3剂，煎服法同前。

三诊：2016 年 5 月 27 日。

患者诉恶心、呕吐症状已缓解，已能正常饮食，头晕、乏力症状亦缓解，手足心热较前明显减轻，精神可，夜眠可，大便顺畅，小便可。余无其他不适。舌暗红，苔薄白稍腻，脉濡滑。

处方：守前方减薏苡仁。

3 剂，煎服法同前。

电话随访已痊愈，至孕 3 个月未再复发。

【按】辨证论治是中医治病的核心，辨病与辨证相结合是治疗疾病关键。孙立华教授认为该患者为育龄期女性，形体肥胖，素体脾胃虚弱，孕后阴血下聚养胎元，冲脉气盛，冲气上逆犯胃，胃失和降，以致恶心、呕吐。脾胃虚弱，运化失司，水湿内停，湿聚成痰，故纳差、呕吐痰涎，脘痞腹胀。中阳不振，湿阻中焦，清阳不升，则头晕、乏力。脾虚则水湿内停，痰湿内蕴，日久化热伤阴，加之孕后血聚胞宫养胎，阴血愈虚，故出现五心烦热、手足心热等阴虚内热之征。舌暗红、苔厚腻，脉濡数，均为脾胃虚弱，阴虚内热之象，故主证为脾胃虚弱，兼证为阴虚内热，且胎元正常，故当治病与安胎并举。治法为健脾和胃，降逆止呕兼清虚热、安胎，代表方以香砂六君子汤加减。孙立华教授认为该患者五心发热、手足心热等阴虚症状明显，故原方中去陈皮、砂仁、姜半夏等燥湿之品以防伤阴；脾为后天之本，气血化生之源，脾虚则气血化生不足，则胎失所养；肾主系胎为冲任之本，肾虚则冲任损伤，胎元不固，故补肾为固胎之本，健脾为益血之源，故加黄芪补气健脾固冲安胎，加桑寄生以滋肾阴，山茱萸以固肾安胎，以培其陨。另症见五心烦热，加银柴胡、地骨皮以清虚热，白芍敛阴养血，黄芩清热安胎；大便黏腻不畅故加薏苡仁以祛湿畅大便。孙立华教授治疗本病突出生姜下胃在治疗效果的重要作用，有文献记载生姜，味辛、性温，归肺、脾经。《药性论》中谓生姜"疗时疾，止呕吐不下食"，《备急千金要方·呕吐秽逆》云"凡呕者，多食生姜，此是呕家圣药"。全方共奏健脾和胃，降逆止呕之功，兼滋阴清热，固肾安胎之效，使脾肾健旺，气血调和，固本血充，则胎可安，呕自止。

四、妇科杂病

（一）阴痒

妇女外阴及阴道瘙痒，甚则痒痛难忍，坐卧不宁，或伴带下增多等，称为"阴痒"，有称"阴门瘙痒""阴䘌"等。本病相类于西医的"外阴瘙痒症""阴道炎""外阴炎"等处出现阴痒症状者，阴痒是妇科常见病。

《肘后备急方·治卒阴肿痛颓卵方第四十二》首载了治疗"阴痒汁出""阴痒生疮"的方药。隋代巢元方详细论述了阴痒的病因病机，内为脏气虚，外为风邪虫蚀所为。薛己总结妇人阴痒属肝经所化，有肝脾郁怒、肝脾气虚、湿热下注等证候，分别以龙胆泻肝汤、逍遥散、归脾汤、小柴胡汤等加减治疗，外以桃仁膏、雄黄等杀虫。明代张三锡在《医学准绳六要·治法汇》中主张"阴中痒，亦是肝家湿热，泻肝汤妙"，同时又指出"瘦人燥痒属阴虚"，为后人从阴虚血燥生风治疗阴痒提供了依据。

中医基础理论认为，外有湿、热、风、燥、虫等邪气袭入，内有肝、脾、肾等脏腑功能失调、经络气血运行紊乱、冲任督带损伤等正气虚损，内外合邪而致阴痒。在此基础上，孙立华教授结合自身多年临证实际，认为肾为人体生殖之本，藏精气，开窍于前后二阴；肝为女子之先天，藏阴血，且足厥阴肝经过阴器；脾助胃气，化生气血，充实肌肉，女性阴部的濡养依赖于肝脾肾功能的协调，其发病亦与三脏功能失调密不可分。通过长期观察与实践，孙立华教授认识到本病可从虚实两端进行论治。虚为素体肝肾亏损或年老体衰，肝肾阴虚，精血衰少，外阴失养，生风化燥，风胜致痒，《诸病源候论·妇人杂病诸候》云："肾荣于阴器，肾气虚……为风邪所乘，邪客腠理，而正气不泄，邪正相干，在于皮肤故痒。"《女科经论》亦见："妇人阴痒……肝经血少，津液枯竭，致气血不能运荣。"实为平素暴怒伤肝或抑郁寡言，肝郁化热，克乘脾气，脾虚湿盛，湿热夹杂下注阴经，以致阴痒。《景岳全书·妇人规》言："妇阴痒者，必有阴虫，微则痒，甚则痛，或为脓水淋沥，多由湿热所化。"《医学准绳六要·治法汇》亦曰："阴中痒，亦是肝家湿热，泻肝汤妙。"故孙立华教授将阴痒分为肝肾亏虚和肝经湿热的虚实两证进行论治。孙立华教授深受《内经》《金匮要略》的学术思想影响，结合《妇人良方》《景岳全书·妇人规》以及《傅青主女科》的理论经验，在临床治疗阴痒病时以止痒为纲，遵循"治外必本诸内"的原则，将内服与外治、整体与局部相结合进行施治，临床效果绝佳。

案例1

邢某，女，31岁。出生日期：1987年2月。

初诊：2018年6月30日。

主诉：外阴瘙痒6个月。

现病史：患者月经 $12\frac{7\sim10}{25}$，量中，色红，痛经（±），血块（±），伴乳胀、疼痛，全身胀。孕3产1，2015年剖宫产1次，2009年、2018年人流2次。2013年曾于北医三院行腹腔镜下子宫内膜异位症手术治疗。2018年1月，患者孕6周时出现外阴瘙痒，孕8周时因外阴瘙痒无法忍受加感冒遂行人流手术，术后2周后再次出现外阴瘙痒，现伴有豆渣样白带，味臭，色黄，量不多，外阴潮湿，曾口服、外用中药效果均不明显。LMP 6月10日，PMP 5月15日。

刻下症：左少腹隐痛，左侧腰部困、腰痛，潮热汗出，性急易怒，纳眠可，大便1～2天1次，小便黄，时感尿急。舌紫尖红、苔黄腻、有瘀点，脉小滑。

辅助检查：阴道微生态（2018年05月26日，西苑医院）示真菌（-），清洁度Ⅱ级，滴虫未见。妇科B超（2018年01月10日，积水潭医院）示子宫后位，大小约5.3cm×6.0cm×5.1cm，内膜0.4cm，回声欠均，后壁可见一肌瘤结节1.5cm×1.1cm。

西医诊断：霉菌性阴道炎。

中医诊断：阴痒。

证型：肝肾阴虚，湿热内阻。

治则：补益肝肾，清利湿热。

处方：

（1）当归10g　　川芎10g　　赤芍15g　　蛇床子10g
　　　生地黄15g　　地肤子10g　　杜仲15g　　川续断15g
　　　生蒲黄15g（包煎）　　马鞭草30g　　败酱草15g　　马齿苋30g

黄柏 10g　　　　鱼腥草 15g　　　苍术 15g　　　　白术 15g
巴戟天 15g

7 剂，日 1 剂，每剂两煎，共取 500mL，分早晚温服。

（2）达克宁软膏，外用；
皮肤康洗液，外用。

（3）宁泌泰胶囊，口服，4 片，3 次/天。

二诊：2018 年 7 月 7 日。

LMP 7 月 6 日，未净，量可，色暗红，痛经（±），血块（−）。PMP 6 月 10 日，7 天净，量可。行经前全身胀痛，恶心，怕冷。

刻下症：左少腹隐痛，腰酸，怕凉。豆渣样白带减少，有异味，色黄，外阴潮湿、瘙痒症状减轻。耳后、颈部、后背痤疮，夏季尤甚。纳眠可，大便每日 1 行，经前不成形，小便黄。舌紫红、苔薄黄、尖红、有瘀点，脉弦细。

处方：

柴胡 10g　　　　当归 10g　　　　赤芍 15g　　　　生地黄 15g
枳壳 15g　　　　蛇床子 10g　　　荆芥 15g　　　　姜黄 6g
醋附子 6g　　　　肉桂 6g　　　　桑白皮 15g　　　威灵仙 15g
蜂房 15g　　　　蒲公英 30g　　　荔枝核 10g　　　橘核 10g

7 剂，日 1 剂，每剂两煎，共取 500mL，分早晚温服。

三诊：2020 年 10 月 15 日。

LMP 10 月 3 日，9 天净，量少，色暗红，血块（−），痛经（±），经前乳胀，腹部下坠，腰酸。PMP 9 月 15 日，10 天净。2020 年 1 月上曼月乐环后月经量较前减少，经期延长至 9～10 天，周期缩短至 15～20 天，外阴瘙痒较前加重，伴有少量阴道出血。HPV：68 型（+）；TCT：非典型鳞状上皮细胞（不能明确意义）。

刻下症：左下腹部痛、痒，情绪急躁，心悸，右侧乳房偶有疼痛，纳可，不消化，眠佳，大便先干后稀，每日 1 行，小便频数，白带色红，有异味。舌淡红，边有齿痕、瘀点，苔薄黄，脉小滑。

检查：阴道微生态示清洁度 I 度，乳酸杆菌 IIa 级。

处方：

（1）浮小麦 30g　　炙甘草 15g　　酸枣仁 15g^(捣碎)　　柏子仁 15g

　　生龙骨 30g^(先煎)　生牡蛎 30g^(先煎)　当归 15g　　白芍 15g

　　生甘草 6g　　升麻 10g　　连翘 30g　　败酱草 15g

　　半枝莲 15g　　白花蛇舌草 15g　红藤 15g　　苍术 10g

　　白术 10g　　黄柏 10g　　香附 10g

7剂，日1剂，每剂两煎，共取 500mL，分早晚温服。

（2）苦参 30g　　土茯苓 30g　　鱼腥草 15g　　白鲜皮 15g

　　枯矾 10g　　蛇床子 30g　　薄荷 10g^(后下)　百部 20g

7剂，三日1剂，外用坐浴。

四诊：2020年10月31日。

LMP 10月23日，第2～4天量多，未净，有腥臭味，血块（－），痛经（＋）。

刻下症：外阴瘙痒，月经前后尤甚，左侧乳房灼热隐痛。服上药后情绪急躁、心悸等症状好转，行经前左下腹仍轻微胀痛。纳眠可，久坐双下肢浮肿，按之凹陷难复。口干，口渴。大便每日1行，成形，小便频数。白带色黄，有异味，质稠。舌红尖甚，苔白稍腻，脉小滑。

检查：B超（2020年8月1日，北医三院）示子宫大小 6.2cm×6.2cm×5.5cm，后壁可见低回声结节，大小约 2.6cm×2.6cm，宫内可见节育器回声。右侧卵巢大小约 3.3cm×2.8cm，左侧卵巢大小约 2.3cm×0.8cm。

处方：

（1）当归 15g　　黄芩 10g　　黄连 6g　　黄柏 10g

　　苍术 10g　　白术 10g　　生薏苡仁 30g　蛇床子 10g

　　地肤子 10g　败酱草 15g　　白花蛇舌草 15g　蒲公英 30g

　　小茴香 6g　　桂枝 10g　　葛根 15g　　炒蒲黄 30g^(包煎)

　　三七粉 3g^(冲服)

7剂，日1剂，每剂两煎，共取 500mL，分早晚温服。

（2）康妇炎胶囊，3粒/次，2次/天。

医嘱：检查内分泌六项、AMH、INHB。

五诊：2020年11月14日。

LMP 10月23日，10天净，量少，色暗红，血块（+），痛经（±），伴腰酸。

刻下症：左下腹胀痛，脚凉，少汗，头晕，纳眠可，大便每日1行，成形通畅，小便黄。白带黄稠，量多，味臭，偶见豆渣样白带，行经前后外阴瘙痒加重。舌红尖甚、苔白腻、中有裂纹，脉小滑。

检查：FSH 3.91 mIU/mL，LH 3.96 mIU/mL，PRL 272.20 uIU/mL，E_2 324 pg/mL，P 0.19 ng/mL，T 0.76 ng/mL。

处方：

（1）苍术 10g　　白术 10g　　黄柏 10g　　生薏苡仁 30g
　　　败酱草 15g　生蒲黄 15g（包煎）　马鞭草 30g　黄芪 15g
　　　防风 10g　　蛇床子 10g　党参 15g　　麦冬 10g
　　　五味子 10g　藿香 10g　　佩兰 10g　　赤小豆 30g
　　　郁金 10g

14剂，日1剂，每剂两煎，共取500mL，分早晚温服。

（2）达克宁软膏（自备）；

（3）康复炎胶囊，3粒/次，2次/天。

六诊：2020年12月5日。

LMP 12月4日，未净。PMP 11月16日，15天净，量少，色深红，血块（±），痛经（+）。12月2日于当地医院取环，现口服宫炎康颗粒、妇康宝和妇科止血灵中。

刻下症：外阴瘙痒症状明显减轻，左下腹胀痛，腰部困痛，头晕，情绪急躁，口干，畏寒，纳差，饭后腹胀，眠佳。大便每日1行，成形，通畅，小便黄。舌暗尖红，边有瘀点，苔白厚腻，脉沉细。

检查：B超示子宫大小6.4cm×5.5cm×4.3cm，直肠凹陷处可见2.4cm×0.4cm大小液性暗区；宫腔内可见曼月乐回声。超声提示盆腔积液；宫内节育器正常。

处方：

（1）葛根 15g　　川牛膝 15g　　川芎 10g　　羌活 10g
　　　茯苓 15g　　猪苓 15g　　　泽泻 10g　　炒白术 10g

  桂枝 10g 当归 15g 醋香附 15g 丹参 30g

  杏仁 10g 肉豆蔻 6g 生薏苡仁 30g 鱼腥草 15g

7剂，日1剂，每剂两煎，共取500mL，分早晚温服。

（2）苦参 30g 土茯苓 30g 鱼腥草 15g 白鲜皮 15g

  枯矾 10g 蛇床子 30g 薄荷 10g^(后下) 百部 20g

7剂，三日1剂，外用坐浴。

（3）康妇炎胶囊，3粒/次，2次/天；

  达克宁软膏，1支，外用。

案例 2

袁某，女，48岁。出生日期：1972年1月。

初诊：2020年7月18日。

主诉：反复性阴道炎3年，加重半年，月经紊乱半年。

现病史：患者月经初潮16岁，初潮后月经规律，近半年月经每2个月一行，量少，色暗，痛经（−），血块（±），伴行经前双侧太阳穴胀痛。3年前无明显诱因出现外阴瘙痒，予皮肤康洗液外用后好转，于航天医院诊断为外阴营养不良。已婚，孕1产1，2002年剖宫产下1女，现工具避孕中。有腰椎间盘突出病史。LMP 5月27日，3天净；PMP 3月（具体不详）。

刻下症：外阴瘙痒，夜间加重，偶有头晕，易疲劳，纳可，眠佳，大便每日一行，成形，小便黄，白带量中，色黄。舌淡红、苔薄白，寸脉沉细。

西医诊断：外阴营养不良。

中医诊断：阴痒。

证型：肝郁脾虚，湿浊下注。

治则：疏肝解郁，健脾化湿。

处方：

（1）炙甘草 15g 丹参 30g 当归 15g 炒白术 10g

  党参 15g 南沙参 15g 北沙参 15g 生黄芪 15g

  茯神 15g 远志 6g 酸枣仁 15g^(捣碎) 木香 6g

  柏子仁 15g 生龙骨 30g^(先煎) 生牡蛎 30g^(先煎) 蛇床子 10g

　　　　川牛膝 15g　　　葛根 15g

7剂，日1剂，每剂两煎，共取500mL，分早晚温服。

医嘱：检查内分泌六项、AMH、INHB。

（2）第3煎加下药外用：

　　　　土茯苓 30g　　　苦参 30g　　　枯矾 10g　　　冰片 3g
　　　　薄荷 6g^(后下)

7剂，三日1剂，外用坐浴。

二诊：2020年8月1日。

LMP 5月27日，外阴瘙痒好转，纳眠可，大便每日1行，成形，小便黄，偶有心慌。舌红、苔少、边有齿痕，脉沉细。

检查：内分泌六项（2020年7月18日，西苑医院）FSH 17.23 mIU/mL，LH 11.72 mIU/mL，PRL 147.90 uIU/mL，E_2 282.00 pg/mL，P 0.16 ng/mL，T 0.63 ng/mL。卵巢功能测定（2020年7月18日，西苑医院）：AMH 0.04 ng/mL，INHB 19.9 pg/mL。

处方：

（1）葛根 15g　　　怀牛膝 15g　　　炙龟甲 30g^(先煎)　　　菟丝子 30g
　　　女贞子 15g　　　五味子 10g　　　补骨脂 15g　　　骨碎补 15g
　　　当归 15g　　　丹参 30g　　　浮小麦 30g　　　炙甘草 15g
　　　酸枣仁 15g^(捣碎)　　　柏子仁 15g　　　莲子心 6g　　　天麻 10g

7剂，日1剂，每剂两煎，共取500mL，分早晚温服。

（2）第3煎加下药外用：

　　　　土茯苓 30g　　　苦参 30g　　　白鲜皮 30g　　　冰片 3g
　　　　薄荷 6g^(后下)

7剂，三日1剂，外用坐浴。

医嘱：复查B超（子宫+内膜+双附件）。

三诊：2020年8月15日。

LMP 5月27日，外阴瘙痒好转，纳眠可，大便每日1行，成形，小便黄，偶心悸。舌暗、苔薄黄、边有齿痕，脉弦滑。

检查：B超示（2020年8月15日，西苑医院）示子宫后位，大小5.1cm×5.1cm×4.5cm，内膜厚0.65cm。右侧卵巢大小约2.7cm×1.3cm，内见囊性回声 1.8cm×1.2cm，内透声差，CDFI 周边见环状血流信号。左侧卵巢大小约 2.9cm×1.5cm，内见无回声区 1.5cm×1.0cm，盆腔未见明显游离液。

处方：

(1) 女贞子 15g　　墨旱莲 15g　　仙茅 10g　　淫羊藿 15g
　　桂枝 10g　　　丹参 30g　　　生龙骨 30g^(先煎)　生牡蛎 30g^(先煎)
　　蛇床子 10g　　地肤子 10g　　车前子 30g^(包煎)　炙龟甲 30g^(先煎)
　　菟丝子 30g　　仙鹤草 30g　　牡丹皮 10g　　当归 15g
　　知母 10g

7 剂，日 1 剂，每剂两煎，共取 500mL，分早晚温服。

(2) 枯矾 10g　　白鲜皮 15g　　鱼腥草 15g　　败酱草 15g
　　赤芍 20g　　苦参 30g　　　土茯苓 30g　　薄荷 10g^(后下)

7 剂，三日 1 剂，外用坐浴。

(3) 黄体酮软胶囊，2 粒/次，1 次/天。

四诊：2020 年 9 月 12 日。

LMP 8 月 29 日，3 日净，量少，痛经（-），血块（-），伴行经前双侧太阳穴胀痛。现外阴瘙痒明显好转，乏力好转，腰酸，偶口干，心悸有缓，纳眠可，性急易怒，偶有潮热。大便每日 1 行，质可，小便黄。舌淡红、苔薄白、水滑，脉滑。患者要求仅用外治法。

处方：

土茯苓 30g　　苦参 30g　　　蛇床子 20g　　地肤子 20g
枯矾 10g　　　薄荷 10g^(后下)　当归 20g　　　赤芍 20g
败酱草 20g　　淫羊藿 20g

14 剂，两日 1 剂，外用坐浴。

【按】孙立华教授从事临床、教学工作数十余年，在博采众家学说的基础上，对阴痒的治疗总结了一套自己的经验。她认为此病的主要病机在肝肾亏损、经脉失养和肝郁脾虚、湿热浸淫两方面。临证应仔细辨别标本虚实，把握关键病机，分清主次和治疗先后顺序。运用中医学整体观念和辨证论治，临床疗效可观。

（二）癥瘕

妇女下腹有结块，或胀，或满，或痛者，称为"癥瘕"。癥与瘕，按其病变性质有所不同。癥，坚硬成块，固定不移，推揉不散，痛有定处，病属血分；瘕，痞满无形，时聚时散，推揉转动，痛无定处，病属气分。但就其临床所见，每有先因气聚，日久则血瘀成症，因此不能把它们截然分开，故前人每以癥瘕并称。

关于癥瘕之疾，其论瘕者早于癥，《内经》一书中就有不少论述。《素问·骨空论》曰："任脉为病，男子内结七疝，女子带下瘕聚。"此为瘕聚最早的记载，并认识到本病乃奇经任脉为病。癥瘕病名见于《神农本草经》及《金匮要略·疟病脉证并治》。《诸病源候论》较全面地阐述了癥瘕的病因病机及临床证候特点，病因多责于脏腑虚弱，气候变化，寒温不调，饮食生冷不洁，并依据病因、病证分别命名为七癥八瘕。本病相当于西医学的女性生殖系统肿瘤、盆腔炎性包块、子宫内膜异位症等，若小腹肿块质地坚硬，凸凹不平，固定不移，增长速度快者，多为恶性，结合辅助检查，确诊为恶性肿瘤者则预后不良。

孙立华教授认为癥瘕的发生，主要由于产后、经行不慎，风、寒、湿、热之邪内侵，或七情、饮食内伤，导致脏腑功能失常，气血失调，冲任损伤，瘀血、痰饮、湿毒等有形之邪相继内生，留滞小腹、胞中、冲任，积结不解，日久渐成。而不注意性生活卫生，早婚、早产、多产及性生活紊乱，亦是导致癥瘕发生的重要原因。孙立华教授认为癥瘕的特点可归为正气虚弱、气滞血瘀、痰凝湿聚、邪毒蕴结等，即虚、瘀、痰、毒四个方面。在治疗妇科肿瘤时，孙立华教授主张辨证与辨病相结合，以活血化瘀、消癥散结为大法，着重整体调治，充分体现了中医传统理法方药的完整性，临床疗效绝佳。

案例 1

曲某，女，20 岁，出生日期：1991 年 6 月。

初诊：2020 年 9 月 5 日。

主诉：阴道异常出血 1 年余，加重 9 日。

现病史：患者月经 $13\frac{5\sim6}{28\sim30}$，自 2019 年 7 月至今月经每月 2 行，期间曾服用黄体酮、葆宫止血颗粒治疗止血。LMP 2020 年 8 月 28 日，至今未净，9 月 2 日至 9 月 5 日月经量多，血块（＋），痛经（－）；PMP 8 月 1 日；PPMP 7 月 1 日。已婚，未育，工具避孕中，近期未计划妊娠。2020 年 8 月 9 日于北医三院行宫腔镜下子宫内膜息肉摘除术，术后病理回报示部分呈不伴细胞非典的内膜增生伴息肉样结构。8 月 20 日行宫腔镜检查时再次发现子宫内膜息肉。既往有甲状腺结节、甲减病史，有胰岛素抵抗史。患者身高 174cm，体重 115kg。

刻下症：齿龈胀痛，口干、口渴、咽痒、咽痛。平素畏热，多汗，运动后尤甚。乏力，气短，纳食可，入睡困难，大便秘结，2 天 1 次，小便正常。舌紫黯、边有齿痕、苔白，脉沉细。

检查：（2020 年 7 月 24 日，北医三院）INS 51.3 mU/L↑，HbA1c 6%，AFP 3.02 ng/mL，CA125 11.97 U/mL，CEA 1.94 ug/L，CA199 10.95 U/mL，GLU 5.2 mmoL/L，CK 153 U/L↑，T-CHO 4.22 mmol/L，UA 402 μmol/L↑，TG 1.41 mmol/L，AMH 1.58 ng/mL，TT3 1.14 nmol/L，TT4 5.9 nmol/L，TSH 5.84 IU/mL↑，FT3 3.05 pmol/L，FT4 1.1 ng/dL，FSH 6.29 mIU/mL，LH 2.13 mIU/mL，PRL 5.24 ng/mL，E_2 148 pg/mL，T 1.48 ng/mL。妇科 B 超示子宫前位，大小 6.6cm×6.5cm×4.5cm，内膜 1.4cm，右后壁可见一 6.5cm×5.2cm 大小低回声。右卵巢大小 4.8cm×3.4cm，内可见一 4.0cm×3.3cm 无回声区；左卵巢大小 2.7cm×1.6cm，内可见一 1.7cm×1.1cm 无回声区。

西医诊断：子宫内膜息肉。

中医诊断：癥瘕。

证型：气滞血瘀。

治则：行气活血，化瘀消癥。

处方：

女贞子 15g	墨旱莲 15g	白芷 10g	延胡索 15g
生石膏 30g^(先煎)	白薇 15g	生地黄 20g	地骨皮 15g
海螵蛸 15g	侧柏叶 15g	阿胶珠 15g^(烊化)	黄连 6g

浙贝母 10g　　　煅牡蛎 10g　　　生龙骨 30g^(先煎)　　生牡蛎 30g^(先煎)

三七粉 6g^(冲服)

7剂，日1剂，每剂两煎，共取500mL，分早晚温服。

医嘱：月经干净后2～7天复查B超（子宫+内膜+双附件）；控制体重；因患者INS、TSH数值异常，建议患者到内分泌科进一步诊治。

二诊：2020年9月12日。

LMP 8月28日，阴道不规则出血，淋漓不净至今，服上药后齿龈胀痛症状消失。现乏力，头晕、口干、口渴不喜饮，偶口苦，纳可，眠差，入睡困难，每晚凌晨1点后方可入睡。大便1～2天1次，质黏，成形，通畅，小便调，舌淡稍暗、边有齿痕、苔黄厚腻，脉沉细。

医嘱：月经干净后2～7天复查B超（子宫+内膜+双附件）。

处方：

（1）党参 15g　　生晒参 10g　　南沙参 15g　　北沙参 15g

红参 30g　　　生黄芪 30g　　炒蒲黄 30g^(包煎)　贯众炭 15g

茜草炭 15g　　生龙骨 30g^(先煎)　生牡蛎 30g^(先煎)　女贞子 15g

墨旱莲 15g　　五味子 10g　　升麻 10g　　　陈皮 10g

苍术 10g　　　白术 10g　　　三七粉 6g^(冲服)

7剂，日1剂，每剂两煎，共取500mL，分早晚温服。

（2）云南白药1盒，2片/次，2次/日。

（3）葆宫止血颗粒，1袋/次，3次/日。

三诊：2020年9月19日。

服上药3天后阴道出血量明显减少，基本干净，仅在上厕所时见少量血丝。体重下降1.5kg，仍头晕、乏力，入睡困难，纳可，畏热，足跟痛。大便秘结，2日一行，小便正常。舌淡紫，苔薄白，脉沉细。

检查：B超（2020年9月17日，北医三院）示子宫前位，大小5.9cm×6.5cm×3.6cm，内膜厚0.7cm，回声不均，内可探及血流信号。右后壁可探及边界清晰的低回声，大小5.2cm×4.1cm，血流信号不丰富。左侧卵巢大小约2.4cm×1.5cm，其旁探及边界清晰的无回声区，大小约1.7cm×1.0cm；右侧卵巢大小2.5cm×2.0cm。超声诊断示子宫内膜回声不均；子宫肌瘤；左附件区囊肿。甲功7项（2020年9月17日，北医三院）

示 TPOAb <28.0 U/mL，T3 1.17 nmol/L，FT3 3.15 pmol/L，T4 5.7 nmol/L，FT4 1.11 ng/dL，TSH 2.41 mIU/L，TGAb <15 U/mL。

处方：

（1）杜仲 15g　　川续断 15g　　狗脊 15g　　巴戟天 15g
　　　海螵蛸 15g　侧柏叶 15g　　炒蒲黄 30g^(包煎)　马齿苋 30g
　　　马鞭草 30g　生龙骨 30g^(先煎)　生牡蛎 30g^(先煎)　仙鹤草 30g
　　　生地榆 15g　升麻 10g　　　生黄芪 15g　　三七粉 6g^(冲服)
　　　党参 15g

14剂，日1剂，每剂两煎，共取500mL，分早晚温服。

（2）地屈孕酮，每片 10mg，1片/次，2次/天，连服 14 天。

案例 2

朱某，女，45岁。出生日期：1975年6月。

初诊：2018年8月23日。

主诉：多发性子宫肌瘤17年，结婚后未避孕不孕。

现病史：患者月经 13 $\dfrac{3\sim 7\,天}{23\,天\sim 5\,个月}$，第 2～3 天量多，色鲜红，痛经（+），血块（+），行经前乳房胀痛，小腹冰凉。孕 0 产 0，平时未避孕。2001年因左侧卵巢巧囊行腹腔镜切除术，术中发现小子宫肌瘤一并切除。2004年复查超声发现子宫肌瘤、巧克力囊肿复发，行开腹手术切除术。2006年复查超声发现子宫肌瘤复发，间断口服中药治疗。2007年至2008年曾口服妈富隆半年导致体重增加。2000年曾行乳腺纤维瘤切除术，现已复发。2004年体检发现肝血管瘤。2005年行输卵管造影示左侧不通。2012年于中日友好医院确诊肾脏错构瘤，切除1/4肾脏，现口服金水宝中。

刻下症：LMP 8月23日，PMP 8月1日，PPMP 7月1日。腰酸腿凉，纳眠可，吹空调后偶有头疼，有过敏性鼻炎、咽炎病史。大便每日1行，时有腹泻，小便黄，舌暗红、边有齿痕、苔白、中有裂纹，脉弦滑。

西医诊断：子宫肌瘤。

中医诊断：癥瘕。

证型：肾虚血瘀。

治则：补肾活血，消癥散结。

检查：B超（2018年8月23日，中医门诊部）示子宫前位，形态失常，子宫明显增大，大小约12.3cm×9.1cm×9.2cm，肌层回声不均匀，子宫前、后壁均可见大小不等多个低回声结节，大者约7.1cm×5.8cm，可见少量血流信号。另可见2个大小分别5.0cm×3.5cm和4.8cm×4.5cm，直肠受压。内膜厚0.5cm。右卵巢大小3.4cm×1.9cm，内可见2个大小约0.8cm×0.9cm的卵泡，左卵巢大小2.7cm×1.8cm，内可见2～3个大小约0.8cm×0.8cm的卵泡。

处方：

当归15g	赤芍15g	三棱10g	莪术10g
生蒲黄15g（包煎）	五灵脂15g（包煎）	葛根15g	鸡内金15g
生龙骨30g（先煎）	生牡蛎30g（先煎）	皂角刺10g	浙贝母10g
煅瓦楞子10g	辛夷花6g	苍耳子6g	细辛3g
川牛膝15g	怀牛膝15g		

14剂，日1剂，共取500mL，早晚温服。另煎100mL灌肠。

医嘱：复查内分泌六项；复查CEA、AFP、CA125、CA199、CA242、CA724。

二诊：2018年9月20日。

LMP 8月23日，4天净，量少，色红，有血块，无痛经，行经前乳房胀痛，经期腰酸，小腹冰凉。服上药后，腰酸、腿凉等症状改善。手心热，双目发胀、酸涩，鼻塞流清涕。自觉咽部不适，有异物感，昨日自服阿莫西林后减轻。纳眠一般，眠浅易醒，醒后入睡困难。大便每天1～3次，不成形，黏腻，今晨大便色发绿。近日小便急，夜尿每晚1～2次。舌暗红、苔黄腻、中有裂纹，脉弦细。

检查：内分泌六项（2020年8月25日，西苑医院）示FSH 4.55 mIU/mL，LH 5.48 mIU/mL，PRL 320.3 uIU/mL，E_2 1849 pg/mL，P 0.56 ng/mL，T 0.19 ng/mL。肿瘤标记物（2020年8月25日，西苑医院）示CA125 110.8 U/mL，余值未见明显异常。

处方：

（1）2018年9月20日至2018年10月6日，颗粒剂，出国带药。

1）蝉蜕6g　　僵蚕10g　　郁金15g　　熟大黄10g（后下）

女贞子 15g　　生麦芽 30g　　蒲公英 30g　　当归 10g
川芎 10g　　　赤芍 15g　　　生龙骨 30g^(先煎)　生牡蛎 30g^(先煎)
马齿苋 30g　　马鞭草 30g　　浙贝母 10g　　延胡索 15g
生蒲黄 15g^(包煎)

14剂，日1剂，每剂两煎，共取500mL，分早晚温服。

2）定坤丹，1次/粒，1次/天。每日早晚服颗粒，中午服用定坤丹。

（2）10月7日起服下方：

葛根 15g　　　茜草 15g　　　石斛 15g　　　枸杞子 15g
皂角刺 10g　　生龙骨 30g^(先煎)　生牡蛎 30g^(先煎)　鸡内金 15g
浙贝母 10g　　煅瓦楞子 10g　姜黄 6g　　　丹参 30g
炒蒲黄 30g^(包煎)　五灵脂 15g^(包煎)　莪术 10g　　　水蛭 10g
生黄芪 15g　　佛手 15g

14剂，日1剂，每剂两煎，共取500mL，分早晚温服。

三诊：2018年11月10日。

LMP 8月23日，今日双目酸困，难以睁开。神经性头痛半月余，双侧太阳穴跳痛，夜眠不安，眠浅易醒，食欲一般。大便每日1行，不成形，小便调。舌暗红、边有齿痕、苔白、中有裂纹，脉弦滑。

辅助检查：（2018年10月24日，宁夏医科大学总医院）：腹部彩超示肝脏高回声结节（考虑血管瘤）；左肾高回声结节（考虑错构瘤）。（2018年11月1日，宁夏医科大学总医院）血常规 WBC 6.16×10^9/L；PDW 8.5 fL，余值正常。尿常规 PRO 微量；PH 5.0；隐血（±）；E_2 22.38 ng/mL；T 27.79 ng/dL；CA125 19.20 U/mL。（2018年11月10日，西苑医院）B超示子宫前位，大小 9.1cm×9.6cm×8.7cm，形态饱满，体积增大，肌壁回声不均匀，内见多发混合回声及低回声结节，较大者 4.8cm×3.1cm，边界欠清晰，少量血流信号。内膜厚 0.5cm，宫腔线显示不清晰，宫腔内未见明显异常。右卵巢显示不清，左卵巢大小 3.7cm×2.2cm，内见囊性结构 2.1cm×1.2cm，右附件区未见明显异常回声，盆腔内见少量游离液体。

处方：

葛根 15 g　　　密蒙花 15g　　石斛 15g　　　枸杞子 15g
皂角刺 10g　　生龙骨 30g^(先煎)　生牡蛎 30g^(先煎)　鸡内金 15g

浙贝母 10g	煅瓦楞子 10g	姜黄 6g	丹参 30g
谷精草 15g	野菊花 15g	莪术 10g	水蛭 10g
生黄芪 15g	佛手 15g		

14剂，日1剂，每剂两煎，共取500mL，分早晚温服。

案例 3

宋某，女，47岁，已婚。出生日期：1973年06月01日。

初诊：2020年10月15日。

主诉：月经淋漓不断3个月余，加重1个月。

现病史：患者月经 $13\frac{7\sim38+}{30\sim47}$，平素月经量多，色深红，质偏稠，血块（+++），痛经10余年，9月18日皮下注射诺雷德后痛经基本消失。LMP 9月7日，月经来潮后至今仍淋漓不断，经量先多后少，经色先暗红后转粉红，质中，血块（+），痛经（+），伴行经前双侧乳房胀痛，心悸；PMP 7月20日，无明显诱因月经延长至8月10日左右停止，月经初期量多，后点滴出血，色深红，质偏稠，血块（+++），痛经（++），伴双侧乳房胀痛。已婚，孕6产2，人流3次，药流1次，1999年顺产1女婴，2008年剖宫产1男婴，术前发现子宫肌瘤，剖宫产术中一并摘除。2009年末次流产后复查发现子宫腺肌症、盆腔积液。

刻下症：面色黄，面部痤疮严重，尤以三角区为主。畏寒肢冷，少汗，经期伴有头晕、心悸等症状，偶有耳鸣，精神倦怠，易疲乏。口淡无味，睡眠可，情绪稳定。大便每日1行，成型通畅，小便黄，白带正常。舌淡暗、胖大，苔白腻，脉弦细。

检查：（2020年9月18日，北京协和医院）血常规 HGB 65 g/L↓；MCV 63.9 fL↓；MCH 18.2 pg↓；HCT 22.8 %↓；MCHC 285 g/L↓；RDW–C 18.2 %↑；PLT 365×10^9/L↑。肿瘤标记物：CA199 38.3 U/mL↑；CEA 0.6 ug/L；CA125 261.0 U/mL↑。卵巢功能测定：AMH 0.06 ng/mL。（2020年9月24日，北京协和医院）超声检查示子宫大小约12.8cm×11.0cm×10.7cm，宫腔线分离，宽约0.3cm，单层内膜厚约0.6cm，宫腔内见节育器回声，上缘距离宫底2.3cm。肌层回声不均，前壁肌层厚约2.7cm，后壁肌层厚约6.4cm；内可见多个低回声，较大者位于前壁，3.2cm×21.2cm，

形态规则，边界清，CDFI：周边少许点条状血流信号。前壁另见多个中等回声，较大者 4.6cm×4.5cm，边界稍欠清，CDFI：周边少许点条状血流信号。双侧卵巢未显示，双侧附件区未见明确囊实性包块。盆腔内未见明显游离性暗区。诊断提示：①子宫肌层回声不均，腺肌症可能；②子宫多发肌瘤。

协和用药：①莉芙敏，一次 1 片，一日 2 次；②维铁缓释片，一次 1 片，一日 1 次；③9 月 18 日—9 月 25 日，醋酸戈合瑞林缓释植入剂，3.6mg，每 28 日 1 次。

西医诊断：多发性子宫肌瘤。

中医诊断：癥瘕。

证型：肾虚血瘀。

治则：补肾活血，消癥散结。

处方：

女贞子 15g	墨旱莲 15g	海螵蛸 15g	侧柏叶 15g
生龙骨 30g（先煎）	生牡蛎 30g（先煎）	莪术 10g	炒蒲黄 30g（包煎）
马齿苋 20g	马鞭草 30g	三七粉 3g（冲服）	浙贝母 10g
煅瓦楞子 10g	生黄芪 30g	炙黄芪 30g	升麻 10g
党参 15g	夏枯草 15g		

7 剂，日 1 剂，每剂两煎，共取 500mL，早晚温服。

二诊：2020 年 10 月 24 日。

LMP 2020 年 9 月 7 日，月经淋漓不尽持续至 10 月 19 日，服上药 3 天后出血渐止，伴有行经时头晕、心悸。服上药后诸症好转，纳眠佳。鼻头痤疮红肿，二便调。舌淡，苔薄，脉弦细。

处方：

柴胡 10g	五味子 10g	熟地黄 15g	山茱萸 15g
山药 15g	牡丹皮 10g	泽泻 6g	土茯苓 15g
黄柏 10g	知母 10g	小茴香 6g	肉桂 6g
炒蒲黄 30g（包煎）	藕节 15g	仙鹤草 30g	三七粉 3g（冲服）

7 剂，日 1 剂，每剂两煎，共取 500mL，早晚温服。

三诊：2020 年 10 月 31 日。

LMP 9 月 17 日—10 月 19 日。曾于 9 月 18 日、10 月 16 日皮下注射雷诺德 2 针。现烘热汗出，烦躁易怒，时有耳鸣，面部皮肤干燥，鼻部痤疮色红，畏寒有缓。纳眠可，大便每日 1 行，质黏，小便调，舌淡胖、苔薄白，脉弦细。

处方：

（1）葛根 15g　　黄芩 10g　　黄连 6g　　秦艽 15g
　　　知母 10g　　石膏 30g（先煎）　白薇 15g　生地黄 20g
　　　地骨皮 15g　磁石 30g　　女贞子 15g　墨旱莲 15g
　　　生黄芪 20g　当归 15g　　炙黄芪 20g　石斛 15g
　　　枸杞子 15g

14 剂，日 1 剂，每剂两煎，共取 500mL，早晚温服。

（2）明目地黄丸，一次 1 袋，一日 2 次。

四诊：2020 年 11 月 21 日。

LMP 9 月 17 日—10 月 19 日。曾于 9 月 18 日、10 月 16 日、11 月 13 日皮下注射雷诺德 3 针。现仍烘热汗出，时有烦躁，耳鸣减轻，畏寒及乏力明显好转，纳眠佳，鼻头仍有红肿，大便每日 1 行，成型通畅，小便调，白带少。舌淡红，边有齿痕，苔薄微黄，脉沉细。

检查（2020 年 11 月 20 日，北京协和医院）：超声检查示子宫大小 9.3cm×9.7cm×9.0cm，内膜厚约 0.7cm，宫腔内见节育器回声，位置正常。肌层回声不均，前壁肌层厚约 2.9cm，后壁肌层厚约 4.9cm；内可见多个低回声，较大者位于前壁，4.7cm×3.0cm，形态规则，边界清，CDFI：周边少许点条状血流信号。双侧卵巢未显示，双侧附件区未见明确囊实性包块。盆腔内未见明显游离性暗区。诊断提示为①子宫肌层回声不均，腺肌症可能；②子宫多发肌瘤。

处方：

（1）女贞子 15g　墨旱莲 15g　地骨皮 15g　生地黄 30g
　　　玄参 10g　　石膏 30g（先煎）　白芍 30g　　麦冬 10g
　　　阿胶 10g（烊化）　乳香 10g　　没药 10g　　炙鳖甲 15g（先煎）
　　　熟地黄 30g　丹参 30g　　炙黄芪 30g　水蛭 10g
　　　砂仁 6g（后下）

14剂，日1剂，每剂两煎，共取500mL，早晚温服。

（2）明目地黄丸，一次1袋，一日2次。

【按】癥瘕主要为妇科良性肿瘤。癥瘕的形成多因正气虚弱，气滞血瘀，痰凝湿聚，邪毒蕴结于冲任胞宫日久成瘕，可根据邪正双方状况来判断预后。孙立华教授认为临证新病多实，宜攻宜破；久病不愈，或术后，应以补益气血为主，恢复机体正气。本病初期，邪气未盛，若能及时治疗，病情可望好转甚至治愈。若病程已久或经治无效，包块渐大，出血严重，致正虚而邪盛或邪未祛正已衰，则预后不佳。

第四章 传承团队心得体会合集

一、恩师孙立华教授以益气养阴化瘀止血法治疗月经失调对我的启迪

我自1985年大学毕业后一直从事中医临床工作，匆匆然已四度春秋，于1989年考入中国中医研究院，师从孙立华教授，她也是我的硕士研究生导师。1989年9月—1992年7月我在中国中医研究院西苑医院攻读中西医结合妇科专业硕士学位，在这期间我的导师带我深耕妇科专业，指导我夯实妇科基础，并且送我到北京医科大学随86级本科生一起学习妇科学（课程和临床实习）1年，除此之外还在1990年送我到复旦大学附属妇产科医院（当时名为上海红房子妇产科医院）的生殖内分泌科学习了3个月，为我对妇科生殖内分泌方面疾病的临床和作用机制的研究打下了良好的根基，师之恩毕生铭记于心，当时时思报。我在此期间帮助老师完成了中国中西医结合学会妇产科专业委员会、北京市中西医结合学会妇产科专业委员会、《中医中西医结合妇产科情报资料》的大量工作。几时欢喜几时忧，时光已去，研究生的生活随着夏荷的凋谢而落下帷幕，然学生之何去何从最是动牵吾师之心，故她又把我推荐给博士生导师傅方珍老师。师生之情浓深之至，可比天荒，可比地老，吾与恩师怎可分离，时至今日我仍是北京市中医管理局"薪火传承3+3工程"孙立华名老中医工作室的负责人。

老师之耳提面命和谆谆教导使我逐渐成长为博导、博士后合作导师、岐黄学者、全国优秀中医临床人才和国务院特殊津贴专家。在我近30年学习工作中，老师优秀的人格修养在许多方面影响着我，渊博的医学知识帮助我建立辨病与辨证相结合的临证思维方法，指导我临床诊疗以提高临床疗效、探索临床机理。

（一）孙立华教授与益气养阴化瘀止血论

孙立华教授提出益气养阴、化瘀止血法治疗异常子宫出血，强调要重视气血，尤重要理血，在此思想指导下形成了"益气养阴、化瘀止血"的特色诊疗体系，在诊治中灵活运用补血、补气、止血、活血的治法，同时重视滋阴清热药的配伍应用。

恩师认为"异常子宫出血"属中医"崩漏""月经过多""经期延长""月经先后无定期""经间期出血"的范畴，国内报道其发病率在10%以上，国外报道约22%，其中无排卵功血占70%～80%，属妇科多发病、疑难病，故进行专论研究。恩师发现气阴两虚兼血瘀型是一种多见的复合证候，其理论依据为《济阴纲目》"百病生于气""有形之血生于无形之气""留得一分血便留得一分气"，据此提出"重视气血，尤重理血"，以"益气养阴、化瘀止血"为原则，止血调经。①急性热病的共同特征为热邪亢盛：热邪亢盛，灼伤津液致津伤，又气随津耗，即"壮火食气"。气阴两虚以津伤在先，气伤在后，以阴虚为主，气虚为次，而热入营血，血热相搏或血热妄行均又可形成瘀血。②慢性内伤杂病耗伤气阴：慢性杂病以正虚为主，脏腑虚损，久虚不复，气血津液生化乏源，气阴两虚，阴虚火旺，火热伤络，络伤血出，久留成瘀，"久漏必虚、久漏必瘀"，错综复杂。③治疗不当耗伤气阴：热病过用或误用汗吐下法，或滥用温燥之品，某些医源性因素（特别是近年发现长期使用抗癌药、化疗、放疗以及不恰当使用抗生素、过度使用利尿剂等）也常导致气阴两虚兼血瘀证的发生。④饮食不节：暴饮暴食、偏食或嗜食生冷，损伤脾胃，中州失守，统摄无权，冲任失固，不能制约经血。⑤劳倦过度：劳力太过、劳心太过则伤阴血，房劳太过伤肾阴，日久及阳，阴阳两虚，冲任不固，经血失约而成本病。⑥体质因素：素体阴虚，虚火内灼，扰动血海，冲任损伤。经血失约制，阴亏气损更甚，冲任更伤，致其缠绵难愈。⑦环境因素：随着全球气温变暖，自然界阳热偏盛，易耗伤人体气阴，人群中气阴两虚体质增加；随着工业化进程加速，工业废气、废物、噪音和城市人口密度的增加，生活条件日趋恶化，以致烦躁、抑郁暗耗气阴，造成气阴两虚之证。随着时代的发展，竞争加剧，女性体力和脑力的付出都在增加，人体长期处于高度紧张状态，劳力过度则伤气，劳心过度则耗阴，气血阴阳运行不畅，则易导致血瘀证出现。

肾虚封藏失司，冲任失固，不能约制经血。《东垣十书·兰室秘藏》："妇人血崩，是肾水阴虚不能镇守胞络相火，故血走而崩也。"脾虚，则脾伤气陷，统摄无权，冲任失调不能约制经血致崩。《妇科玉尺》："思虑伤脾，不能摄血致令妄行。"肝阴虚或肝气郁，藏血和调节血量功能失司，气不条达，血脉失畅，经血非时妄行而成崩漏。疾病因素、生活因素、体质因素、环境因素等致脏腑功能失调或虚损，出现气阴两虚及血瘀，损伤冲任；肾气－天癸－冲任－子宫轴失调，出现经血淋漓不断或经血非时而崩下不止。

益气养阴、化瘀止血药具有明显的雌激素样作用，能增强和维持子宫正常收缩强度和收缩频率，对急性炎症及疼痛具有显著的抑制作用，同时也有较好的止血效果，并有提高机体非特异性免疫功能的作用。动物实验证实其安全可靠，无不良反应。益气养阴基本方为党参、黄芪、五味子、白芍、女贞子、墨旱莲、阿胶和海螵蛸等。功效为益气养阴、化瘀止血调经。方中海螵蛸、侧柏叶、蒲黄、三七、生龙骨、生牡蛎、五味子收敛固涩、化瘀止血以塞其流，治其标；党参、黄芪、阿胶珠、白芍益气生血、滋阴养血以澄其源，复其旧；女贞子、墨旱莲、补骨脂补肝肾之阴以固其本。塞流需澄源，澄源当固本，诸药合用，使新血得生，阳生阴长，冲任得固，离经之血得归，疗效显著。临床辨证突出配伍特点：①补血药配伍补气药：当归与人参、当归与黄芪；②补血药配伍活血化瘀药：阿胶、当归与赤芍、丹参；③止血药配伍活血药：蒲黄、三七与大小蓟、侧柏叶；④止血药配伍滋阴清热药：地榆、藕节与女贞子、墨旱莲。

（二）在老师研究的基础上，本人提出病证结合重机理、量化诊治的学术观点

我认为功能失调性子宫出血（功血）为妇科的疑难病，能引起贫血、继发感染、不孕不育、急性大出血甚至切除子宫，多见于中医的"崩漏""月经过多""经期延长""月经先后无定期""经间期出血""癥瘕"等病。诊治中首先强调病证结合，既明确疾病的诊断，又突出"整体观

念""辨证论治""异病同治"中医药特色优势。采用以"益气养阴，化瘀止血法"组方的固经冲剂加减治疗，能改善整体证候及体征、修复子宫内膜以达到止血调经的目的。治疗气阴两虚证的基本方为党参、生黄芪、五味子、白芍、女贞子、墨旱莲、阿胶珠（烊化）、海螵蛸、侧柏叶、三七等，功效为益气养阴、化瘀止血。临证加减：气虚甚者重用党参、黄芪，酌情太子参、西洋参、红参益气固脱；阴虚甚者加熟地黄、北沙参、麦冬、天冬、炙龟甲养阴补血，滋任脉止血；血瘀重者三七粉加量，增加活血化瘀止血不留瘀的功用，三七粉1.5g/次，4次/天，6小时1次，温水冲服，炒蒲黄、赤芍、仙鹤草活血化瘀止血；肾阳虚者加肉苁蓉、杜仲、川续断、鹿角胶或鹿角霜；血虚心烦不得眠者加酸枣仁、柏子仁养心柔肝，宁心安神，特用鸡子黄为药引，鸡子黄甘、平，入心、肾经，能滋阴润燥，养血息风，早晚各1个，入汤药中，止血、纠正血虚效果极佳。其次重视量化诊治标准，调气血固冲任，尤重理血。我的团队在药效学研究中证实，固经冲剂安全有效，无不良反应，具有促进子宫平滑肌收缩、收缩血管、改善子宫内膜分泌相、双向调节性激素和增加机体非特异免疫机能等作用，达到调经止血的作用；在验证性临床研究中，发现其具有调节性腺轴和修复子宫内膜止血、显著改善症状和体征、调整月经周期和促进排卵的作用。运用益气养阴，化瘀止血法，辨病与辨证相结合，重视气血与澄源复旧的关系，止血与调经同比进行，恢复肾－天癸－冲任－胞宫轴的生理功能，能调节卵巢功能，修复损伤的子宫内膜，止血调周促排卵，诠释了中医的"调经种子"理论。多项临床研究阐明了舌与阴道脱落细胞成熟指数之间存在着直线回归关系，并受性激素调节，变化规律同步近似，为青春期无性生活少女难于接受阴道脱落细胞检查可选择中医"舌诊"提供了科学依据；1000份三甲医院功血住院病历和2000份专家、主治医师的调查问卷研究，探讨功血中医证候分布规律、不同证候类型及演变与实验室检查指标之间的相关性，建立功血中医证候量化诊断标准。

（马堃）

二、跟随孙立华老师学习的体会

孙立华老师 1956 年于山东医学院毕业之后，先后工作于江西省妇幼保健院、福建医学院附属医院，1972 年调入中国中医科学院西苑医院工作，从事中西医结合妇科临床医疗、科研、教学工作 60 余年。对妇科的常见病、多发病以及疑难病症有着丰富的临床经验，尤其擅长治疗月经失调、痛经、功能失调性子宫出血、不孕症、生殖道炎症、更年期综合征、子宫肌瘤等疾患。

中医的理论体系发展至今建立在前人总结的经验基础上，如今在学习中最缺乏的就是临床经验以及上一辈对我们在学习中的指导和答疑。2017 年至 2018 年我有幸跟随孙老师抄方学习，在跟师过程中，我得到了孙老师在中医学习方面的谆谆教导。我现在还清晰地记得，在跟师的第一天，孙老师和蔼地问我在学习中的困难以及更多的想了解哪方面知识。虽然孙老师是西医科班出身，但对中医有着浓厚的兴趣，让我一定要多多诵读《黄帝内经》《伤寒杂病论》等中医学经典，因为在中医的学习过程中记忆是基础，而且是最重要的，即使还不能完全理解书中所讲的内容精髓，但是经典的内容在脑海当中清晰可见，在临床实习中才能更充分地体会到书中的旨意。孙老师每次门诊都早早就来到诊室，对待每一位患者都非常悉心，耐心地询问并解说病情，她说希望患者在医生这里获得希望和信心，妇科病尤其是慢性妇科病为患者往往带来的是身心痛苦，所以我们不仅要医病，更要医心。

孙老师一生善于学习，早年经过西苑医院西学中班和中国中医研究院中医理论学习班的系统培训后，勤于钻研，为后期个人学术思想的形成奠定了基础；孙老继承了钱伯煊、傅方珍等中医大家的宝贵经验，博采众长，同时将传统中医理论与现代医学相结合，主张用现代科学的观点和方法，阐明中医病症的实质并加以辩证。孙老师毕生致力于中西医结合治疗妇科出血性疾病研究，经过多年的临床实践，在吸取诸家精华的基础上，在继承中不断发展、创新，针对功能性子宫出血、上环后出血、月经过多等出血性疾病，提出了"益气养阴，化瘀止血"的治疗原则，尤其注重善后调理，重视"先天之肾"和"后天之脾"，益气调阴阳，以达正气恢复，阴阳平衡的目的。

（佟雅婧）

三、跟诊孙立华老师的心得

"夫诊候之道，医者之难精也。若非灯下苦辛，勤于记诵，参师访友，昼夜不遑，造次颠沛，寤寐俯仰，存心于此，安能知神圣之妙哉？"李东垣的一席话道出学医的不易与艰辛，非意志坚定之辈不能精研。在这条道路上，跟师学习是绝对必要且不可省略的过程。作为孙立华名医工作室的传承人之一，我非常荣幸能有机会能跟随孙立华老师学习。

孙老师杖朝之年仍旧不辞辛苦出诊，摸脉、问诊、书写病历一丝不苟。老师为人慈爱包容，对待患者尤其耐心、细致，患者的每个问题，老师总会耐心倾听、认真回答，对于患者的要求也总站在对方角度为其考虑。尤清楚记得门诊时遇到老师多年前的老患者，他们见到孙老师时是多么地开心和喜悦。"若有疾厄来求救者，不得问其贵贱贫富，长幼妍媸，怨亲善友，华夷愚智，普同一等，皆如至亲之想"，此大医精诚之心，为每一位中医学子入门必修之课。可临床忙碌，总有耐心渐失之患。不忘初心，只有经历过才懂得其中的分量。感谢孙老师以己为榜样，为我等后辈学子树立楷模。

孙老师临床长于中西医结合治疗月经失调、不孕症、生殖道炎症、更年期综合征等疾患。老师常能站在患者角度，因人、因时、因事给予患者对症治疗。一段时间跟诊下来，我发现老师用药多汤药与成药搭配使用，结合患者生活方式及工作时间，巧妙合理安排用药，主张"凡治血者，必先以祛瘀为要"；对于异常子宫出血、上环后出血、月经过多等出血性疾病，提出了"益气养阴，化瘀止血"的治疗原则，尤其注重善后调理，重视先天之肾、后天之脾，益气、调阴阳，以达正气恢复，阴阳平衡的目的。

孙老师对于知识的传授更是慷慨无私，每问必答，总是微笑着娓娓道来那些宝贵经验，那份温柔与坚定深深地感染着学生们。

人生之路漫漫，学海无涯，感恩孙立华老师教会我们如何做人、如何为医、如何把自己的热爱奉献给祖国的医药事业，学生们亦当努力，不负师恩。

（张辰晖）

四、仁心仁术

时光荏苒，在进入临床学习2年多的时光里，我非常有幸随孙立华教授出诊学习，得到孙立华教授在医德和医术方面的谆谆教导，感觉获益颇多。

孙立华教授，年逾八旬，从春到夏，从秋到冬，在身体状况允许的情况下，坚持每周出诊，风雨无阻，几十年如一日地在临床一线工作，思考和总结自己治疗妇科疾病的临证经验，以供大家学习交流。在跟诊期间，孙老让我深刻地意识到作为一名医生首先要有仁爱之心。孙立华教授秉承古训"医乃仁术"，以仁爱济世，对生命充满敬畏和温情。对待患者，不论贫富贵贱，凡来就诊者，均一视同仁，对于家庭条件一般的患者，免除挂号费，帮患者减轻负担。每周二早上八点之前孙老师都会准时出现在门诊，对我们和蔼一笑，并无多言，更衣后便开始坐诊。而且老师从不以名医自居，处处为患者着想，对患者总是温言和色，满眼关爱。无论是对初诊的患者还是对复诊的患者，她都十分详细地询问患者病情，有时还会和患者聊家常，使愁眉紧锁的患者倍感温馨。正如美国医生特鲁多所讲："有时去治愈，常常去帮助，总是去安慰。"作为妇科大家，孙立华教授让我意识到医生的职责不仅仅是治疗、治愈疾病，更多的是帮助、安慰患者，怀有仁爱之心，传递人文关怀。病情询问结束后，开始辨证组方，这时候孙老与患者交谈时的轻松感逐渐消退，取而代之的是一种思考时的严谨认真。沉吟片刻，孙老说出她的辨证组方，再根据患者不同的症状加减用药。

孙立华教授在60余年的医疗实践中，辨证细腻准确，用药轻巧灵活，一直推崇《济阴纲目》和《傅青主女科》，潜心钻研，治学严谨，不断学习进取，提倡中西医融合，博采众长，集古今理论于一体，继承与创新相结合，勇于承担发扬中医药治疗妇科相关疾病的特色和优势的责任，形成了自己独特的诊治体会和学术思想：注重整体观念，遵循三因治宜；辨病辨证结合，发展中医四诊；重视气血通畅，治以理血为要；重视脏腑辨证，肾肝脾为三要；关注奇经八脉，尤重冲任二脉；药以冲和为贵，选方用药精巧，这些思想为中医妇科学的发展增光添彩。如崩漏的病因病机变化多端，虚实夹杂，多因肾虚而发病，以肾阴虚为主，肾－天癸－冲任－胞宫轴调节失常，病机主要为冲任二脉受损，血海藏泻失常，经血失于统摄。在临床中以气阴两虚夹瘀证为常见证候，无论何种原因所致崩漏日久，由于失血易耗气伤阴，离经之血即为瘀血，故该病在演变过程中均存在不同程度的气阴两虚夹瘀证。因此在治疗中主要有四点心得体会：一是强调审证求因，勿妄止血，四诊合参。止血是治疗崩漏的第一步，但其重点在于四诊合参，结合八纲辨证，根据患者的症状和体征溯其病源，通过中医四诊，尤其重视依据患者的神、色、形、态和月经的量、色、质及伴随症状，并结合现代医学检查，来判断疾病的虚实寒热和轻重缓急，辨证分类，在审证求因的基础上辨证论治。二是审时度势，分期治疗，重视病程与年龄。急则治其标，缓则治其本，根据崩漏的出血期和血止期灵活运用塞流、澄源、复旧三大法。同时注重"肾主生殖"和"经水出诸肾"的病机，形成青春期患者以补肾促进"肾－天癸－冲任－胞宫轴"（简称生殖轴）成熟为主，生育期患者以交通心肾协调生殖轴为主，更年期以后天脾胃充养生殖轴为主的诊疗观点。在诊治过程中灵活运用益阴、补气、补血、止血、活血的治法，同时重视滋阴清热药物的配伍。三是重视瘀血，顾护气阴，兼以化瘀止血。离经之血，已无濡润之功，既已离经，必为败血，瘀血内停又影响血液的正常运行。孙老师参考《血证论》治血四法——止血、消瘀、宁血、补血，强调"祛瘀生新"。提出在顾护气阴的同时，重视瘀血在该病发展中的作用，认为崩漏无论有无典型瘀血症状，在治疗中应正确、及时地处理好瘀血问题，故强调"凡治血者必先以去瘀为要"。因此常用补血药配伍活血化瘀药，如阿胶、当归与赤芍、丹参；止血药配伍活血药，如蒲黄、三七与大小蓟、侧柏叶。

在我的研究生学习阶段，跟诊孙立华教授是一项具有重大意义的事情，因为这使我受益匪浅，让我对中医妇科学有了更深的了解，也让我明白了仁心仁术的内涵所在。在此感谢孙老的教诲，这将是我宝贵的人生财富！

（田彩蝶）

五、跟师心得

孙立华教授任中国中医科学院西苑医院妇科主任,从事中西医结合妇科临床、科研、教学工作60余年,师从中医妇科大家傅方珍、钱伯煊、赵树仪等,对妇科常见病及疑难杂症有独到见解,擅长治疗月经失调、痛经、不孕症、盆腔炎等妇科疾病。

笔者有幸跟随孙立华教授学习,孙教授年近90,以仁爱之心,视中医妇科为挚爱的事业,60余年如一日,一直勤奋耕耘在临床第一线,耄耋高龄,仍坚持每周出诊。精诚为医,孙立华教授平易近人,患者遍布国内外,帮助众多患者解决疾病的烦恼。

在学术思想方面,孙立华教授勤求古学,博采众长,并形成独特的个人学术风格,尤其是治疗出血性疾病,以益气养阴,化瘀止血为治则,取得较好的疗效。面对多囊卵巢综合征、卵巢早衰、子宫内膜异位症等中医妇科疑难杂症,孙教授认为当以肝肾为本,重视顾护阴血,调理气机。组方灵活,选药广泛而精当,性味平和,药少力专。

对于学生,孙教授耐心指导,关爱有加,将自己对妇科常见病的学术思想及每一味中药的使用心得悉数传授,重视舌诊、脉诊在妇科疾病诊治中的作用,见微知著,知常达变。孙教授常常教诲学生做一个好医生要耐得住寂寞,但不能甘于平庸。这个时代的学生是幸运的,不仅有大量优质的学习资源,而且有自由发挥的成长环境,只要努力,就可以尽情地徜徉在知识的海洋中,少年的孙立华教授在求学的过程中遇到很多坎坷,故对今天青年一辈的中医人才寄予厚望,授徒无私,倾囊相传。

时光荏苒,岁月在孙教授的容貌、体态上刻下了痕迹,但孙教授依旧健康、矍铄,心境恬淡,面容祥和,除了每周出门诊、带教,便是在家休息,过着大医隐于市的安静生活。对于荣誉,孙教授谦虚地表示:"我只是一名普通的医生,看病的年头比别人长一些,要感激国家的好政策,对中医药事业的大力扶持,医学的进取永无止境,吾辈虽老矣,仍当尽心尽力为社会和后人做一些事情。"

有机会跟随孙立华教授学习,感受大医精诚的精神,继承宝贵的妇科学术思想,是吾辈之幸,在未来的中医妇科学习、科研以及生活中当以孙教授为榜样，为人谦恭，踏实努力，不断进取！

（宫林娟）

六、跟诊心得体会

现如今调经求子患者众多，笔者有幸跟随孙立华教授门诊，伴随其左右，领会其行医用药之精髓，对于孙教授行医的品德、技术的精湛体会如下。

妇科门诊本为女子经带胎产之事，近年来不孕发病率攀高，求子患者愈多，经带胎产不再为女子一人之事，反升级为家庭大事。很多相伴前来求诊的恩爱夫妻，往往有漫长的诊疗经过，虽心力交瘁，但仍坚持求子，此类患者急需心理、生理上的双重支持。孙立华教授对此类患者常充满耐心，从交谈生活琐事到望舌诊脉再到遣方用药无不仔细，与患者沟通和蔼可亲，常使患者不自知身处诊室，如坐家中与长辈殷殷交谈。近年医患关系渐趋紧张，这为患者与医生都不愿看到的事情，因此孙立华教授之品德在如今大环境中的确值更得我们同行医者学习。

孙立华教授论治月经病、不孕症，常以肝脾肾为中心，认为肾－天癸－冲任－胞宫轴的正常运转为调经求子的重要机制，"肾者主蛰，封藏之本，精之处也""女子七岁肾气盛，齿更发长；二七天癸至，任脉通，太冲脉盛，月事以时下，故有子……"均为此理论的依据。卵子为生殖之精，其发育有赖于肾阴滋养，排出则赖于肾中阳气的鼓舞。若肾精亏虚则卵子缺乏物质基础难以发育成熟；若肾阳虚衰，一则不能鼓舞肾阴的生化和滋长，二则不能推动气血运行，导致气血运行不畅疲滞，冲任胞脉排卵无力。肝藏血，主疏泄，与冲任二脉息息相关，《临证指南医案》中提出"女子以肝为先天"，强调了肝在女子生理病理中的独特地位。若肝失所藏，肝血不足，则可致血海空虚，胞宫失养，临证可见女子月经后期、量少、闭经、不孕等。另一方面，肝藏血，脾主生血统血，肝藏血功能正常，有助于脾统摄血液之功能的正常发挥，二脏相因为用。肝的藏血功能正常，血循常道，则经、孕、产、乳方可正常，若肝不藏血，则可导致月经过多、崩漏等的发生。再者，肝藏血，肾藏精，精能生血，血能化精，精血互生，肝肾同源，盛则同盛，损则俱损。肝血充盈，则肾精旺盛，经孕正常若肝血不足，则肾精亦虚，从而导致月经不调、不孕等的发生。故孙立华教授临床常用熟地黄、女贞子、墨旱莲、何首乌、怀山药、山茱萸、肉苁蓉、菟丝子、枸杞子、桑寄生、淫羊藿、紫河车、龟甲胶、鹿角胶等，使精充血足，为卵子发育及月经形成提供充足的物质基础；用当归、白芍、女贞子、桑椹子、生地黄、熟地黄等调肝气、补肝血，从肝脾肾一同论治月经病。

孙立华教授虽年事已高，然临诊德术兼具，她的精神和医术值得我们学习和研究。

（刘晓倩）

七、跟师孙立华教授有感

孙立华教授虽年近期颐，但仍思维清晰活跃，吐字铿锵有力，诊病也更是毫不含糊。她总是对每位患者进行全方位细致的望诊、问诊、闻诊、和切诊，其中切诊不仅切脉象，很多时候还会根据患者情况进行腹部切诊或者妇科检查等。正因为孙立华教授对诊病具有极高的耐心和专心，其患者人均就诊时间通常都在30分钟左右，这样一来，不仅可以充分了解患者病情进行准确的诊疗和辨证施治，还让患者感受到特别的尊重和更多的关心，所以我见到的每位孙立华教授的患者，都特别爱戴她。

从古至今，医生都把"大医精诚"奉为圭臬，孙立华教授完全做到了"以病人为中心"，对病人有爱心、关心、耐心。比如遇到不孕患者，总是先宽慰她们，告诉她们是有希望生育的，给他们以战胜疾病的信心。每次我们在电脑打完处方后，她总是要反复核对几遍，生怕开错了药，影响患者的疗效。她想病人之所想，急病人之所急，做病人之所需，敬业爱岗，取信于患者，没有豪言壮语，只有默默地无私奉献。此外，她对我们这些跟诊的学生也特别的体贴，每次门诊结束后总会送点零食或者水果，让我们喜笑颜开，辛苦一天的疲劳也被一扫而光！有时候我们在门诊时犯了错误，她也不批评我们，只是告诉我们更正过来即可，这既解决了问题也不带给我们情绪，更是体现了老师对学生非常的疼爱。

在治病上，孙立华教授最擅长异常子宫出血，属中医"崩漏""月经过多""经期延长""月经先后无定期""经间期出血"的范畴。她认为异常子宫出血主要是气阴两虚兼血瘀导致,治疗时重视气血,尤重理血,以"益气养阴、化瘀止血"为原则,止血调经。疾病因素、生活因素、体质因素、环境因素等致脏腑功能失调或虚损,出现气阴两虚及血瘀,损伤冲任;肾气-天癸-冲任-子宫轴失调,出现经血淋漓不断或经血非时而崩下不止。益气养阴基本方的药物为党参、黄芪、五味子、白芍、女贞子、墨旱莲、阿胶、海螵蛸等。功效为益气养阴、化瘀止血调经。方中海螵蛸、侧柏叶、蒲黄、三七、生龙骨、生牡蛎、五味子收敛固涩、化瘀止血以塞其流,治其标;党参、黄芪、阿胶珠、白芍益气生血、滋阴养血以澄其源,复其旧;女贞子、墨旱莲、补骨脂补肝肾之阴以固其本。塞流需澄源,澄源当固本,诸药合用,使新血得生,阳生阴长,冲任得固,离经之血得归,疗效显著。

(吴静娴)

八、跟诊心得

妇科诸病多以血证为难,血证的病机纷繁复杂,现代医学将除外妊娠与生殖道其他部位的出血称为异常子宫出血,分为结构性与非结构性病变两种,其中无结构性异常的血证多属于"崩漏"。

孙立华教授结合多年诊治经验,创立了益气养阴、化瘀止血的治疗崩漏的大法,临床多行之有效,并对其处方进行临床研究与基础研究,为临床的使用提供了客观的依据。举医案一则:

患者丁某,25岁。月经淋漓不尽2月余,色淡质稀,少量血块,气短、乏力,时有便溏,眠差。先后在多家医院诊治,西医诊断:子宫不规则出血,子宫内膜增厚。查体:面色苍白,舌淡胖大、边有瘀斑,舌苔白,脉沉细涩。中医诊断:崩漏。辨证:气阴两虚,瘀阻胞宫。治法:益气养阴,化瘀止血。处方:党参30g,黄芪30g,墨旱莲12g,生地黄15g,五味子15g,菟丝子30g,当归12g,白芍12g,酸枣仁15g,炙甘草10g,生杜仲15g,生山茱萸12g。7剂,水煎服,早晚分两次服用。7剂后,患者诉阴道出血明显减少,气短乏力改善。二诊后原方再服7剂,诸症痊愈。

其治疗思路宗法于古代文献,并予以提炼。巢元方在《诸病源候论》

指出"崩中者，脏腑虚损，冲脉任脉血气俱虚故也；漏下者，由劳损气血，冲任之脉血气俱虚故也"，强调崩漏以脏腑冲任的虚损为主要矛盾，治以调补。傅青主在《傅青主女科》指出"止崩之药，不可独用，必须于补阴之中行止崩之法""世人一见血崩往往用止涩之品，虽亦能取效一时，但不用补阴之品，则虚火易于冲击，恐随止随发"，对补阴的治法继续予以阐述。而唐容川在《血证论》将治血归纳为"止血、消瘀、宁血、补血"，在补的基础上强调对血证的各个阶段的治疗，是对血证治疗方式的精华总结。笔者在跟诊孙立华教授的过程中，对于古代书籍中的阐述有了更为立体的认识。

（王洁楠）

九、跟师笔记

孙立华教授是我的硕导，她从事中西医结合妇产科临床医疗、科研、教学工作60余年，在临床上擅长治疗月经失调、不孕症、生殖道炎症、更年期综合征、痛经、子宫肌瘤等疾病。常言道：心不如佛者，不得为医。孙老师在工作中把苦、累、怨留给自己，将乐、安、康送给病人，每次跟孙立华老师门诊都受益颇多。

有一病例给我留下了很深的印象：赵某，女，30岁。怀孕40余天，鼻塞、流浊涕5天前来我院就诊，伴发热，微恶寒，咽喉肿痛、咳嗽、咳黄痰，纳呆，腹胀，恶心欲吐，舌苔薄黄，脉浮数。孙老师给予患者处方如下：柴胡、黄芩、陈皮、半夏、僵蚕、蝉蜕、荆芥、防风、桔梗、延胡索、紫菀、浙贝母、连翘、甘草、板蓝根、白术、砂仁。孙老师认为此患者为感冒之风热证，并胎动不安。治以辛凉解表，清热安胎。方拟银翘散合六味汤加减。银翘散辛凉解表，荆芥、防风、桔梗、僵蚕、甘草为六味汤去薄荷，六味汤主治风热壅盛所致的咽喉肿痛。黄芩、白术可清热安胎，半夏、砂仁理气安胎、和胃降逆安胎。感冒为临床常见病证，而孕妇并感冒者用药治疗要慎之又慎。孙老师在看病时四诊合参，去外感而不忘安胎，实在是妙极了。

"医者，医心也"，在跟诊孙立华老师的日子里，我亲身体会了华佗先生这句话的真谛。众多来求诊的重症病人，或一脸忧容，或惊惧惶恐，或强作镇定，孙立华老师总能一眼洞悉病人的心思性格，或直言刚中，或和煦幽默，适时地将病人一把从惶惑的深渊中拉出，使病人得到心理上的解脱，从而心悦诚服地接纳正统中医经方的治疗。每每见到病人由忧愁转为心安，由疑惑转为开朗，最令人动容，因为我知道至此这位病人的病情已经被治愈一半。

通过跟诊孙立华老师学习，我渐渐明白孙老师默默地为我铺垫了一条开悟中医之路，虽然当时的自己并不明白，但过后仔细想想其实受益颇多。在跟师学习时我发现尽管患者比较多，但孙老师看起病来总是不慌不忙，认真仔细。我认为跟师学习并不在于老师一字一句地教，而是在潜移默化中感受老师的思维和智慧的火花。遇到问题我会思之又思且再思，倘若三思之后仍无法明白，就转向其他同学探讨，若仍无答案，我会找一合适机会向孙老师请教，此时孙老师所语字字是真言。每每遇到病人的问询，老师的回答总能使我顿悟，老师回答病人问题时总是用最朴实的语言而非专业术语，使得病人明白了道理的同时也可以学到一些保健治病的常识，这一点将使我受益终生。我非常珍惜每次跟诊孙老师的机会，她让我更加明白医生这个职业是神圣不可亵渎的，我也会尽我所能去成为一名好医生，一名优秀的医生。

（陶钰）

附 录

附录1 北京中医药薪火传承"3+3"工程之孙立华名老中医工作室传承脉络图

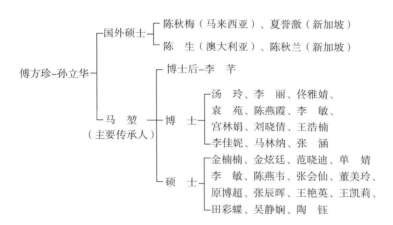

附录2 北京中医药薪火传承"3+3"工程之孙立华名老中医工作室学术成果

相关论文汇总:

[1] 马堃,陈燕霞.膏方治未病调治又补养[N].中国中医药报,2017-12-11(004).

[2] 马堃.补肾活血中药治疗卵巢储备功能低下的系统评价和Meta分析[A]//中国中西医结合学会.2017年第五次世界中西医结合大会论文摘要集(下册).中国中西医结合学会,2017:2.

[3] 马堃.从心肾不交论治围绝经期睡眠障碍[A]//中国中西医结合学会.2017年第五次世界中西医结合大会论文摘要集(下册).中国中西医

结合学会，2017：1.

［4］马堃，佟雅婧.从肾虚血瘀论治排卵障碍性不孕［J］.中国中药杂志，2017，42（23）：4451-4454.

［5］马堃，陈燕霞，董美玲.从肾虚血瘀与心肾不交论治围绝经期睡眠障碍［J］.中国中药杂志，2017，42（23）：4455-4458.

［6］马堃.从心绽放·关爱生殖健康［J］.中国生殖健康，2017，（05）：1-2.

［7］马堃，李敏.补肾促卵冲剂治疗排卵障碍性不孕"肾虚血瘀"作用机制的研究［J］.中国中药杂志，2017，42（23）：4445-4450.

［8］佟雅婧，张会仙，陈燕霞，等.马堃教授治疗排卵障碍性不孕用药特点［J］.中国中药杂志，2017，42（23）：4459-4463.

［9］张会仙，马堃，佟雅婧.补肾活血中药治疗卵巢储备功能低下的系统评价［J］.中国中药杂志，2017，42（23）：4464-4473.

［10］马堃，陈燕霞，王艳英.定坤丹对寒凝血瘀型痛经患者血清$GPF_{2\alpha}$，ET，PAF及子宫动脉血流动力学的影响［J］.中国中药杂志，2017，42（23）：4474-4480.

［11］张会仙，马堃，佟雅婧.更补肾活血中药治疗卵巢储备功能低下的系统评价和meta分析［A］//中国中西医结合学会妇产科专业委员会.第9届中国中西医结合学会妇产科专业委员会第二次学术会议论文集［C］.中国中西医结合学会，2017：3.

［12］马堃，李敏，单婧，等.补肾促卵冲剂对排卵障碍性不孕患者卵泡生长及排出影响的临床研究［A］//中国中西医结合学会妇产科专业委员会.第9届中国中西医结合学会妇产科专业委员会第二次学术会议论文集［C］.中国中西医结合学会，2017：1.

［13］马堃，罗颂平，李敏，等.中医药防治盆腔炎性疾病优势与证据研究进展［J］.中国中药杂志，2017，42（08）：1449-1454.

［14］董美玲，马堃.《傅青主女科》对中医妇科学的贡献［N］.中国中医药报，2017-01-26（004）.

［15］马堃.说说"宫寒"那些事［N］.中国中医药报，2017-02-24.

［16］马堃，李敏，王凯莉，等.《中医药单用/联合抗生素治疗盆腔炎性疾病临床实践指南》临床应用评价与修订意见［J/OL］.中国中药杂志，2018，11（28）：1-7.

［17］原博超，马堃，张辰晖，等.补肾活血中药治疗多囊卵巢综合征导致不孕症的Meta分析［J］.中国中药杂志，2019，44（06）：1080-1086.

［18］袁苑，陈燕霞，马堃，等.探索建立雷公藤多苷致早发性卵巢功能不全肾虚血瘀证的小鼠模型［J］.中国中药杂志，2019，44（09）：1895-1903.

［19］马堃，陈燕霞，董美玲.补肾活血安神法治疗肾虚血瘀型围绝经期睡眠障碍的临床研究［J］.中国中药杂志，2019，44（06）：1069-1074.

［20］马堃，袁苑，张会仙.补肾促卵方治疗早发性卵巢功能低下导致不孕症的临床研究［J］.中国中药杂志，2019，44（06）：1075-1079.

［21］马堃，王凯莉，陈燕霞.从肾虚血瘀论治输卵管炎性不孕［J］.中国中药杂志，2019，44（06）：1099-1103.

［22］马堃，陈燕霞，李敏.补肾活血法治疗子宫内膜异位症不孕的临床经验［J］.中国中药杂志，2019，44（06）：1094-1098.

［23］张辰晖，马堃，原博超，等.补肾活血中药治疗女性高催乳素血症随机对照试验的Meta分析［J］.中国中药杂志，2019，44（6）：1087-1093.

［24］陈燕霞，袁苑，马堃，等.定坤丹对雷公藤多苷诱导卵巢储备功能低下小鼠性激素和卵泡计数的影响［J］.中国实验方剂学杂志，2020，26（14）：78-84.

［25］马堃.岐黄学者学术思想——传承精粹，调经种子［N］.中国中医药报，2020-09-10（5333）.

［26］马堃，等.补肾活血法治疗不孕症的临床疗效评价［J］.中国科技成果，2020，21（18）：66-67.

［27］Ma K，Chen Y，Fan X，et al. Dingkun pill replenishes diminished ovarian reserve through protection of primordial follicle pool by modulating the PI3K/AKT/mTOR signaling pathway［published online ahead of print，2020

May 27]. J Ethnopharmacol. 2020；112993. doi：10.1016/j.jep.2020.112993.

[28] Kun Ma, Yanxia Chen*, Xiaodi Fan*, et al.Dingkun Pill replenishes diminished ovarian reserve through the PI3K/AKT/ mTOR signaling pathway in TWP-induced mice. Journal of Ethnopharmacology 262（2020）112993.

[29] 马堃，宫林娟，陈燕霞，等.基于网络药理学和分子对接研究补肾促卵方治疗多囊卵巢综合征不孕的分子机制［J］.中国中药杂志.2021，46（11）：2650-2659.

[30] 马堃，吴静娴，张会仙，等.补肾活血促卵方治疗肾虚血瘀型卵巢储备功能低下所致不孕的临床研究［J］.中国中药杂志.2021，46（11）：2644-2649.

[31] 马堃，李敏.马堃教授运用补肾活血法治疗盆腔炎性不孕症的临床经验［J］.中国中药杂志.2021，46（11）：2639-2643.

[32] 马堃.中西医结合诊治肾虚血瘀型排卵障碍性不孕（不育）优势的探究［J］.中国中药杂志.2021，46（11）：2623-2628.

[33] 马堃，田彩蝶，陈燕霞，等.补肾活血法治疗排卵障碍性不孕在优生优育中的作用探讨［J］.中国中药杂志.2021，46（11）：2634-2638.

[34] 马堃，刘晓倩.马堃教授以肾虚血瘀论治高泌乳素血症所致不孕病案举隅[J].中国中药杂志.2021，46（11）：2629-2633.

[35] 马堃，田彩蝶，孙立华，等.益气养阴、化瘀止血法治疗崩漏[J].中医杂志，2021，62（18）：1640-1642.

[36] 马堃，陈燕霞，范晓迪，等.基于网络药理学的补肾促卵方治疗卵巢储备功能低下的机制研究（拟发表修改中）.

[37] 马堃，王艳英，陈燕霞.120例围绝经期综合征肾虚血瘀型睡眠障碍证候特点的研究（拟发表修改中）.

[38] Yanxia Chen, Kun Ma*, Xiaodi Fan, et al.Bushen Culuan Decoction ameliorates premature ovarian insufficiency by alleviation oxidative stress via the Nrf2/ARE/ signaling pathway（拟发表修稿中）.

相关专著汇总：

［1］马堃参编.中医药治疗七种感染性疾病临床实践指南［M］.北京：人民卫生出版社，2017.

［2］马堃参编.中西医结合生殖医学［M］.北京：人民卫生出版社，2017.

［3］马堃编委（马宝璋、杜慧兰主编）.普通高等教育中医类"十三五"规划教材全国普通高等教育中医类精编教材中医妇科学［M］.上海：上海科学技术出版社，2018.

［4］马堃编委（连方主编）."十三五"中医药原创精品图书出版工程中西医结合生殖医学［M］.北京：人民卫生出版社，2017.

［5］马堃副主编.韩延华，罗颂平，主编，妇科名家诊治不孕症临证经验［M］.北京：人民卫生出版社，2019.

［6］马堃编著.读经典、拜名师、做临床［M］.北京：中医古籍出版社，2021.

后 记

《孙立华妇科临证医案集萃》一书凝结着孙立华名老中医工作室传承人集体的智慧、辛勤的劳动及汗水。传承人广泛收集孙立华教授的临床病案及心得体会，从中提炼孙立华教授诊疗疾病的学术思想，同时归纳整理上述病案，将其按月经病、带下病及妇科杂病几方面进行梳理，此外，挑选崩漏、围绝经期综合征、排卵障碍性不孕和盆腔炎性疾病后遗症等四个优势病种进行重点归纳和总结。笔者在前人撰写的基础上，按孙立华教授及传承人的修改意见对书稿进行了校对、修改，通读全书后，自感获益匪浅。

《孙立华妇科临证医案集萃》一书在内容上有以下几个特色：第一，本书所有病种，均从西医概述、中医概述、诊治思路和验案分析四部分进行阐述，思路清晰，易于理解；第二，本书中每列一病，常列举数个病案，以便读者可以从不同角度加以参悟；第三，本书在病历之末添加按语，以阐明自己的论断，使读者便于理解。书中所列医案，确能供医家鉴别参照，拓展思路，因此极为珍贵。

（李芊）